우리아이를 위한
천연비누·화장품 만들기

우리아이를 위한
천연비누·화장품 만들기

조영길((주)더굿솝 대표) 지음

살림

Introduction

✻우리아이 피부 관리를 위해 꼭 알아야할 것들

우리 어렸을 적에

한 10년도 더 된 이야기인가요, 막 초등학교에 입학을 했는데 반 친구 중에 유독 가려움을 잘 타서 항상 피부에 딱지가 앉아 있는 아이가 있었습니다. 친구의 어머니는 아이를 몇 번 병원에 데리고 갔었는데 그다지 차도를 보지 못하고 "크면 낫는다."는 말만 듣고는 돌아왔다고 합니다. 제가 친구의 집에 들락거릴 때는 민간요법이라며 백반을 녹인 물을 친구의 다리에 아침저녁으로 발라주곤 했습니다. 하얗게 각질이 올라온 친구의 다리는 어린 저의 눈에 신기하면서도 무서운 대상이었는데, 친구는 그런 저의 기분을 알아챘는지 "옮는 건 아니야."하며 웃어 보였더랬습니다. 그 친구와 초등학교뿐만 아니라 중학교, 고등학교를 같이 다녔는데 사실 친구의 가려움증은 좀처럼 가라앉지 않았습니다.

아이들을 공격하는 아토피라는 병

불과 4~5년 전부터인가요, 언론과 매스컴에서 아토피라는 질병에 대해서 이야기를 하기 시작했습니다. 그때서야 저는 10년도 전에 친구가 앓았던 병이 아토피라는 걸 알았습니다. 물론 매스컴에 등장하는 아이들보다 병의 경중이야 덜했지만 친구의 병은 분명 아토피였습니다. 읍단위 시골 의사가 알기에는 조금 전문적인 병이기도 했던 거지요.

근래에 제 또래 부모들의 가장 큰 걱정거리는 아토피라고 합니다. 천연비누와 화장품 만드는 일을 업으로 하고 있는 제게도 종종 문의가 들어오는 걸 보면 그 심각성이 몸으로 체험될 정도입니다. 아토피는 엄밀히 질병이 아니라고 하는 이들도 있습니다. 보통 사람에게는 전혀 문제가 되지 않는 것들에 대해서 비정상적인 과민한 반응을 보이는 것이기 때문이지요. 사실 같은 공간에 머물면서 어떤 아이는 아토피에 걸리고 어떤 아이는 아토피에 걸리지 않는 걸 보면 이 말이 일견 타당한 것으로도 들립니다. 그러나 문제는 이제 '아토피에 걸린 아이가 아토피에 걸리지 않은 아이보다 더 많아졌다.'는 사실입니다. 이제 가려움을 동반한 만성의 습진성 피부염은 아이가 있는 집들 중 한 집 건너 한 집 꼴로 나타나고 있으며 앞으로도 늘어날 것이라고 합니다. 우리 어렸을 적에 아토피에 걸린 친구는 굉장히 특이한 사례였는데, 10여 년이 지난 지금은 걸리지 않은 친구가 더 특이한 사례가 되고 있습니다.

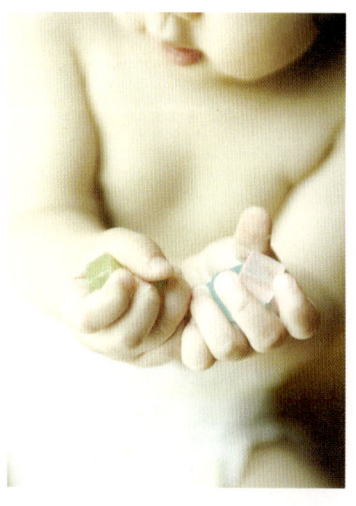

피부 악순환의 고리 어떻게 끊을 것인가

아토피의 주요 증상은 가려움증입니다. 피부가 건조해지고 참기 어려울 정도로 가려운 상태가 6개월 이상 지속되면 만성이라고 합니다. 가려운 것으로 끝나는 것이 아니죠. 긁어서 자극을 받은 피부는 쉽게 손상되고 붉게 부풀어 오르며 심하면 진물이 나고 딱지가 앉습니다. 그 사이 세균이 침입하고 가려움이 악순환되지요. 이쯤 되면 면역계의 대혼란이 시작됩니다. 몸은 외부로부터 들어온 병원균이나 유해물질을 공격하고 제거해야 하지만, 어떤 것이 병원균이고 유해물질인지 해석하지 못하고 마구 공격을 퍼붓게 됩니다. 이때부터 식이요법 및 갖가지 약을 먹이고 병원에 줄기차게 데려가는 말 못할 고생이 시작됩니다.

그 과정을 거치는 어머니들 중에는 천연비누나 화장품에 눈을 돌리는 분들도 있습니다. 일단 피부에서 시작된 병이기 때문에 피부에 대해서 다시 한번 살피는 것이지요. 저도 제가 가진 작은 지식으로 몇 가지 도움을 드린 적이 있는데 혹시 많은 이들에게 도움이 되지 않을까 싶어 이 글을 시작하게 되었습니다.

우리아이 피부 관리를 위해 꼭 알아야 할 것들

아이의 피부는 어른 피부에 비해 피부를 보호해주는 각질층이 발달하지 않아서 피지 분비량도 적고 작은 자극에도 민감하게 반응합니다. 아토피 피부는 일반 피부에 비해 피부 경피의 수분 손실량이 많아 각질층의 수분결합능력이 떨어져 피부건조증을 유발합니다. 이로 인해 피부표면의 pH를 상승시켜 피부장벽기능이 약화되고, 피부 알칼리화와 피부염을 악화시키는 것입니다.

또한 어린 아이의 경우 피부의 교체주기가 7~8일인데 반해 성인이 되면 17~28일로 연장됩니다. 당연히 피부 교체시기가 긴 성인들에게 있어서 각질은 아기같은 피부를 위해 줄기차게 제거해주어야 하는 것이지만, 아기들에게 있어서 각질은 피부를 보호하는 피부장벽의 기능을 합니다. 비교적 단시간에 재생이 되기 때문에 일부러 무리해서 각질층을 제거할 필요도 없습니다.

따라서 아토피 피부염을 앓는 아기는 물론이고 아기 때에는 중성이나 약산성 유아용 세정제를 사용하고 화장품도 약산성의 보습력이 뛰어난 제품을 쓰는 것이 좋습니다.

Introduction

증상별 피부 타입 확인하기

아이의 피부는 아이의 건강에 많은 영향을 미치는데요. 피부의 작용에 대해서 자세히 설명하면 다음과 같습니다.

아이들에게 피부는 외부로부터의 이물질을 차단하고 체내 수분을 유지해 몸을 안정시키는 중요한 부위입니다. 그러나 워낙 약하다 보니 각질층의 손상만으로도 피부트러블이 발생하고 아이들의 건강에 악영향을 미치는 경우가 발생합니다. 아기 때 순한 비누를 사용하고 자주 로션과 크림을 발라주면 이러한 각질층을 포함한 피부를 보호해 몸의 항상성이 유지됩니다. 더군다나 유아기의 피부질환은 평생의 피부타입을 결정짓는 요인이 되기 때문에 부모들은 아기 피부 관리에 더욱 민감해지죠. 작게는 각질층 손상에서부터 알레르기 체질, 아토피 질환 여부를 판단하기 위해서는 현재 아기의 피부 상태를 점검하는 것이 우선이라고 할 수 있습니다. 각 피부질환의 증상을 살펴보고 혹 해당사항이 없는지 체크해 보도록 하죠.

건성 피부(dry skin) 피부표면의 피지가 정상 이하로 분비되며 수분이 부족한 피부를 말합니다. 각질세포를 피부표면에 밀착시키는 힘이 약해 비듬이 생기고 매끄러움이 감소하게 되는데요. 이와 같은 피부는 가려움증이 생기기 쉬우며 세균의 침범도 쉽습니다.

민감성 피부(sensitive skin) 피부가 보통 사람보다 얇은 편으로 얼룩처럼 빨간 반점이 나타나고 가려우며 태양광선에 예민해 광독성을 일으키기도 쉽습니다. 접촉 물질에 따라 반응이 다르지만 알레르기 반응이 잘 나타나는 편입니다.

아토피성 피부염(atopic dermatitis) 사람에게서만 볼 수 있는 일정 물질에 대한 선천성 과

민증(過敏症) 피부염으로서 근래에는 가족적 유전대상으로 보는 연구결과도 많이 나와 있습니다. 유아기 때는 얼굴이나 머리에 습윤성의 병변(病變)을 일으켜 가려움이 심하며, 어린이와 성인들은 관절의 굴복 부위가 건선화되어 만성 습진과 같은 증상을 보입니다.

여드름 피부(acne vulgaris) 여드름은 모공에서 분비되는 피지의 만성 자극 때문에 모공 주위의 표피 각질층이 비대해져 부어오르고 그 때문에 모공이 좁아져 피지의 유출이 방해되는 증상을 보입니다. 일반적으로는 사춘기 남녀의 여드름 발생률이 높지만 최근에는 성호르몬의 불균형, 자율신경계 불안정, 비타민의 결핍, 화장품의 부적절한 사용 등을 요인으로서 열거할 수 있습니다.

지루성 피부염(脂漏性皮膚炎, seborroheic dermatitis) 지선(脂腺)으로부터 피지가 과잉 분비되는 것을 지루성이라 하는데 증상에 따라 두 종류로 나눌 수 있습니다. 피지의 분비가 많고 안면이 번들거리며 코 주위나 눈 주위에서 피지가 나오는 피부는 유성지루(油性脂漏)라고 합니다. 한편 머리카락 부분에서 분비된 피지가 건조된 상태에서 이른바 비듬으로 보이는 것을 건성지루(乾性脂漏)라고 합니다. 항상 가벼운 가려움증이 있고, 유아의 경우 안면(顔面)에 마른버짐이 발생하기도 합니다.

일반적으로 피부 트러블의 원인으로 피부자체의 문제점이거나 흔히 체질로 이야기되는 몸의 문제를 꼽습니다. 아토피 피부만 하더라도 부모들에게 널리 알려진 바는 피부의 보습상태를 체크하는 것과 동시에 먹을거리에 대해 각별히 주의를 기울여야 한다는 것입니다. 그렇다면 먹을거리를 자연식으로 바꾸고 생활환경을 자연친화적으로 바꾸고 있는 때에 피부를 관리하는 비누나 화장품들도 자연친화적 제품으로

Introduction

교체해야 한다는 생각이 드는데요, 여러분도 그렇게 생각하시지요?

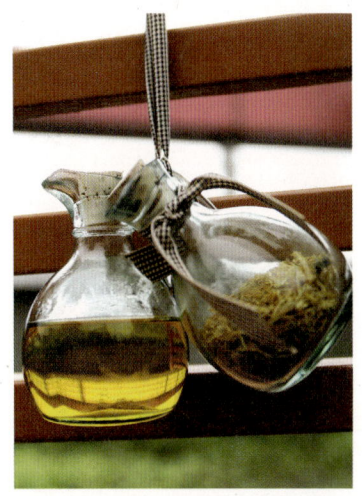

천연제품은 어떤 효능·효과가 있는가?

근래 아이들의 피부 문제는 부모들에게 커다란 걱정거리가 되고 있습니다. 최근 5년 사이 천연비누와 천연화장품 만들기는 하나의 붐을 형성했습니다. 식이요법과 환경적 요인 외에 아기의 피부를 관리하는 직접적인 요인 즉, 비누와 화장품을 관리해야 아이들의 피부질환을 예방할 수 있다는 이유에서였습니다. 그리고 많은 부모님들이 비누와 화장품을 기성품에서 천연제품으로 교체한 후에 변화를 체험했다는 이야기가 입소문을 탄 때문이라고 생각됩니다.

사람들에게 자주 듣는 질문은 "천연제품이 과연 효능·효과가 있는가?"라는 것입니다. 직접 써보지 않은 상황에서는 간단한 품평만 듣고 천연비누나 화장품에 도전하는 분들이 많은데 간단히 설명을 덧붙이고자 합니다.

"화장품에는 유통기한이 없다?" 보존제 및 방부제로부터 자유로운 천연비누와 화장품

일반적으로 아동용 화장품을 비롯해 공산품 비누와 화장품은 기업에서 대량 생산됩니다. 공정과정에서는 상품자체의 기능 향상 외에도 신경써야 할 것들이 있습니다. 상품을 판매하기 위해 얼마간의 기간이 소요되는데, 그 기간동안 물건의 변질을 막는 것이 가장 중요합니다. 따라서 제조업자들은 인공 방부제와 보존제를 사용하게 됩니다. 현 화장품법은 방부제를 비롯한 몇 가지 성분과 용량, 제조일자 표기만을 필수로 할 뿐 유효기간 표시까지는 강제하지 않습니다. 유효기간이 언제까지인지도 모르는 화장품 속에는 아무리 미미할지라도 방부제와 보존제가 포함돼 있습니다. 보존제가 방부제는 피부에 좋을 것이 하나도 없다는 것은 우리가 상식적으로도 알고 있습니다. 건강한 성인 피부에도 그리 좋지 않은 화학적인 방부제와 보존제들은 아직 피부보호막이 완전하지 않은 민감한 아기들의 피부에는 당연히 안 좋은 영향을 미칠 것입니다.

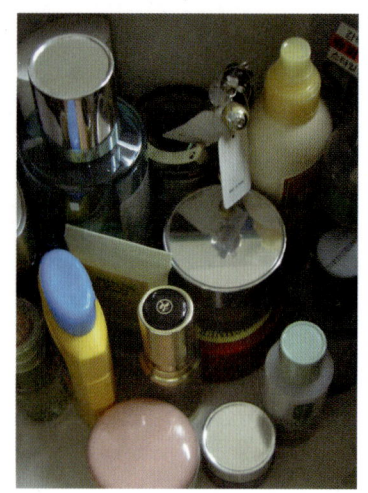

인공 향료와 색소로 인한 트러블을 방지할 수 있다

또 하나, 기성제품들은 소비자들의 눈과 코를 사로잡기 위해서 플러스 알파를 넣습니다. 성인들도 아주 좋아하는 예쁜 색과 좋은 향기를 위해서 인공 색소와 향료를 사용하는 것인데요. 물론 인공 색소와 향료가 모두 나쁘다고 단정할 수는 없지만 과자에 포함된 인공 향신료들이 아이들에게 안 좋은 영향을 미친 사실이 밝혀졌듯이 비누나 화장품에 포함된 인공 향료와 색소 또한 아이들에게 좋을 리는 없습니다. 아이들의 몸은 인공 향료와 색소를 침해요소로 간주해 알레르기 반응을 일으킵니다.

투명한 제조과정을 통해 비누와 화장품의 성분 파악이 용이하다

마지막으로 어느 정도 지식수준이 있지 않으면 비누와 화장품 제조사에서 제공하는 성분과 용량 공개내용을 보아도 그 내용을 전혀 알 수 없다는 점을 들 수 있습니다. 천연비누와 화장

Introduction

품의 경우는 만드는 사람이 자신의 필요에 따라 원하는 비누와 화장품을 제조하기 때문에 이러한 맹점들을 극복할 수 있습니다.

피부와 환경을 생각하는 천연비누와 화장품

일반적으로 우리가 사용하는 비누에는 화학적인 성분들이 많기 때문에 사용한 후 물에 녹은 비누성분들이 완전히 정화되는 데는 많은 시간과 물이 필요합니다. 그러나 천연재료로 만들어진 화학적 성분이 없는 천연비누는 물에 녹으면 24시간 이내에 물과 탄산가스로 분해되기 때문에 다른 비누나 세제와 비교할 때 환경에 거의 부담을 주지 않습니다. 환경 문제에 관심이 높아지고 있는 오늘날에는 천연비누의 이러한 장점들이 더욱 크게 부각되고 있지요.

건강한 피부를 위해 신체리듬을 바로 잡자

우리 인체는 신비롭게도 원래의 몸이 지닌 어떤 안정된 상태나 편안한 상태로 되돌아가려는 습성이 있는데 이것을 항상성(恒常性)이라 합니다. 상처가 나면 몸이 알아서 피를 멈추고 딱지가 앉고 상처가 아무는 것도 이러한 항상성과 관련이 있으며 면역 유지도 마찬가지입니다. 근래 아토피 피부염의 원인으로 주목되는 공해가 아이들에게 안 좋은 영향을 미치는 것도 몸의 항상성을 저하시킨다는 데 그 이유가 있습니다. 즉 피부에 조그마한 자극이나 공격에 인체는 항상성을 유지하지 못하고 알레르기나 트러블을 일으키는 것입니다.

그렇다면 역으로 항상성을 유지시켜 줄 수 있다면 아토피와 같은 피부트러블을 극

복할 수 있을 것 같습니다. 몸의 항상성을 유지시켜 줄 무엇? 과연 무엇일까요?

근래 웰빙 바람이 불면서 많은 이들이 한번쯤 접해보았을 아로마테라피가 아이뿐만 아니라 성인들에게 효과가 좋다는 것은 널리 알려진 사실입니다. 아로마 에센셜 오일(essential oil)은 인체 내 항상성을 유지시켜 주고 면역력을 높여주므로 몸과 마음을 건강하게 하고 외부 질병이나 공격으로부터 스스로 이겨낼 수 있는 힘을 제공합니다.

아로마(aroma)는 좋은 향기, 즉 몸에 이로운 향기를 뜻하며, 테라피(therapy)는 치료법이란 뜻입니다. 아로마테라피란 향식물(herb)에서 추출한 휘발성 정유로 심신을 건강하게 하는 요법을 말하지요.

아로마테라피는 주로 향식물에서 식물의 호르몬이라고 할 수 있는 정유(에센셜오일, essential oil)를 뽑아내어 흡입, 마사지, 목욕 등의 방법으로 정신적·신체적인 각종 질병을 치료함으로써 건강을 유지시키고 증진시키는 우수한 자연요법 가운데 하나입니다.

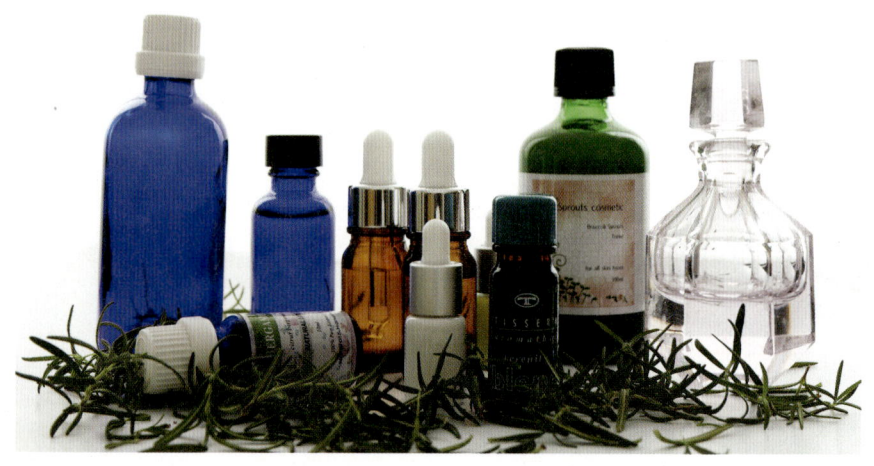

Introduction

아로마테라피는 코를 통해 향을 뇌에 전달함으로써 정신적 치료효과를 가져오는 것은 물론, 방향·방부·살균 효과가 뛰어나며 17세기부터는 유럽 의사들에 의해 치료에 사용되었고 의약품의 원료성분으로 이용되기 시작했습니다. 자연요법 중에서도 가장 인기 있는 대체치료 요법이며, 성인은 물론 아이들의 피부건강에 탁월한 효과를 보여 왔습니다. 이러한 아로마테라피에 근거한 천연비누와 화장품은 우리 아이들에게 우리가 해줄 수 있는 훌륭한 선물인 것입니다.

3단계 피부 관리, 그 처음부터 끝까지

아이들의 피부 관리는 3단계로 이야기됩니다. 1단계는 청결관리, 2단계는 보습관리, 3단계는 진정과 완화입니다. 1차적으로 피부의 청결을 유지해 세균감염이나 기타 오염으로부터 피부 손상을 막는 것이고, 2단계 보습관리에서는 면역력이 떨어져 아토피와 피부트러블을 일으키는 수분부족을 체크하는 것입니다. 마지막 3단계는 여름철의 강한 햇볕과 같이 피부를 자극하는 외부요인으로부터 피부를 보호하는 것입니다. 흔히 엉덩이 짓무름이나 땀띠 등에 파우더 제품을 사용하는 것을 말합니다.

아이의 피부 관리 3단계 과정에 필요한 것으로는 청결제로 비누와 샴푸, 베이비 목욕용품을, 보습제로 베이비 로션과 크림을, 진정 완화제로 파우더와 스프레이 타입의 피부 진정제를 들 수 있습니다.

본 책에서 소개하는 비누와 로션 그리고 기타 제품들은 모두 이 3단계 피부 관리에 필요한 제품들로 어른은 물론 아이들에게 자극이 없고 안전하게 사용할 수 있는 것들입니다. 하나하나 배워가며 우리아이들의 피부가 놀랍도록 빠르게 좋아지는 것을 확인할 수 있기를 바랍니다.

contents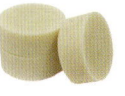

Introduction
우리아이 피부 관리를 위해 꼭 알아야할 것들   4

우리 어렸을 적에 | 아이들을 공격하는 아토피라는 병 | 피부 악순환의 고리 어떻게 끊을 것인가 | 우리아이 피부 관리를 위해 꼭 알아야 할 것들 | 증상별 피부 타입 확인하기 | 천연제품은 어떤 효능·효과가 있는가 | 피부와 환경을 생각하는 천연비누와 화장품 | 건강한 피부를 위해 신체리듬을 바로 잡자 | 3단계 피부 관리, 그 처음부터 끝까지

Preview
천연비누·화장품 만들기, 미리 알아야 할 것들   18

보습기능의 오일계열 | "그냥 물이 아니에요"-워터계열 | 효과가 뛰어난 식물성 에센셜오일 | 생활 속에서 찾아낸 천연허브와 한약재 | 자연의 색을 담은 천연색소 | 제품을 안전하게 지켜주는 보존제 | 특별한 기능성 재료들 | 천연비누·화장품 만들기 주의사항

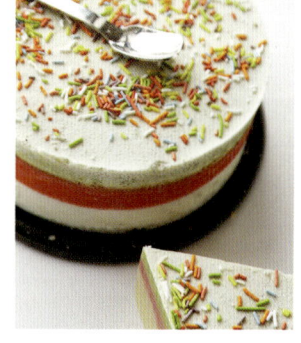

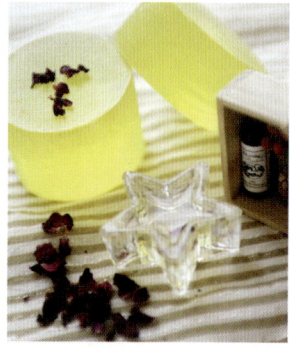
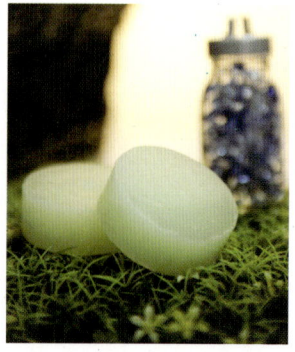

맑고 깨끗한 피부를 만드는 천연비누 만들기

1. 단 10분, 기본재료를 이용한 초간단 비누 만들기　　34
녹차비누 만들기 | 로즈힙비누 만들기 | 캐모마일비누 만들기 | 세라마이드비누 만들기 | 푸딩비누 만들기 | 무지개 층비누 만들기

2. 자연만 담은 100% 천연비누 만들기　　46
카스틸비누 만들기 | 햄프씨드비누 만들기 | 카렌둘라비누 만들기 | 캐모마일비누 만들기 | 초콜릿 마블비누 만들기

3. 헤어와 바디에 함께 쓸 수 있는 유아용 물비누 만들기　　72
로진물비누 만들기 | 해즐넛물비누 만들기 | 밍크오일물비누 만들기 | 비타민물비누 만들기 | 라놀린물비누 만들기 | 올리브물비누 만들기

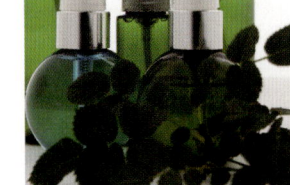

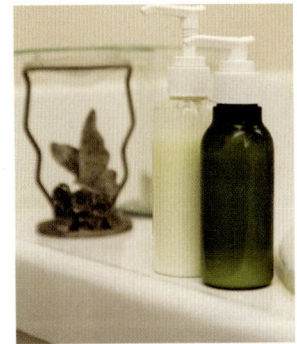

보송보송 촉촉한 피부로 가꿔주는 천연화장품 만들기

1. 기초부터 튼튼하게 스킨 만들기　　98
베이직천연스킨 만들기 | 히알루론산스킨 만들기 | 황금추출물 천연스킨 만들기 | 카렌둘라스킨 만들기 | 알로에스킨 만들기

2. 피부에 영양 만점 로션·크림 만들기　　112
아보카도로션 만들기 | 햄프씨드로션 만들기 | 달맞이꽃로션 만들기 | 녹차씨크림 만들기 | 카렌둘라크림 만들기 | 카멜리아크림 만들기

목욕을 즐겁게! 천연바스 용품 만들기

1. 두피에 좋은 천연샴푸·린스 만들기　134

알로에베라샴푸 만들기 | 호호바샴푸 만들기 | 카멜리아샴푸 만들기 | 베이직천연 린스 만들기 | 비타민린스 만들기 | 밍크오일린스 만들기

2. 목욕을 즐겁게! 바스 소품 만들기　154

로즈꽃잎 바스봄 만들기 | 밍크오일 바블바스 만들기 | 로즈힙 샤워젤 만들기 | 캐모마일 바스솔트 만들기 | 장미 바스솔트 만들기

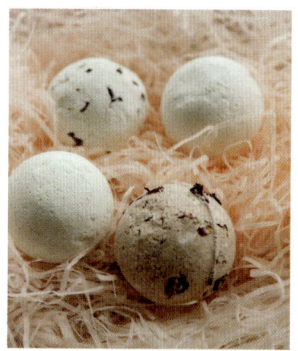

계절용품 및 방향제 만들기

1. 건조한 봄 필수 소품 만들기　164

세어버터 립밤 만들기 | 유칼립투스 연고 만들기 | 라벤더 스프레이 만들기

2. 끈적이는 여름 필수 소품 만들기　174

마카데미아넛 선크림 만들기 | 선번용 스프레이 만들기 | 카렌둘라 마사지오일 만들기 | 시트로넬라 스프레이 만들기

3. 바람 찬 가을 필수 소품 만들기　184

캐모마일 연고 만들기 | 페퍼민트 스프레이 만들기

4. 꽁꽁 어는 겨울 필수 소품 만들기　190

아보카도 마사지오일 만들기 | 알로에 바디버터 만들기 | 카렌둘라 연고 만들기 | 외상용 라벤더 연고 만들기

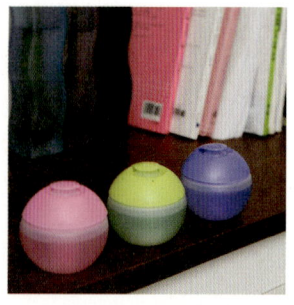

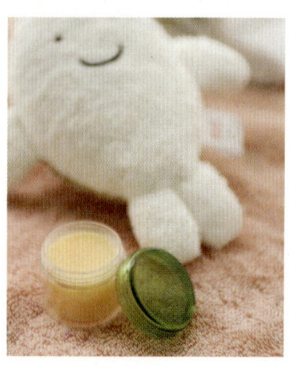

5. 휴식을 찾아주는 천연방향제 만들기   **200**

로즈마리 방향제 만들기 | 오렌지 방향제 만들기 | 레몬그라스 방향제 만들기 | 페퍼민트 방향제 만들기

엄마아빠를 위한 보너스   **210**

코코넛 주방세제 만들기 | 화이트닝 한방비누 만들기 | 클라리세이지 마사지오일 만들기 | 천연파우더 만들기 | 코엔자임Q10 아이크림 만들기 | 마스크 팩 만들기 | 스피아민트 치약 만들기

권말부록 _ 천연비누 · 화장품 만들기 INDEX
1. 천연비누 · 화장품 만들기 용어 풀이   **227**
2. 천연비누 · 화장품 만들기 원료 설명   **232**
3. 오일계열의 종류와 기능   **238**
4. 에센셜오일의 종류와 기능   **242**

- 천연비누 · 화장품 인터넷에서 정보 찾기   **245**
- 참고도서   **247**

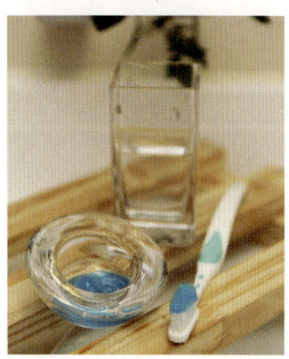

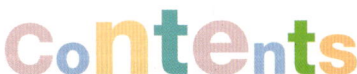

✱ 천연비누·화장품 만들기, 미리 알아야할 것들

아는 만큼 보인다고 하지요. 천연비누와 화장품을 만들기 위해서는 재료나 도구에 대한 정보를 습득해 원하는 목적에 따라 사용할 수 있을 정도로 기초 지식을 갖추는 것이 필요합니다. 재료의 올바른 선택을 위하여 다양한 천연재료에 대해 알아볼 필요가 있지요. 천연재료의 구분은 먼저 큰 그림을 그릴 수 있도록 개념적인 구분을 하고 세부 목록들은 책 끝에 부록 형태로 정리해 놓았습니다.

다음의 계열들은 우리가 쉽게 사용할 수 있는 성분들을 그룹화 하여 묶은 것입니다. 소개된 재료나 성분들 외에도 무수히 많은 재료들이 있지만, 실질적으로 많이 사용되는 것들 위주로 구분하여 놓았으니 이해하는 데 어려움은 없을 거라고 생각됩니다.

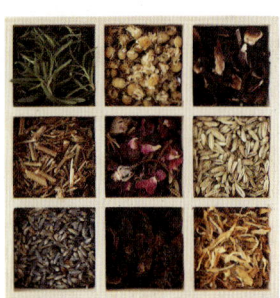

아래의 재료 구분 중 가장 중요한 것은 액상의 재료들이 물에 녹는 수용성 재료인지, 기름성분에 녹는 지용성 재료인지를 구분하는 것입니다. 앞으로는 기름성분의 지용성 재료를 통틀어서 오일계열, 물에 녹는 수용성 재료들을 워터계열로 구분하도록 하겠습니다. 덧붙여 화장품을 만들 때 가장 중요한 것은 물과 기름을 어떻게 혼합 또는 반응을 시키느냐 하는 것입니다. 이때 기름에 해당하는 성분을 오일계열이라고 하고, 물에 포함되는 성분을 워터계열이라고 합니다.

보습기능의 오일계열

오일계열이라 함은 식물의 열매나 동물의 지방에서 얻어낸 기름성분을 총칭합니다. 천연화장품과 천연비누를 만들기에 가장 활용범위가 많고 본 도서에서도 가장 많이 등장하는 필수적인 재료입니다. 식물성오일과 동물성지방을 통틀어서 천연지방산유지라 하며, 왁스나 식물성에서 추출한 버터 등도 오일계열에 포함됩니다. 오일계열의 성분들을 유상(油狀) 또는 오일베이스(oil base), 유성성분, 지용성재료와 비슷한 용어라고 이해하면 쉽습니다.

식물성오일(oil, 油) 우리 주변에서 쉽게 볼 수 있는 올리브오일과 포도씨오일 등이 대표적인 식물성오일입니다. 비누 만들기에 많이 사용되는 오일은 코코넛오일, 팜오일, 올리브오일, 피마자오일, 스윗아몬드오일, 포도씨오일 등입니다. 화장품에는 보습과 유연 및 피부에 스며드는 정도를 고려하여 살구씨오일, 마카다미아넛오일, 햄프씨드오일, 동백오일, 홍화씨오일, 달맞이꽃종자오일, 해즐넛오일, 아보카도오일, 로즈힙오일 등이 주로 사용됩니다.

동물성 지방(fat, 脂) 동물의 지방에서 얻어낸 기름성분으로 밍크오일, 에뮤오일, 타조오일 등이 있습니다.

인퓨즈오일(infused oil) 좋은 성분들이 있는 식물의 꽃을 올리브오일이나 콩기름, 해바라기씨오일 등에 담가 우려낸 추출오일을 말합니다. 카렌둘라오일, 애니카오일, 캐롯오일, 세인트존스워트오일 등이 있습니다. 식물성오일과 유사하게 사용되며, 주로 피부트러블이나 상처에 도움이 됩니다.

기능성오일 성분들 코엔자임Q10, 세라마이드, 스쿠알란, 비타민E(토코페롤)

왁스(wax) 비누와 화장품에서 유화제로 쓰이며 굳기를 조절하는 중간물질로 립밤이나 연고 등에도 자주 사용됩니다. 벌집에서 추출한 밀랍(beeswax)이 가장 대표적인데, 칸데릴라 왁스·카르나우바 왁스·저팬 왁스·에멀시파잉 왁스·몬타노브 왁스 등이 있습니다. 호호바는 상온에서 액상이므로 호호바오일로 불리지만, 5℃ 이하에서는 굳어서 왁스의 한 종류가 됩니다.

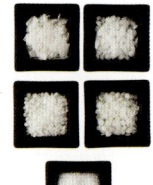

버터(butter) 오일과 유사하나 상온에서 굳어있는 상태의 물질을 버터라고 하며 왁스와 쓰임새가 거의 유사합니다. 왁스보다 무르고 보습이 잘되는 재료들로 코코아버터, 세어버터, 망고버터, 올리브버터, 알로에버터 등 식물성버터가 자주 사용됩니다.

"그냥 물이 아니예요" – 워터계열

오일계열을 유상(油狀)이라고 표현했듯이 워터계열은 수상(水狀), 워터베이스(water base), 수성성분, 수용성재료 등의 용어와 의미상 동일합니다.

증류수와 정제수는 화장품을 만들 때 가장 대표적으로 사용되는 워터계열입니다. 그러나 워터계열은 우리가 알고 있는 물과는 조금 다릅니다. 우리가 아는 정수기물이나 생수, 수돗물 등은 대부분 순수한 물(H_2O) 외에도 탄산이나 마그네슘, 칼슘 등이 섞여 있습니다. 만약 이런 물을 화장품 만들기에 사용한다면 금속이온과 반응하여 산화나 냄새유발, 빠른 부패의 원인이 됩니다. 순수한 물(H_2O) 외의 성분을 정제나 증류시켜 얻어낸 물은 정제수나 증류수라고 부르는데 누구나 쉽게 약국에서 구입할 수 있습니다.

또한 에센셜오일을 추출할 때 부가적으로 얻어지는 플로럴워터가 있습니다. 한

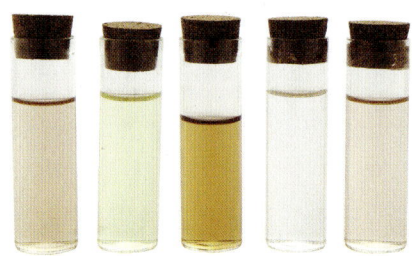

편 수용성재료들도 워터계열의 범주 안에 모두 포함됩니다.

워터계열의 기본 증류수, 정제수

플로럴워터 라벤더워터, 로즈워터, 네롤리워터, 캐모마일워터 등

기능성추출물 보습이 탁월한 고기능성의 재료이면서 물에 섞이는 여러 재료들을 말합니다. 콜라겐, 엘라스틴, 히알루론산, 알로에젤, 모이스틴, 판테놀(비타민B5) 이소플라보 등

식물성추출물 한방의 재료들을 증류수로 우려낸 기능성 재료들을 말합니다. 녹차추출물, 자몽씨추출물, 황금추출물, 고투콜라추출물, 카렌둘라추출물, 어성초추출물 등

수용성 천연방부제 자몽씨추출물, 황금추출물, 로즈마리추출물, 벤조인팅춰 등

효과가 뛰어난 식물성 에센셜오일

에센셜오일은 허브식물이나 열매 등에서 향기입자만을 추출해낸 오일성분으로 아로마테라피의 요체이며, 핵심성분입니다.

더불어 에센셜오일은 향료이면서 동시에 피부에 도움을 주는 가장 핵심적인 첨가물입니다. 화장품과 비누 만들기 마지막 단계에 첨가하며, 밋밋한 제품에 기능적 가치를 부여해 줄 수 있는 최고의 첨가제입니다. 천연비누와 천연화장품에 소량의 에센셜오일만 첨가해도 기능이 확연히 달라지고 피부에 적용할 수 있는 가치가 훨씬 커집니다.

에센셜오일을 식물성오일계열의 오일과 혼돈하는 경우가 더러 있는데, 쉽게 구분

하자면 식물성오일계열은 열매를 짜서 얻은 기름 성분이고, 에센셜오일은 허브가 지닌 향기만을 추출하여 모아놓은 결과물입니다. 에센셜오일은 종류가 수백 가지에 이르지만, 그 중 안전하다고 알려지고 쉽게 접할 수 있는 오일은 약 50가지 정도에 지나지 않습니다.

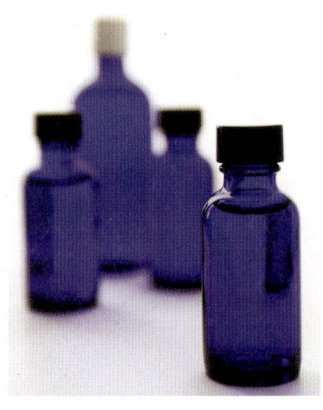

에센셜오일의 사용량

에센셜오일이 아무리 피부에 좋아도 강한 농축오일이므로 오일 그 자체를 직접 바르거나 이용하지는 않습니다. 1% 정도를 다른 희석되는 물질과 섞어 사용하는 것이 보통입니다. 즉 비누나 화장품에 에센셜오일을 첨가할 때는 100g의 비누나 크림에 약 1g(약 20방울) 정도의 오일을 섞어 사용합니다. 유아나 신생아는 어른 사용량의 1/2 정도를 사용하는 것이 좋습니다.

에센셜오일의 사용방법

아로마 에센셜오일은 크게 세 가지의 방법으로 인체 내에 흡수됩니다. 가장 흔하고 쉬운 예는 코를 통한 향기의 흡입방법입니다. 두 번째로는 아로마 마사지나 목욕 등을 통해 오일을 피부의 모세혈관에 직접 흡수하는 방법이고, 드물게는 허브차나 허브캔디 등을 폐를 통해 인체로 흡수하는 방법도 있습니다.

마사지 아로마테라피의 여러 방법 중 심신에 가장 효과적인 방법이라고 할 수 있습니다. 마사지는 두통·진통·스트레스·긴장 등 모든 통증에 좋은 효과를 나타냅니다. 다만 아로마 에센셜오일은 자극이 무척 강하므로 반드시 희석시키는 오일이 필요합니다. 기초가 되는 희석오일을 캐리어오일(carrier oil)이라고 부릅니다.

목욕법 가정에서 아로마테라피를 즐기는 데 가장 효과적인 방법입니다. 욕조 가득 피어오르는 향을 즐기면서 목욕을 하면 굳어있던 근육과 신경도 부드럽게 풀려 피로도 사라집니다. 욕조에 뜨거운 물을 가득 받아 놓고 에센셜오일을 5~10방울 떨어뜨린 후 잘 섞습니다. 물이 미지근해지면 욕조에 들어가 15~20분 정도 몸을 담급니다.

흡입법 3~4방울의 에센셜오일을 손수건이나 수건에 떨어뜨려 코 가까이에 대고 수분 동안 흡입합니다. 5~10방울의 에센셜오일을 혼합한 미지근한 물을 타월에 적셔 얼굴에 덮고 수분간 흡입하는 방법도 있습니다.

발향법 오일램프라는 가열증발 접시도구 등을 이용해 에센셜오일을 수증기화 시키는 방법으로 실내에서 간편하게 사용할 수 있습니다.

습포법(온·냉찜질) 습포법은 근육통이나 멍든 데, 트러블이 발생한 피부에 일시적인 효과를 나타냅니다. 5방울의 에센셜오일을 200㎖의 물에 떨어뜨리고 상처부위를 15분 정도 감싸면 됩니다.

피부 타입별 에센셜오일 선택

에센셜오일은 그 종류와 효능효과를 파악해 자신에게 맞는 것을 선택해 사용하면 되지만 실제로 그러한 정보를 찾으려면 많은 노력이 들어갑니다. 그래서 간단히 피부타입 별로 가장 적절하다고 생각되는 몇 가지 에센셜오일들을 추천합니다. 단, 기준은 절대적인 것이 아니며 오일별 주의사항을 숙지하는 것이 좋

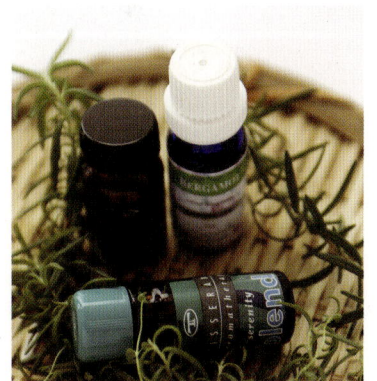

습니다. 마사지로 이용할 때는 보다 숙련된 오일사용법이 요구되므로 전문가와 상의하는 것이 좋습니다. 더불어 에센셜오일은 2~3가지 섞어서 사용할 때 더욱 효과가 좋다고 하니 숙지하고 사용해야겠지요.

건성 피부 팔마로사, 샌달우드, 패추올리

민감성(복합성) 피부 제라늄, 라벤더, 캐모마일, 네롤리

아토피성 피부염 캐모마일, 라벤더, 티트리, 프랭킨센스(지성), 샌달우드(건성)

여드름 피부 라벤더, 티트리, 레몬그라스, 쥬니퍼베리, 사이프레스

지성 피부 프랭킨센스, 버가못, 쥬니퍼베리, 사이프레스, 로즈, 일랑일랑

노화 방지를 위한 재료들 로즈, 네롤리, 프랭킨센스, 펜넬

셀룰라이트 해소를 위한 재료들 그레이프프룻, 레몬, 쥬니퍼베리, 사이프레스

손상된 모발을 위한 재료들 로즈마리, 클라리 세이지, 일랑일랑

에센셜오일 사용시 주의사항
- 정확한 사용량을 지킬 것.
- 원액으로 피부에 직접 마사지하지 말 것.
- 희석시키지 않고 직접 피부에 사용하지 말 것.

- 눈이나 귀 치료를 위해 직접 아로마오일을 사용하지 말 것.
- 어린이의 손에 닿지 않는 곳에 보관할 것.
- 레몬, 오렌지 등의 감귤 계열 오일들을 피부에 바른 상태로 햇빛에 노출하지 말 것.

생활 속에서 찾아낸 천연허브와 한약재

허브(herb)는 사람에게 도움을 주는 향이 나는 모든 식물을 총칭하므로, 동양의 다양한 한방재료들을 동양허브(oriental herb)라고 표현해도 무방합니다. 허브추출물은 필요에 따라 고운 분말이나 말린 상태의 식물을 그대로 비누나 화장품에 이용하기도 하고, 즙을 내거나 우려낸 액을 이용하기도 합니다. 에센셜오일과 별도로 비누나 화장품의 기능을 보강하고 싶을 때, 아니면 멋스런 디자인을 위해서 사용해도 좋습니다.

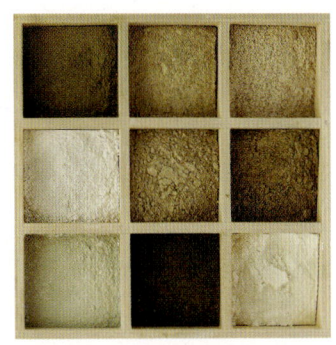

허브 라벤더, 캐모마일, 로즈마리, 페퍼민트, 세이지, 카렌둘라, 알로에, 로즈

한약재 감초, 녹두, 녹차, 어성초, 백강잠, 진주분, 백년초, 쪽

피부트러블에 좋은 재료 녹차, 어성초, 황금, 님(Neem), 감초, 고투콜라, 카렌둘라

피부미용에 좋은 재료 서시옥용산(14종의 한약재 처방전), 녹차, 백강잠, 진주, 감초

모발에 좋은 재료 천궁, 하수오, 마치현, 측백잎, 단삼, 연교, 고투콜라, 쐐기풀

자연의 색을 담은 천연색소

천연비누나 화장품 만들기의 제일 마무리 단계에서 첨가되는 천연색소들은 제품의 상품가치를 높여주며 다양한 디자인적 변화를 가능하게 합니다. 그러나 천연색소들은 열이나 빛에 약한 성분들이 많아 처음 색이 오래 유지되지 않거나 누렇게 변색되는 한계성이 있으니 주의해야 합니다. 열거한 재료 외에도 수많은 천연의 색을 표출할 수 있는 재료들이 있으니 주변에서 천연색소들을 찾아보는 것도 즐거운 일이 되리라 생각합니다.

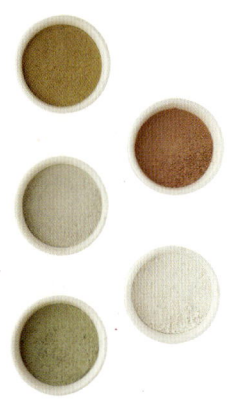

식물성 색소 치자, 쪽, 울금, 알팔파, 아마란스, 비트(beets), 알란토인, 파프리카, 녹차 등

동물성 색소 코치닐색소(연지벌레추출물)

클레이계열 색소 핑크 클레이, 레드 클레이, 옐로우 클레이, 그린 클레이, 화이트 클레이, 벤토나이트

제품을 안전하게 지켜주는 보존제

천연비누는 특별히 방부대책이 없더라도 보통 1년 정도는 수명이 유지됩니다. 그러나 천연화장품은 특별한 보존대책을 마련해주지 않으면 제품을 만들고 나서 상온에서 1주일 이상을 버티기 힘듭니다. 특히 물이 많이 들어 있는 스킨타입이나 젤, 로션 등은 쉽게 산패나 부패가 진행이 되는데, 이런 현상을 느리게 하고 방지하기 위해서는 자연친화적인 보존제가 첨가되어야 합니다.

보존제 세균을 없애고 번식과 증식을 방지합니다. 기성 화장품에서는 파라벤(paraben) 계열의 보존제가 가장 많이 이용되며, 이미다졸리디닐우레아, 페녹시에탄올, 이소치아졸리논 등이 쓰입니다.

천연방부제 자몽씨추출물(GSE), 황금추출물, 에탄올

기성산화방지제 흔히 오일계열이 산소와 반응하여 산패되는 것을 억제하기 위한 역할을 합니다. 기성화장품에는 주로 BHT와 BHA라는 성분이 사용됩니다.

천연산화방지제 비타민E(토코페롤), 로즈마리추출물, 녹차추출물, 벤조인팅취(tincture) 등

특별한 기능성 재료들

친절하게도 화장품 용기에 성분을 표시해 놓은 상품이 있다 하더라도 막상 들여다 보면 아무것도 알 수가 없습니다. 이는 성분의 이름이 뭘 뜻하는지, 무슨 용도인지 이해할 수 없기 때문일 것입니다. 계면활성제, 유화제, 가용화제 등의 용어들을 처음 접하다보면 멀쩡하던 머리가 갑자기 아파오죠. 어렵고 딱딱한 용어지만 알고 나면 쉽고, 또 생활 곳곳에서 발견할 수 있는 것이므로 앞으로 우리 친하게 지내보죠.

계면활성제(surfactants) - 두 성분을 하나로 만들어요!

물과 기름 양쪽에 모두 친할 수 있는 구조를 지님으로써 두 물체 사이에서 분리 또는 결합을 도와주는 성분입니다. 영어명은 surface + active + agents. 비누나 화장품에서 주로 사용되는 의미는 세제나 샴푸, 비누처럼 오물을 피부나 섬유로부터 분리시키는 역할을 하는 것으로 이해하면 됩니다. 물에 녹았을 때의 이온의 전하에

따라 음이온, 양이온, 양쪽성, 비이온 계면활성제로 구분을 하는데 우리가 잘 아는 비누도 계면활성제의 한 종류이므로 그리 어려워할 필요는 없습니다.

유화제(emulsifier) - 물과 기름을 섞는 마술사

물과 기름이 섞이지 않는 것은 초등학생도 아는 상식이지요? 화장품에서는 수분을 공급하는 물과 이를 유지시키는 기름을 섞어야 합니다. 따라서 물과 기름을 섞고 분리되지 않도록 중간매개체 역할을 하는 재료가 들어가야 합니다. 즉 유화제라는 성분을 이용하여 물과 기름을 섞어 크림, 로션 등을 에멀션(emulsion; 크림 · 로션 · 샴푸처럼 물과 기름을 적당비율로 섞어 새로운 상태의 물질로 만든 것) 형태로 만듭니다. 기성화장품에 사용되는 대표적인 유화제는 트리에탄올아민(TEA)와 디메티콘 등이 있습니다.

천연유화제 밀랍, 코코아버터, 에멀시파잉왁스, 몬타왁스, 올리브유화왁스, 레시틴 등.
유사기능의 성분 중에는 유화가 잘 풀리지 않고 오랫동안 지속되도록 도와주는 세틸알코올, 스테아릴알코올 등의 유화안정제가 있습니다.

가용화제(solubiliser) - 물에 기름이 녹도록 해주어요!

물과 기름을 섞어주는 성분 중에는 유화제도 있지만, 스킨이나 향수, 방향제 등에서 물에 기름이 뜨지 않고 섞이게 해주는 역할의 가용화제라는 성분이 있습니다. 유화제는 크림, 로션 등을 만들 때 물과 기름이 대등한 정도로 서로 섞이게 하는 것을 말하고 가용화제는 물에 약간의 기름이 녹도록 해준다고 이해하면 됩니다.

천연가용화제 피마자에서 추출한 솔루빌라이저(solubiliser)가 많이 이용되고, 올리브리퀴드(olive liquid)라는 올리브에서 추출한 가용화제도 이용됩니다.

천연비누 · 화장품 만들기 주의사항

- 모든 용기와 도구들은 에틸알코올(에탄올)로 스프레이하여 미리 소독해 둡니다.
- 만드는 과정에서 재료나 제품에 손이 닿지 않도록 주의합니다.
- 에센셜오일은 가능한 한 온도가 50℃ 이하로 내려가면 첨가하도록 합니다.
- 계량시에는 전자저울을 사용하되 사용법을 미리 숙지합니다.
- 물을 제외한 대부분의 재료들은 그램(g)과 밀리리터(㎖)가 같지 않으니 주의합니다.
- 재료가 수용성인지, 지용성인지 항상 구분하는 습관을 갖습니다.
- 제품명칭, 제조날짜, 주요재료나 성분 등을 라벨지에 기입하여 제품용기에 붙여 둡니다.
- 제품을 만든 이후에는 가능하면 냉장 보관합니다. 단, 크림 · 로션 등의 에멀션 제품은 만들고 1~2일 정도 지난 후 냉장고에 넣습니다.
- 재료를 가열할 때 반드시 중탕이나 전자레인지, 핫플레이트를 사용합니다. 핫플레이트 사용시에는 낮은 온도에서 가열하되 작업과정 내내 세심한 주의가 필요합니다.
- 만드는 용기는 전체 레시피 양보다 작거나 지나치게 크지 않도록 준비해둡니다.
- 전자레인지로 가열할 때는 금속성의 물체나 도구 등은 절대 사용하지 않습니다.
- 화장품 재료 중 물은 반드시 약국에서 판매하는 정제수나 증류수 등을 사용합니다.

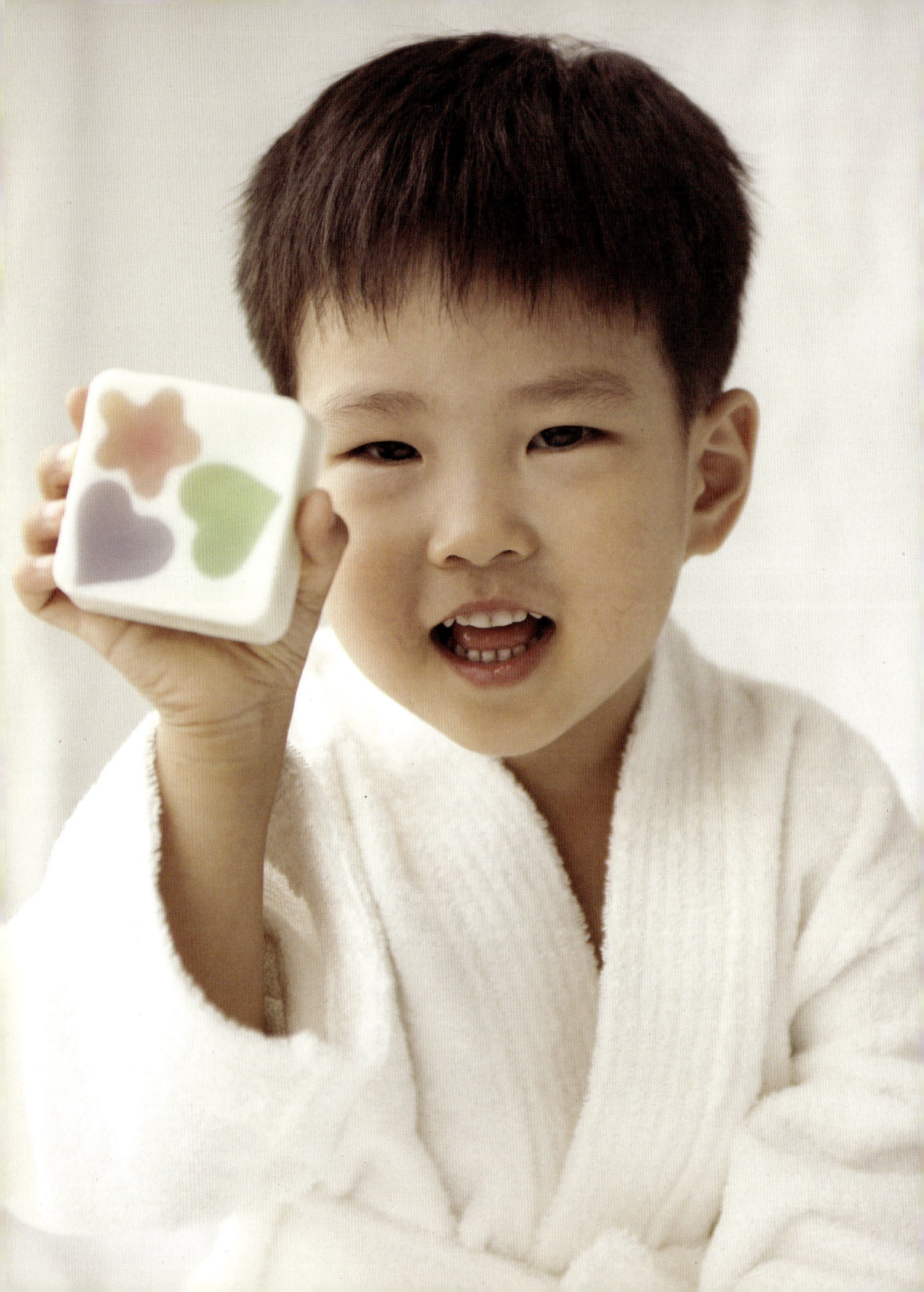

I

맑고 깨끗한 피부를 만드는
천연비누 만들기

천연비누는 기성 비누의 껄끄러움과 불만들을 모두 날려 버릴 수 있는
안전한 비누입니다. 피부자극이 없고 피부트러블을
해소해 줄 수 있으니 말이지요. 천연비누를 사용한 분들은 한결같이
'이보다 더 좋을 순 없다.'고 이야기합니다. 도대체 어떤 장점이 있길래
이리도 자신만만하게 '따봉' 이라고 외치는 걸까요?

하루에도 몇 번씩이나 우리의 피부는 비누와 접촉하며 비누의 혜택을 누리지만 사실 그 비누 안에 무엇이 들어있는지 고민하는 사람은 그다지 많지 않을 것입니다. 그러다가 어느 집 욕실에서건 발견할 수 있는 생필품인 비누의 속 내용을 자세히 들여다보면 우리는 조금씩은 배신감을 느낄지도 모릅니다.

제품의 수명을 늘리는 방부제, 때를 잘 빼기 위한 계면활성제, 성분과 질감을 부드럽게 하고 반응을 시켜주는 유화제와 보습제, 사용감을 좋게 하기 위한 점증제, 비누가 무르지 않도록 해주는 응고제, 그 밖에도 각종 자질구레한 합성 향과 색소가 그 작은 비누 안에 들어있습니다. 녹록치 않은 성분들이 참으로 많이도 들어있는데 그렇다고 비누를 안 쓸 수도 없는 것이 우리의 또 다른 고민입니다.

천연비누는 이러한 껄끄러움과 불만들을 모두 날려 버릴 수 있는 안전한 비누입니다. 피부자극이 없고 피부트러블을 해소해 줄 수 있으니 말이지요. 천연비누를 사용한 분들은 한결같이 '이보다 더 좋을 순 없다.'고 이야기합니다. 도대체 어떤 장점이 있길래 이리도 자신만만하게 '따봉'이라고 외치는 걸까요?

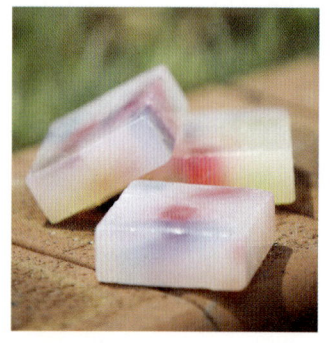

화학 성분이 전혀 없는 천연비누

우리가 늘상 접하는 시중에서 살 수 있는 비누의 대부분은 화학 성분 덩어리라고 봐도 과언이 아닙니다. 이 화학 성분 덩어리는 피부가 약한 사람들이나, 아직 피부 면역력이 제대로 길러지지 않은 어린 아기들, 그리고 주변에서 흔히 볼 수 있는 민감성 피부에는 상당한 자극이 될 수밖에 없습니다. 비누를 만드는 데 시간을 조금만 투자한다면 내 피부에 꼭 맞는 식물성오일이나 아로마 에센셜오일만으로 천연비누를 만날 수 있습니다.

부드럽고 촉촉한 느낌

천연비누를 통해 피부가 부드러워지는 효과를 느낄 수 있는 건 비누를 만들 때 자연적으로 발생하는 '글리세린(glycerin)'이라는 물질 덕분입니다. 글리세린은 그 자체만으로도 훌륭한 천연 보습제이면서, 피부 보호제의 역할도 해 줍니다. 시판되는 대부분의 비누는 만들 때 '염석(salting out)'이라는 과정에서 글리세린이 제거되는데 비해 천연비누에는 자연스럽게 생성된 글리세린이 남아 있어 보습력을 높여 주며, 촉감을 부드럽게 합니다. 또한 천연비누를 만들 때 가성소다를 줄임으로써 피부의 피지를 유지시켜 씻고 난 뒤에도 피부를 촉촉하게 보호해 줍니다.

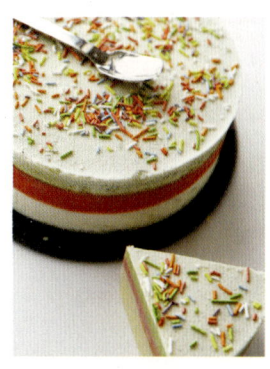

변신의 무한한 가능성

천연비누에는 단순한 클렌징 효과를 뛰어넘는, 그 이상의 무엇이 있습니다. 천연 한방재료들을 넣을 수도 있고, 아로마 에센셜오일과 같은 것들을 넣어서 비누를 고기능성의 아로마테라피로도 얼마든지 응용할 수 있습니다. 창의성을 적극 발휘한다면 당신은 새로운 비누발명가가 될 수 있을 것입니다.

주는 기쁨 받는 즐거움의 결정체

내 손으로, 정성이 가득 담긴 비누를 만들어 선물한다면 받는 사람의 마음을 감동시키는 것은 그리 어렵지 않을 것입니다. 각종 피부트러블로 고민하는 자녀를 위해 엄마가 직접 정성을 들여 만든 비누는 얼마나 마음을 포근하게 해 줄까요? 손으로 만든 비누에는 비누 이상의 그 무엇이 있습니다.

✱ 단 10분, 기본재료를 이용한 초간단 비누 만들기

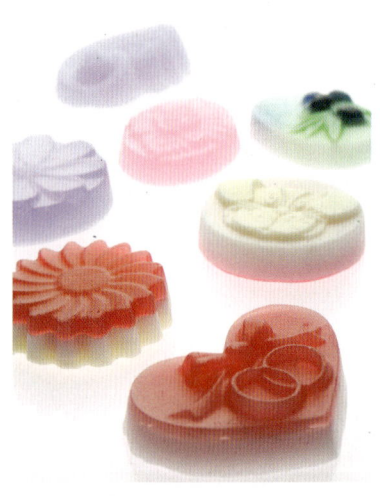

초간단 비누 만들기는 일반적으로 저온법 녹여붓기 방법이라고 이야기합니다. 시중에서 판매되는 비누베이스를 녹여서 만드는 방법으로 천연비누 만들기의 가장 간단한 것입니다. 들이는 시간과 재료비에 비해서는 꽤나 훌륭한 결과를 얻을 수 있습니다.

초간단 비누의 원료, 비누베이스는 투명여부에 따라 클리어 베이스(clear base, 투명)와 화이트 베이스(white base, 흰색)가 이용되는데 베이스의 유화과정 중 첨가제 여부에 따라 TEA Free 베이스(No TEA)와 TEA 베이스로도 구분합니다. 그 외에 비누베이스의 기능을 올리기 위해 햄프씨드(hemp seed), 하니(honey), 히알루론산(hyaluronic acid) 등의 첨가물을 넣고 비누 이름을 명명하기도 합니다. 투명비누(transparent Soap)는 글리세린 비누로도 불립니다.

> **녹여붓기법(MP)** 시중에 판매되고 있는 녹여붓기용 비누베이스(base)를 녹여 원하는 틀(mold)에 부어서 비누를 만드는 방법입니다. 영어로는 MP(Melt & Pour) 또는 MM(Melt & Mold)법이라고도 하며, 가장 단순하고 간편하게 비누를 만들 수 있기 때문에 집에서 아이들과 같이 만들어 볼 수 있습니다. 비누베이스를 녹일 때는 중탕을 하거나 전자레인지를 이용해 녹이면 됩니다. 간편하면서도 글리세린이 함유된 좋은 비누를 직접 만들어 사용할 수 있기에 초보자들에게 적극 권하는 방법입니다.

초간단 비누 만들기 재료와 도구 소개

도구
1 핫플레이트(또는 전자레인지, 중탕도구)
2 플라스틱 비커(파이렉스 용기)
3 비누틀
4 스틱

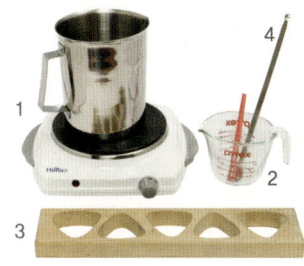

재료
5 비누베이스
6 에센셜오일
7 색소
8 기타 첨가물

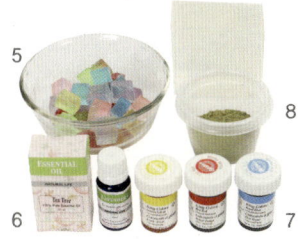

비누베이스(Soap Base)
식물성 유지를 가성소다와 반응시켜 1차로 만들어진 비누를 에탄올과 글리세린, 설탕 등의 다당류로 투명화 작업을 거쳐 만든 것이 비누베이스입니다. 직접 만들어서 이용하기는 쉽지 않으므로 시판용 베이스를 구매하여 사용하면 편리합니다. 70~80°C로 녹이면 가장 좋은 상태로 비누를 만들 수 있는데 이보다 더 과열되면 글리세린이 끓어서 보습력이 약해지기 때문에 주의해야 합니다.

비누틀(Mold)
녹여붓기 방법에서는 비누틀의 디자인과 모양에 따라 만드는 이의 수준을 가늠할 정도로 중요한 역할을 합니다. 초기에는 플라스틱 비누틀들이 쓰였으나 근래에는

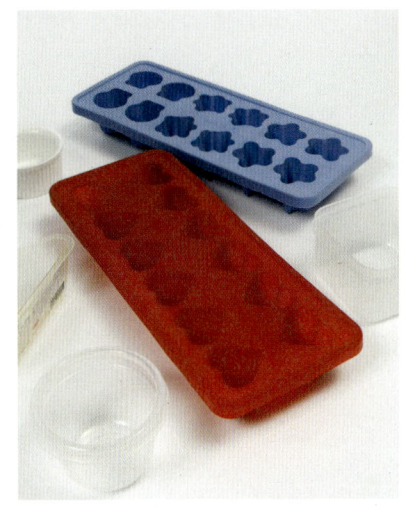

실리콘으로 만든 틀이나 고무비누틀도 많이 이용됩니다.

비누틀은 시판되는 것들을 사서 쓰는 것이 쉽겠지만 주변의 물건들을 찾다보면 뜻밖에 쓸만한 것들이 많이 발견됩니다. 요구르트 병이나 푸딩 용기, 아이스크림 용기, 플라스틱 컵, 작은 주방용기들, 아이들 장난감, 제빵틀이나 초밥틀 같은 것들도 모두 훌륭한 비누틀이 될 수 있습니다.

단, 비누베이스를 녹여 비누틀에 부을 때 보통 70℃ 정도가 되므로 너무 얇은 플라스틱이나 일반 유리용기는 피해야 합니다. 비누액을 틀에 붓기 전 틀에 오일을 얇게 바르거나, 비누 용액을 부은 뒤 냉동실에 30분 정도 넣어두면 쉽게 뺄 수 있습니다.

색소(colorants)

가장 쓰기 편리한 색소는 식용 색소로, 구하기 쉽고 원하는 색을 쉽게 표현할 수 있다는 장점이 있습니다. 단, 식용 색소는 햇빛이나 열에 오랫동안 노출되면 특정한 색들이 빨리 탈색되고 변색되기도 한다는 점을 기억해 두면 좋겠죠.

보통 녹여붓기의 색소로는 식용색소들이 사용되는데, 액상으로 만들어진 경우도 있고, 물에 녹여서 사용하도록 분말로 된 것, 크림상태로 된 제품들도 있습니다.

첨가물들을 넣고자 할 때 한 가지 주의할 사항은 비누 안에 수분이 많이 증가하지 않도록 해야 한다는 것입니다. 아무리 좋은 성분들의 첨가물이라 할지라도 비누 양의 1~2% 이내에서 제한적으로 넣도록 합니다. 천연재료를 우려낸 물이나 액즙, 벌꿀, 기타 한방 추출액 등도 역시 1~2% 이내가 적당합니다.

허브에서 추출한 색소들은 치자(gardenia), 쪽(indigo), 울금(turmeric), 알팔파(alfalfa), 아마란스(amaranth), 비트(beets), 알란토인(allantoin), 파프리카(paprika) 등이 있습니다.

향료(scents)

자연으로부터 얻어지는 천연향과 일부 혹은 대부분을 화학적인 방향구조식으로 만들어 낸 합성향이 있습니다.

천연향으로 대표적인 것은 에센셜오일이며, 주로 허브에서 추출합니다. 많은 사람들이 에센셜오일을 단순히 향을 내는 향료 정도로 생각하지만, 우리가 이 책에서 만들고자 하는 좋은 비누와 천연화장품에서의 에센셜오일은 가장 중요한 재료 중 하나입니다. 천연의 향으로 정서적인 편안함을 가져다줄 뿐만 아니라 피부의 여러 문제들에도 효과적으로 대처할 수 있습니다.

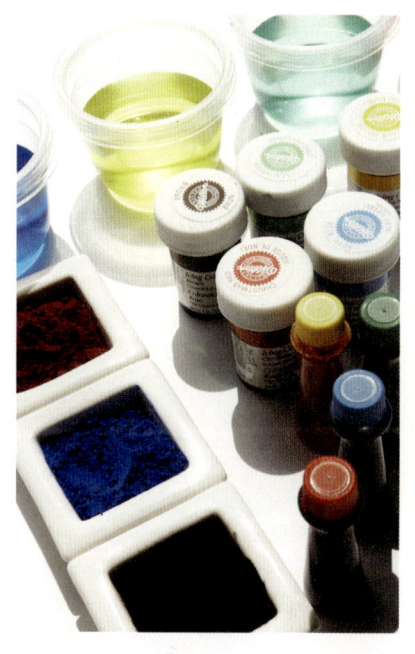

백화점이나 수입비누 코너에서 맡게 되는 오이나 딸기와 같은 채소 향, 그리고 복숭아, 살구, 사과와 같은 과일 향은 에센셜오일로는 나오지 않기 때문에, 이런 향을 원할 경우는 합성향을 넣기도 합니다. 그러나 가능하면 코를 만족시키기 보다는 내 아이 피부를 만족시키는 천연의 에센셜오일을 사용하길 권장합니다.

비누에 넣는 에센셜오일의 양도 비누 양의 1% 내외가 적당합니다. 비누 한 개의 중량을 100g으로 본다면, 1g(약 1㎖)의 오일이 필요한 셈입니다. 에센셜오일 1㎖는 20 방울 정도로 환산하면 됩니다.

초간단 비누 만들기 기본 레시피

기본 레시피(비누 3개 기준)

비누베이스	200g
색소	적당량
라벤더 에센셜오일	2㎖(40방울)

초간단 비누 만들기 레시피 따라하기

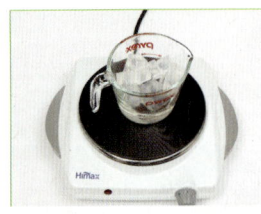

1 녹이기 비누베이스를 작게 잘라 파이렉스 용기에 넣고 핫플레이트로 주의하여 가열하여 비누베이스를 녹입니다. 중탕이나 전자레인지도 사용가능합니다.

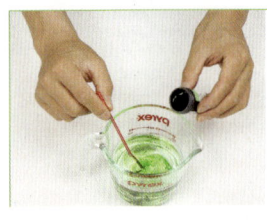

2 색소 넣기 비누가 완전히 녹으면 원하는 색소를 넣고 2~3번 저어줍니다. 다른 첨가물을 넣기 원하면 이 시점에 준비하여 같이 넣어줍니다.

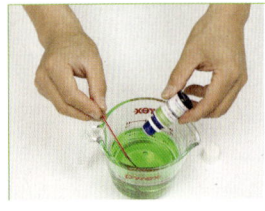

3 향료 넣기 원하는 아로마 에센셜오일을 첨가합니다. 100g 비누에 20방울 정도가 적당합니다.

4 틀에 붓기 오일이 잘 섞이도록 한두 번 저어주고, 비누 틀에 조심하여 붓습니다.

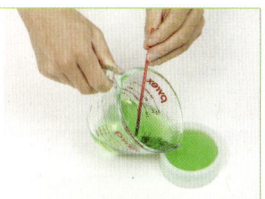

5 굳히기 비누틀에 비누를 부은 후 10분 정도 지나면 상부가 굳기 시작합니다. 이 때 냉동실에 30분 정도 넣어 두면 됩니다.

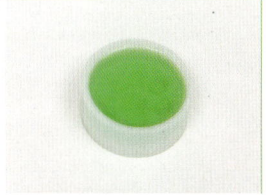

6 틀에서 빼기 비누가 완전히 식으면 틀에서 비누를 빼냅니다.

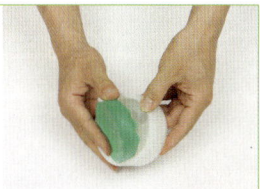

Special Point

* 비누베이스를 녹일 때는 100g(잘라서 종이컵으로 하나 정도 채운 상태)의 비누베이스를 전자레인지로 약 30~40초 정도 가열해 녹입니다. 핫플레이트를 사용하여 녹일 경우에는 가능한 한 낮은 온도에서 가열하여 녹이도록 하며, 다른 방법으로 직접 비누베이스를 녹여서는 안 됩니다.
* 틀에 비누액을 부은 다음 거품이 많게 하거나 다른 색의 층을 내려고 할 경우에는 에탄올을 비누액 상부에 뿌려주면 좋습니다.

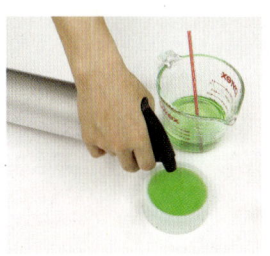

단 10분, 초간단 비누 만들기

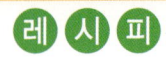 레시피

피부자극 0%에 도전한다
순한 녹차비누

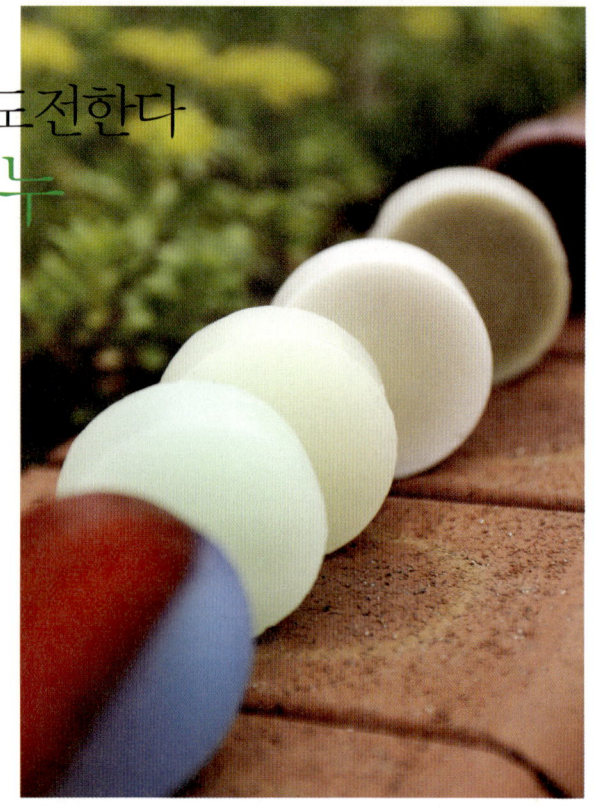

레시피 소개

비누베이스(No TEA)	100g
녹차씨오일	2g
라벤더 에센셜오일	15방울
녹차분말	1g
색소(연한녹색)	적당량

만드는 방법

① 비누베이스를 작게 잘라 전자레인지나 핫플레이트에 녹입니다.
② 다 녹은 비누베이스에 녹차씨오일과 녹차분말을 넣고 잘 풀어줍니다.
③ 색소와 에센셜오일을 넣어 한두 번 저어준 후 비누틀에 붓습니다.
④ 냉동실에 30분 정도 넣어둔 후 비누틀에서 빼냅니다.

녹차비누는 왜 좋을까요?

녹차가 우리 몸에 좋다는 것은 이미 경험적으로 많이 알려져 있습니다. 비누에 첨가되는 녹차분말은 피부를 조화롭게 하여 피부를 깨끗하게 정돈시켜주는 역할을 합니다. 녹차에 포함된 카테킨이라는 성분은 피부노화를 지연시키는 데 도움을 주며 살균이나 항균 역할도 합니다. 녹차는 매우 순하고 부드럽기 때문에 피부자극이 거의 없고, 누구나 사용이 가능하지만 특별히 아이들 피부를 위한 재료로써도 최고입니다.

건조한 피부를 촉촉하게 만들어주는
로즈힙비누

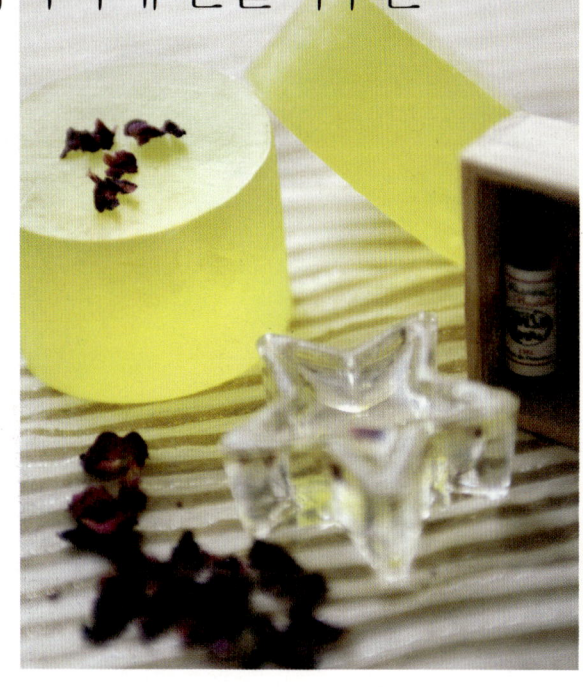

레시피 소개

비누베이스(No TEA)	100g
로즈힙오일	1g
히알루론산	1g
라벤더 에센셜오일	10방울
팔마로사 에센셜오일	5방울
색소(연한 노란색)	적당량

만드는 방법

① 비누베이스를 작게 잘라 전자레인지나 핫플레이트에 녹입니다.
② 다 녹은 비누베이스에 로즈힙오일, 히알루론산을 넣고 잘 저어줍니다.
③ 색소와 에센셜오일을 넣어 한두 번 저어준 후 비누틀에 붓습니다.
④ 냉동실에 30분 정도 넣어둔 후 비누틀에서 빼냅니다.

로즈힙비누는 왜 좋을까요?

로즈힙(rosehip)은 건성이나 노화피부에 도움을 주는 고가의 기능성오일로 피부를 촉촉하고 윤기 있게 만들어줍니다. 같이 첨가된 히알루론산은 첨가된 양의 200배에 해당하는 수분을 보유할 수 있는 고급 보습제로 촉촉한 피부로 유지할 수 있도록 도와줍니다. 또 팔마로사 에센셜오일도 순하며 건성피부에 도움이 되는 오일입니다.

단 10분, 초간단 비누 만들기
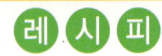

알레르기 피부에 좋은
캐모마일비누

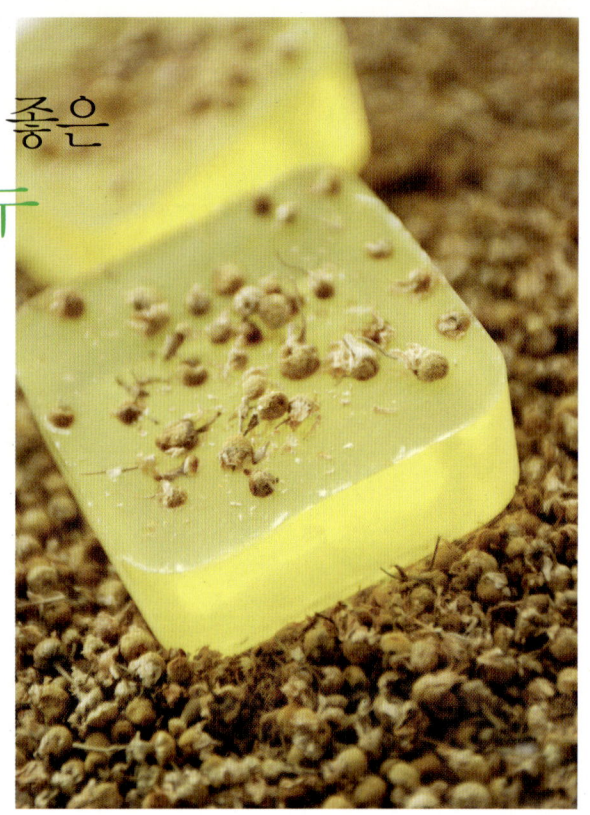

레시피 소개

비누베이스(No TEA)	100g
황금추출물(수용성)	1g
캐모마일 에센셜오일	10방울
라벤더 에센셜오일	5방울
색소(노란색)	적당량

만드는 방법

① 비누베이스를 작게 잘라 전자레인지나 핫플레이트에 녹입니다.
② 다 녹은 베이스에 황금추출물을 넣어 한두 번 저어줍니다.
③ 색소와 에센셜오일을 넣어 한두 번 저어준 후 비누틀에 붓습니다.
④ 냉동실에 30분 정도 넣어둔 후 비누틀에서 빼냅니다.

캐모마일비누는 왜 좋을까요?

캐모마일(chamomile)에 포함된 아줄렌이라는 성분은 염증이나 상처를 가라앉게 하여 가렵지 않도록 하며, 황금추출물은 염증이나 상처 등에 좋은 도움을 주는 한약재 추출물입니다. 캐모마일 에센셜오일이 첨가된 비누는 가렵고 민감한 피부로 고생하는 아이들에게 최고의 선물이 될 것입니다.

아토피 피부염을 호전시키는
세라마이드비누

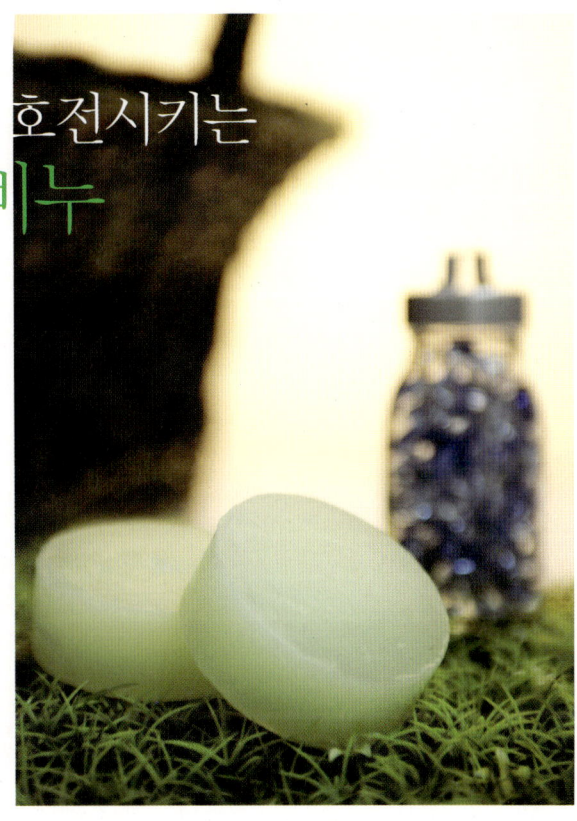

레시피 소개

비누베이스(No TEA)	100g
달맞이꽃종자오일	1g
세라마이드	1g
라벤더 에센셜오일	10방울
캐모마일 에센셜오일	5방울
색소(연한 녹색)	적당량

만드는 방법

① 비누베이스를 작게 잘라 전자레인지나 핫플레이트에 녹입니다.
② 다 녹은 비누베이스에 달맞이꽃종자오일, 세라마이드를 넣고 잘 저어줍니다.
③ 색소와 에센셜오일을 넣어 한두 번 저어준 후 비누틀에 붓습니다.
④ 냉동실에 30분 정도 넣어둔 후 비누틀에서 빼냅니다.

세라마이드비누는 왜 좋을까요?

세라마이드(ceramide)는 표피 각질의 보습을 책임지는 물질로 수분을 일정하게 유지하는 기능이 있습니다. 동물의 신경조직이나 뇌에서 얻은 인지질 성분으로 피부 각질층에 작용하여 건조를 막는 작용을 하여 피부를 유연하게 만들어 줍니다. 아토피나 민감성 피부, 가려운 피부 등에 세라마이드와 캐모마일 에센셜오일의 비누가 도움이 됩니다.

단 10분, 초간단 비누 만들기

아기자기 예쁜
푸딩비누

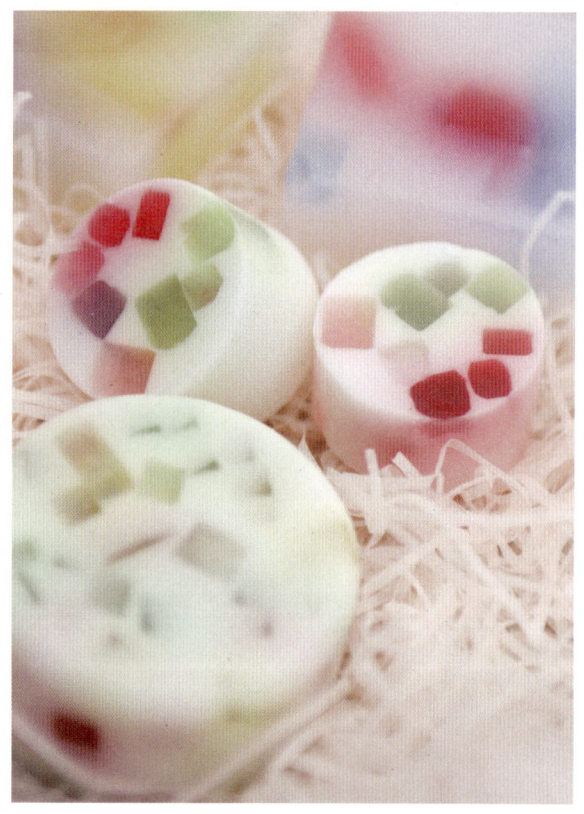

레시피 소개

화이트 비누베이스	150g
투명 비누베이스	100g
색소(3색 이상)	
라벤더 에센셜오일	10방울
레몬 에센셜오일	10방울

만드는 방법

① 몇 가지 색의 투명 비누베이스를 녹여서 조금씩 나눠 따라 준비해 둡니다.
② 비누가 굳으면 종이컵에서 빼내어 작은 깍두기 정도 크기로 자릅니다.
③ 작은 비누조각에 에탄올을 한두 번 뿌린 후 비누틀에 적절히 배치합니다.
④ 화이트 비누베이스를 녹인 후 에센셜오일을 첨가합니다.
⑤ 조각비누가 놓인 비누틀 ④에 화이트 비누베이스를 붓습니다.
⑥ 비누가 식은 다음 빼내면 흰색바탕의 예쁜 푸딩비누가 완성됩니다.

Special Point

* 색깔을 내기 위한 비누조각은 시판하는 컬러베이스 비누를 이용해도 됩니다.
* 화이트 비누베이스에 대나무 숯을 녹여 검은색으로 해도 예쁜 비누가 됩니다.

일곱색깔 정성을 담은
무지개 층비누

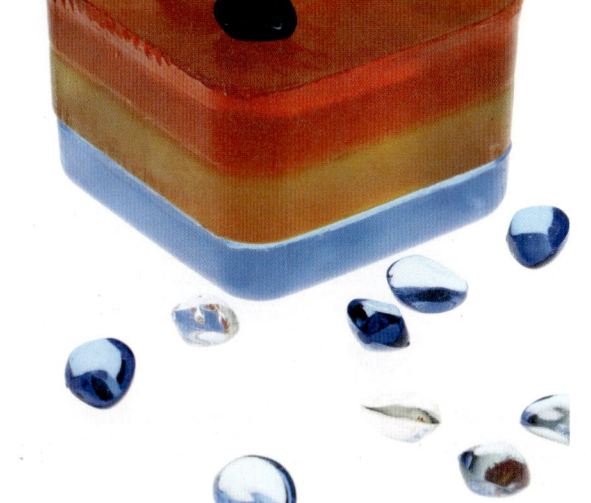

레시피 소개

투명 비누베이스	150g
색소(3색 이상)	
라벤더 에센셜오일	10방울
레몬 에센셜오일	10방울
에탄올	약간

만드는 방법

① 비누베이스를 작게 잘라 전자레인지나 핫플레이트에 녹입니다.
② 다 녹은 비누베이스를 종이컵에 부어 원하는 색소와 에센셜오일을 넣은 뒤 한두 번 저어줍니다.
③ 준비된 비누틀의 맨 아래에 ②의 비누액을 약간 붓습니다.
④ 바로 그 위에 에탄올을 스프레이하여 식힌 후 10분 정도 식혀서 따뜻할 정도의 층을 만듭니다.
⑤ 위의 과정을 반복하여 원하는 몇 개의 층을 만듭니다.
⑥ 냉동실에 30분 정도 넣어둔 후 비누틀에서 빼냅니다.

Special Point

＊ 색깔을 내기 위한 비누조각은 시판하는 컬러베이스를 바로 녹여서 사용해도 됩니다.
＊ 색소는 원하는 색을 자유롭게 사용해도 좋습니다.

✱ 자연만 담은 100% 천연비누 만들기

비누베이스 없이 비누를 만드는 저온법 비누 만들기의 경우 꼭 필요한 재료는 지방산유지(오일계열)와 가성소다, 물입니다.

가성소다를 물에 녹여(보통 양잿물이라 알고 있지요) 지방산유지들과 잘 저어주면 비누가 되는 비누화(saponification) 반응이 일어나게 되는데, 이를 틀에 부어 24시간 동안 따뜻한 온도를 유지해 주고, 틀에서 뺀 4주 동안의 숙성 기간을 거쳐 사용하면 됩니다.

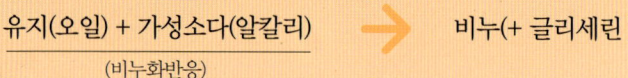

유지(오일) + 가성소다(알칼리) → 비누(+ 글리세린)
(비누화반응)

그렇다면 왜 비누베이스를 바로 쓰지 않고 비누화 과정이라는 복잡한 과정을 거치는지 궁금하시죠? 비누베이스를 사용하는 녹여붓기와 지방산유지와 가성소다 물을 반응시키는 저온법 비누의 차이를 간단한 설명하면 다음과 같습니다. 비빔밥을 만들고자 할 때 시판되는 인스턴트용 밥을 전자레인지에 뎁혀 바로 이용하는 방법이 녹여붓기 방법이라면, 쌀을 씻어 물을 붓고 직접 밥을 하는 과정을 거쳐 비빔밥을 만드는 것을 저온법 비누 만들기와 같다고 할 수 있습니다.

저온법(CP) 흔히들 저온법 비누를 엄밀한 천연비누라고 생각합니다. 영어로는 CP(Cold Process)라고 하며 비누베이스를 사용하는 녹여붓기에 비해 더 번거롭고 고민을 하게 되겠지만 재료의 투명성과 원하는 비누를 만들 수 있는 선택의 폭이 넓어 전문가가 아니더라도 꼭 배워서 사용해 보기를 권합니다. 다만 최소 2~3시간의 여유 시간을 가지고 작업을 해야 하므로 바쁜 일정에 쫓기듯 작업하는 것은 금물입니다.

100% 천연비누 만들기 도구와 재료 소개

도구

일상에서 쉽게 구할 수 있는 도구로 대체해도 무관합니다. 다만 가성소다를 넣는 용기와 비누 재료가 직접 닿는 용기 등은 비누 전용 용기를 준비하는 것이 좋습니다. 더불어 가성소다에 닿으면 화학적 반응을 일으켜 변질 또는 부식될 염려가 있는 알루미늄·동·철·테플론 같은 용기는 절대 사용해서는 안 된다는 점 주의하셔야 합니다.

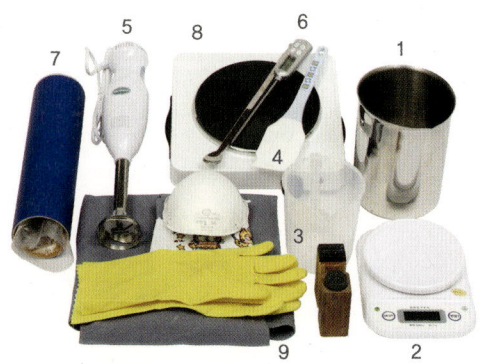

1 **스테인리스 비커** 지방산유지와 가성소다수를 섞어 반응시킬 때 사용합니다. 가열해야 하고 가성소다와 반응이 안 되어야 하므로 스테인리스 재질이 가장 적당합니다.

2 **전자저울** 원재료의 무게를 재는 데 사용합니다. 오차 범위를 줄이기 위해 디지털 저울을 사용할 것을 추천합니다.

3 **내열 플라스틱 용기** 물과 가성소다를 섞어 식힐 때 사용합니다.

4 **알뜰주걱** 오일을 섞고, 가성소다를 다룰 때 사용합니다.

5 **핸드블렌더** 비누 원료를 섞어 비누화를 촉진시켜 줍니다.

6 **온도계** 오일과 가성소다수의 온도를 잴 때 사용합니다. 100℃까지 잴 수 있는 온도계가 적당합니다.

7 **비누틀** 만들어진 비누를 담아서 굳히기 위한 모양틀입니다.

8 **휴대용 가스레인지(핫플레이트)**

9 **기타** 앞치마, 고무장갑, 방진마스크, 보안경(안경), 신문지, 휴지

재료

지방산유지와 밀랍

지방산유지는 비누의 특징을 결정하는 가장 중요한 요소입니다. 유지에는 여러 종류가 있는데, 보통 식물성오일은 상온에서 액체 상태이므로 오일(Oil, 油)이라 부르며, 동물성은 고체 상태이므로 지방(fat, 脂)이라고 부릅니다. 기름과 지방을 더해서 유지(油脂)라고 부릅니다.

가장 자주 사용되는 오일에는 올리브오일, 코코넛오일, 팜오일 등이 있으며 밀랍, 세어버터, 코코아버터나 다른 오일계열들도 비누에 첨가할 수 있습니다.

물

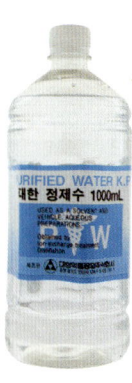

물은 유지와 가성소다를 섞기 위한 가성소다의 용매로 사용됩니다. 정제수나 증류수를 사용하면 좋은 비누가 나오지만, 정수기의 물이나 생수를 사용해도 괜찮습니다. 가성소다를 가루 형태로 유지에 섞으면 완전히 녹지 않고 비누에 남을 수 있으므로 물에 녹여서 유지에 잔류하는 것을 방지합니다. 최종적으로 비누가 건조된 상태에서는 수분이 12~15% 정도 남게 됩니다. 완제품 천연비누가 변형되기 쉬우므로 비누가 완성되면 충분히 건조시켜서 수분을 없애줘야 합니다.

가성소다

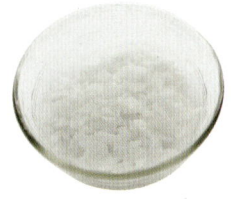

가성소다는 유지에 반응을 일으켜 비누를 만드는 중요한 원료입니다. 화학명칭은 수산화나트륨(sodium hydroxide)이지만 가성소다(NaOH)로 더 많이 불립니다.

가성소다는 보통 조그만 덩어리 상태로 만들어져 판매되는데 강한 알칼리성이며, 비누를 만들 때는 물에 녹여서 사용합니다. 가성소다는 강한 부식성을 지니므로 취급에 주의사항이 많아 천연비누 만들기 과정에서 가장 어렵고 까다로운 부분이라고 말할 수 있습니다. 올바른 사용법을 알면 안전하고 좋은 비누를 만들 수 있으니 앞으로 나올 주의사항을 숙지해 작업하면 됩니다.

기타 첨가물들

유지와 가성소다 등 기본 재료 외에 천연비누를 특징짓는 다양한 재료들이 있습니다. 녹차나 어성초 분말 등의 한약재와 아로마 에센셜오일, 클레이 등을 다양하게 첨가해 천연비누를 만들 수 있습니다. 첨가물들은 비누가 완료되는 트레이스(trace) 시점에 넣는데 첨가물의 양은 비누총량의 0.5~2% 정도 이내면 적당합니다.

100% 천연비누 만들기 기본 레시피

1. 오일량 정하기

비누 만들기 레시피는 항상 지방산오일을 기준으로 나머지 재료들의 양이 결정됩니다. 따라서 지방산오일의 양이 레시피에 그대로 반영되는데 지방산오일의 크기를 '배치 크기(batch size)'라고 합니다. 책에서 소개한 100% 천연비누 만들기(저온법) 레시피는 모두 750g의 지방산오일을 사용하고 있는데 레시피의 배치 크기도 750g이 됩니다.

유지를 750g으로 정하면 가성소다와 물을 합하여 약 1.1kg 정도가 만들어집니다. 한번 만들 때 준비과정과 번거로운 작업 및 뒤처리 등을 고려해 1kg 정도의 비누를 만드는 것이 적당합니다.

2. 오일 종류 정하기

비누에 어느 오일을 사용할 것인가를 고르는 일은 비누를 만드는 이들의 즐거운 고민입니다. 오일은 종류가 많고 모두 개성을 뚜렷하게 갖고 있어 사용자의 취향에 따라 선택의 폭이 넓습니다. 특징을 살펴 오일을 선택하되 비누굳기와 거품, 보습감의 균형을 고려하는 것이 좋습니다.

보습효과 촉촉함과 충분한 보습은 비누에서도 제일의 선택요소가 되어야 합니다. 상온에서 액체인 오일은 대부분 보습작용이 있습니다. 올리브오일을 가장 많이 쓰이며 코코아버터나 쉐어버터는 소량으로도 강한 보습효과가 있습니다.

거품, 세정력 거품이 잘 나고 세정력이 좋은 비누를 원한다면 코코넛오일을 선택합니다. 코코넛오일은 세정 효과가 있으므로 산뜻하고 세정력이 좋은 비누를 만들 수 있습니다.

굳기 비누가 단단해지길 원한다면 팜·코코넛·피마자오일, 밀랍 등을 넣습니다.

특별한 기능 어떤 목적의 비누를 만드느냐에 따라 배합치가 달라져야 하는데 이 부분이 비누 만들기의 전문가와 비전문가를 구분 짓는 기준이 될 것입니다.

올리브·코코넛·팜오일을 이용한 베이직 소프(basic soap)

비누를 만드는 3대오일이라 할 수 있는 올리브, 코코넛, 팜 등 이 세 가지 오일을 균형 있게 배합하여 보습, 거품내기, 굳기의 3박자를 갖춘 비누를 만들 수 있습니다. 여기에 포도씨오일을 추가하면 비누의 수명을 좀 더 길게 하고 보습기능을 강화할 수 있습니다. 초보자도 기능적으로 균형잡힌 훌륭한 비누를 만들 수 있을 것입니다.

지방산유지의 종류와 특성

종류	단단한 정도	거품 정도	세정력	피부 보습력
달맞이꽃종자오일	3	3	2	8
라드(돼지기름)	8	4	6	7
윗점오일	4	2	2	6
면실오일	4	5	6	7
살구씨오일	6	4	6	7
스윗아몬드오일	4	4	5	8
올리브오일	3	3	4	8
코코넛오일	8	9	9	3
콩오일	4	7	5	6
팜오일	9	7	6	5
팜커넬오일	8	9	8	4
피마자오일	3	7	6	6

3. 오일 비율 정하기

일반적으로 750g 배치로 코코넛오일 200~250g, 팜이나 라드 150~200g를 넣고, 나머지를 보습계 오일을 넣으면 좋습니다. 그러나 이 밖의 비율로도 양질의 비누를 만들 수 있으므로 비율을 바꿔서 스스로 그 차이를 테스트해보는 것도 재미있을 것입니다.

오일량 결정 샘플 레시피(750g 배치)

오일	역할	중량
올리브오일	보습	220g
코코넛오일	거품내기	220g
팜오일	굳기	220g
포도씨오일	보습&항산화	90g

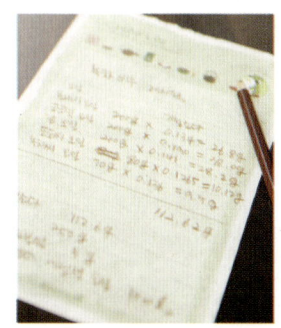

4. 가성소다 양 계산하기

오일의 양과 종류 등을 결정하고 나면 여기에 넣을 가성소다의 양을 계산해야 합니다. 가성소다의 비누화값 표를 기초로 각 오일의 비누화값을 계산합니다. 이 비누화값에 오일의 중량을 곱하면 되는데 언뜻 봐서는 이해가 어렵지만 한두 번 해보면 사용하는 오일마다 반복해서 계산하면 되므로 금방 눈에 익게 됩니다.
자, 그럼 오일량 결정 샘플 레시피로 필요한 가성소다 양을 계산해 볼까요?

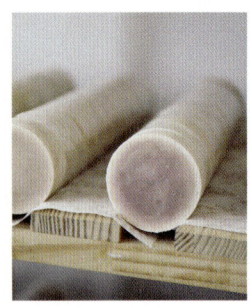

오일종류	비누화값	유지 양	가성소다 양
올리브오일	0.134	220	29.5
코코넛오일	0.190	220	41.8
팜오일	0.141	220	31.0
포도씨오일	0.126	90	11.3
계		750	113.6

비누화값이란? 오일이 비누가 되는 데 필요한 가성가리(또는 가성소다)의 분량을 나타낸 수치로 각 오일에 따라 값이 달라집니다.

이 레시피의 오일 전체가 100% 비누화되는 데 필요한 가성소다의 양은 113.6g입니다. 이것을 '비누화율 100%'라고 합니다.
하지만 여기서 끝은 아닙니다. 부드럽고 안전한 비누를 위해서는 비누화율을 100%보다 낮춰서 비누를 만듭니다. 쉽게 말해 비누에 넣는 가성소다의 양을 줄이는 것인데, 이렇게 하면 가성소다와 반응하지 못해 유지로 남게 되는 과잉유지가 생깁니다. 이렇게 가성소다의 양을 줄이는 것을 '디스카운트'라고 합니다. 예를 들어, 가성소다를 10% 디스카운트한 레시피는 '비누화율 90%'가 됩니다.
가성소다의 디스카운트 양이 많을수록 과잉유지가 많이 남아 부드러운 비누가 만들어집니다. 그러나 과잉유지가 너무 많으면 그만큼 산화하기 쉬우므로 레시피를 만들 때는 85~95%의 비누화율로 계산하는 것이 좋습니다.

가성소다(NaOH)의 비누화값

영문명	한글명	비누화값 (가성소다, NaOH)	추출 부위
Evening Primrose	달맞이꽃종자오일	0.1357	식물성오일
Lanolin	라놀린 왁스	0.0741	동물성왁스
Rosehip Seed	로즈힙오일	0.1378	식물성오일
Macadamianut	마카데미아넛오일	0.1390	식물성오일
Mango Butter	망고버터	0.1371	식물성버터
Meadowfoam Seed	메도우폼씨드오일	0.1207	식물성오일
Rice Bran	미강오일	0.1280	식물성오일
Beeswax	밀랍	0.0690	왁스
Mink	밍크오일	0.1400	동물성지방
Brazil Nut	브라질넛오일	0.1750	식물성오일
Apricot Kernel	살구씨오일	0.1350	식물성오일
Shea Butter	셰어버터	0.1280	식물성버터
St. Johns wort	세인트존스워트오일	0.1379	식물성오일
Shortening (veg.)	쇼트닝오일	0.1360	식물성오일
Almond, Sweet	스윗아몬드오일	0.1360	식물성오일
Avocado	아보카도오일	0.1330	식물성오일
Emu	에뮤 기름	0.1359	동물성지방
Corn	옥수수오일	0.1360	식물성오일
Olive	올리브오일	0.1340	식물성오일
Wheatgerm	윗점오일	0.1310	식물성오일
Sesame Seed	참깨오일	0.1330	식물성오일
Calendula	카렌둘라오일	0.1350	식물성오일
Camellia	카멜리아오일	0.1362	식물성오일
Canola	캐놀라오일	0.1324	식물성오일
Coconut	코코넛오일	0.1900	식물성오일
Cocoa Butter	코코아버터	0.1370	식물성버터
Soybean	콩오일	0.1350	식물성오일
Ostrich	타조 기름	0.1390	동물성지방
Palm	팜오일	0.1410	식물성오일
Palm Kernel	팜커넬오일	0.1560	식물성오일
Grapeseed	포도씨오일	0.1265	식물성오일
Castor	피마자오일	0.1286	식물성오일
Sunflower Seed	해바라기씨오일	0.1340	식물성오일
Hazelnut	해즐넛오일	0.1356	식물성오일
Hemp Seed	햄프씨드오일	0.1345	식물성오일
Jojoba	호호바오일	0.0690	식물성왁스
Safflower	홍화씨오일	0.1360	식물성오일

위의 레시피에서 비누화율을 95%로 가성소다의 양을 계산해 보면 아래와 같습니다.
113.6×0.95=107.8→108g(소수점 이하는 반올림)
위의 레시피(비누화율 95%)에서 필요한 가성소다의 양은 108g으로 줄어들게 됩니다.

5. 가성소다 녹일 물의 양 정하기

물의 양은 지방산오일의 총량 즉, 배치 크기의 30~40%가 이상적입니다. 배치 크기가 750g이라면 225~300g이 되며, 알로에 주스, 우유나 허브티 등의 액체를 사용할 경우는 전체 수량의 일부분을 액상첨가물로 대치하면 됩니다. 단, 이러한 액체 첨가물들을 한번에 모두 가성소다와 반응시킬 경우 지나치게 과열될 가능성이 있습니다. 수분 이외의 부분들이 가성소다와 반응해 부유물로 뜨게 된다면 일정 부분만 가성소다수로 만들고 나머지 수분은 지방산과 가성소다를 섞어 저어주다가 5분 정도 지난 뒤 첨가하는 것이 좋습니다.

책에 소개하는 레시피들은 모두 배치 크기를 750g으로 맞추었으므로 물의 양도 일정하게 세팅해 놓으면 간편할 것입니다. 물의 양을 유지의 1/3인 250g으로 하여 비누를 만드는 것이 안전하므로 이 레시피에서도 물 250g을 사용합니다.

6. 첨가물 선택해 넣기

마지막으로 첨가재료를 결정합니다. 첨가물은 기능성과 색상이라는 측면에서 선택합니다. 기능성 재료로는 에센셜오일이나 기타 재료들을 첨가하고, 천연 색소들을 이용합니다. 기능적인 부분이라면 보습을 위한 히알루론산이나 글리세린 등의 다당류와 녹차나 어성초, 백강잠, 녹두, 인삼, 진주 등의 한약재들이 모두 포함됩니다. 기능적인 부분에 큰 기대를 하고 첨가물을 지나치게 많이 넣으면 오히려 피부에 자극이 될 수 있으므로 첨가물을 무리하게 넣는 것은 좋지 않습니다. 기본적으로는 모든 첨가재료를 합하여 0.5~2% 내외로 넣기를 권하는데 1kg의 비누를 만들 때 2%

가성소다 취급시 주의사항

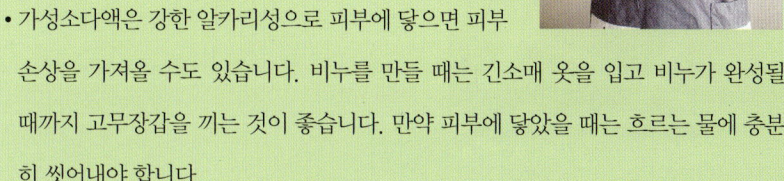

- 가성소다수를 만들 때는 반드시 물을 먼저 준비하고 가성소다를 넣어야 합니다. 가성소다에 물을 부으면 약한 폭발이 일어날 수도 있으므로 꼭 상기해 두세요.
- 물에 가성소다를 넣고 저으면 순식간에 수온이 70~80℃까지 올라갑니다. 화상을 입지 않도록 주의하세요.
- 가성소다액은 강한 알카리성으로 피부에 닿으면 피부 손상을 가져올 수도 있습니다. 비누를 만들 때는 긴소매 옷을 입고 비누가 완성될 때까지 고무장갑을 끼는 것이 좋습니다. 만약 피부에 닿았을 때는 흐르는 물에 충분히 씻어내야 합니다.
- 가성소다액을 흘리거나 비누 원료가 튈 경우를 대비해 신문지 같은 것을 깔아 놓고, 앞치마를 둘러 옷이 더러워지지 않도록 합니다.
- 가성소다가 눈에 들어가면 매우 위험하므로 보안경이나 안경을 쓰는 것이 좋습니다. 만일 눈에 들어갔을 때는 바로 흐르는 물에 씻고, 의사에게 진찰을 받아야 합니다.
- 도구는 스테인리스 스틸, 내열플라스틱과 같이 가성소다에 반응하지 않으며, 열에 잘 견디는 재질이 적합합니다. 알루미늄이나 구리, 철, 테플론과 같은 재질은 사용하면 안됩니다.
- 가성소다가 물에 녹으면 하얀 증기가 발생하므로 마스크 등을 착용하고 작업하는 것이 안전합니다. 증기는 흡입하지 않고 작업장을 충분히 환기시켜야 합니다.
- 가성소다는 애완동물이나 어린이의 손이 닿지 않는 곳에 보관해야 하며, 사용하지 않을 때는 잘 밀봉해서 공기와 차단시켜 놓아야 합니다.

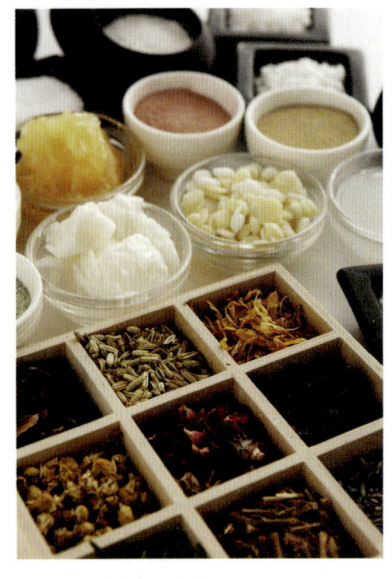

의 첨가물로 생각하여 계산한다면, 약 20g의 첨가물을 넣으면 됩니다.

색상을 고려한 천연재료들로 클레이(clay)와 한약재료, 허브가 주로 이용됩니다. 클레이는 황토처럼 고운 점토질 흙을 말하는데 다양한 색상표현과 함께, 기능적인 부분도 고려한 재료입니다.

한약재들은 녹차, 어성초, 감초, 백강잠 등을 주로 이용하는데 첨가 정도에 따라 달라지겠지만, 대부분의 색상은 아이보리 계열의 미색이나 연한 갈색, 연노랑 등의 가벼운 색상이 연출됩니다.

허브 중 비트는 분홍색계열, 알팔파는 연녹색, 아마란스는 진노랑, 치자는 노랑색, 코치닐은 적색 계열의 색을 연출해 줍니다. 그러나 저온법 비누에서는 가성소다와의 반응과 열에 의한 색상 손실이 발생해 의도한 색을 바로 얻기란 쉽지 않습니다.

자, 첨가물 선택이 완료됐나요? 그렇다면 첨가물을 넣기만 하면 되겠군요. 첨가물은 비누를 만드는 과정 중 비누가 어느 정도 완성된 시점에 넣어주는 것이 가장 좋은데 이러한 시점을 전문 용어로 트레이스(trace)가 발생한 때라고 합니다.

지방산유지와 가성소다를 잘 섞어주면 점점 걸쭉해지는 반응이 일어납니다. 그러다가 어느 순간이 지나면 지방산유지와 가성소다는 비누와 글리세린으로 변하게 되는데 그 시점을 트레이스라고 합니다. 비누 용액들이 점차 걸쭉해지면서 수프와 같은 상태가 되면 주걱으로 비누 용액을 들어서 떨어뜨려 봅니다. 이때, 비누 용액 위에 뚜렷한 자국이 남게 되면 트레이스가 이루어진 것입니다.

트레이스가 일어나는 시기는 지방산유지와 가성소다를 섞어서 젓기 시작한 후부터

10분에서 1시간까지 지방산오일의 종류에 따라 매우 다양한데요. 올리브오일은 트레이스까지 시간이 오래 걸리며, 팜오일이나 미강오일 · 피마자오일 · 밀랍 등은 트레이스가 빨리 일어나는 편입니다.

7. 레시피 정리하기

여기까지의 내용을 정리하여 표준 레시피를 만들어보면 아래와 같습니다.

녹차비누 (750g 배치, 비누화율 95%)

물	250g	팜오일	220g
가성소다	108g(5% dc)	포도씨오일	90g
올리브오일	220g	녹차분말	5g
코코넛오일	220g	라벤더 에센셜오일	10㎖

본 레시피에서는 우리아이도 안전하게 사용할 수 있도록 녹차분말 5g과 라벤더오일 10㎖를 첨가했습니다.

비누 만들기 순서가 설정이 되면 레시피를 적어 두고 재료들을 체크해 나가는 과정이 필요합니다. 또한 나만의 비누 레시피북을 만들어 오리지널 레시피, 제작 날짜, 만들 때 깨달았던 점, 비누의 사용감 등을 적어두면 나중에 비누를 만들 때 도움이 되므로 꼭 레시피북을 만들어 활용해 보세요.

100% 천연비누 만들기 레시피 따라하기

도구

1 스테인리스 비커 2 알뜰주걱
3 온도계 4 파이렉스 용기
5 비누틀 6 앞치마
7 장갑 8 전자저울
9 핸드블렌더

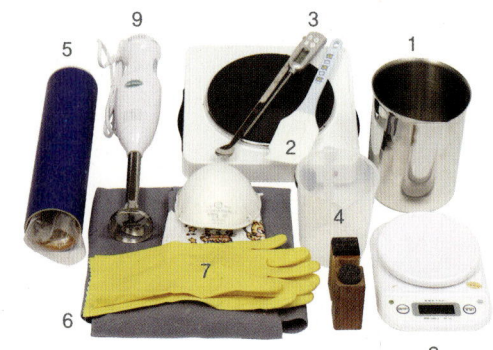

재료

가성소다용액	
정제수(물)	250g
가성소다	108g(5% dc)
에센셜오일과 첨가물	
녹차분말	5g
라벤더에센셜오일	10㎖

유지	
올리브오일	220g
코코넛오일	220g
팜오일	220g
포도씨오일	90g

Special Point

＊ 모든 수치는 중량단위(g, 그램)이므로 반드시 저울로 계량해야 합니다.
＊ 가성소다의 이론상 계산치는 113g이지만, 안전성과 보습력을 고려하여 5%정도 줄여 사용합니다. 5%만큼 줄이는 것을 5%디스카운트(5% dc)라고 표현합니다. 디스카운트를 하면 비누에 5%만큼의 유지가 남아 있게 됩니다. 5%의 유지가 남아 있게 되므로 '5%의 과잉유지' 와 의미상으로 동일합니다.
＊ 가성소다 5% dc ≒ (비누내부의) 과잉유지 5% ≒ 비누화율 95%

1 정제수 계량하기 파이렉스 용기에 원하는 양의 정제수를 계량해 넣습니다.

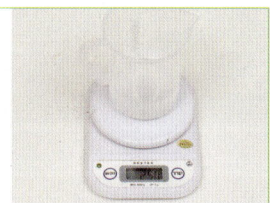

2 가성소다 계량하기 비닐장갑을 끼고 필요한 가성소다를 계량합니다.

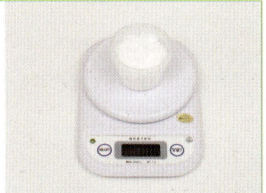

3 가성소다수 만들기 가성소다를 ①의 정제수에 천천히 넣고 잘 저어 완전히 녹인 후, 40~45℃ 이내로 식혀둡니다. 작업 전에 반드시 가성소다 취급 주의사항을 숙지해 두어야 합니다.

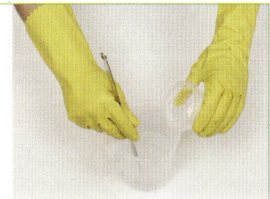

4 유지 녹이기 스테인리스비커에 지방산유지를 계량해서 넣습니다. 혹 유지가 고체 상태라면 약한 중탕으로 미리 녹여 사용합니다.

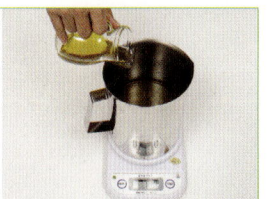

5 유지 온도 높이기 ④의 유지가 40~45℃ 정도가 되도록 약한 불로 가열합니다.

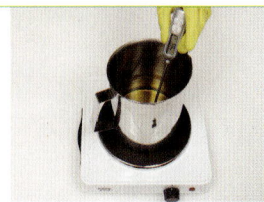

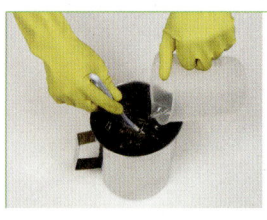

6 가성소다수 섞기 ④의 가성소다수를 ⑤의 지방산유지에 천천히 부으면서 주걱으로 섞습니다.

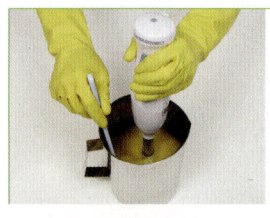

7 오일과 가성소다 섞기 유지와 가성소다를 섞은 후 20~30분 동안 빠른 속도로 쉬지 않고 계속 저어줍니다.
5분간 주걱으로 젓고, 핸드블렌더를 10초씩 가열하는 과정을 반복합니다. 비누가 엉키지 않도록 한 방향으로 저어줍니다.

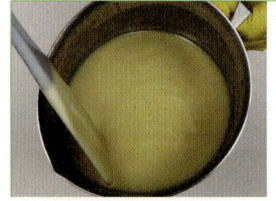

8 트레이스 만들기 계속 젓다가, 용액을 주걱으로 떨어뜨려 보았을 때 자국이 생기는 트레이스 상태까지 저어줍니다. 유지에 따라 시간이 20~60분 정도로 차이가 있습니다.

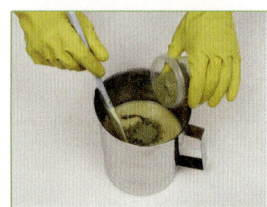

9 첨가물 넣기 트레이스가 발생하면 에센셜오일과 첨가물들을 섞어 1~2회 더 고루 저어줍니다. 비누화가 다 되어가는 시점에서는 되도록이면 손으로 저어주는 것이 좋습니다.

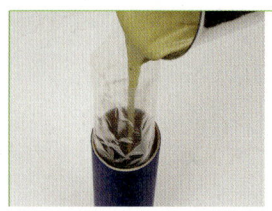

10 보온 유지하기 비누원액을 준비한 지관통(비누틀)에 붓고, 비누 내부의 2차 반응인 비누의 젤화(gel化)를 유지시켜 주기 위해 모포나 담요로 싸서 24시간 보온해 줍니다.

11 건조 후 빼내기 1~2일이 지나면, 비누를 틀에서 빼내 자른 후 4주간 건조시킨 후 사용합니다.

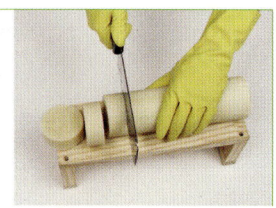

12 스탬프 찍기 비누를 자른 후 건조기간에 비누 스탬프를 찍어 두면 더 고급스러운 분위기가 연출됩니다.

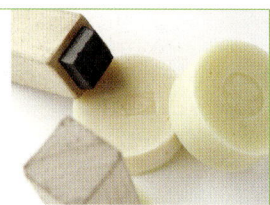

Special Point

* 최소 2~3시간의 여유 시간을 가지고 작업에 임합니다. 앞치마와 장갑을 착용하고, 비누를 만들 장소를 신문지로 덮습니다. 도구와 재료들은 미리 준비해둬야 합니다.
* 전체 총 배합량은 1123g이며, 이중 비누가 만들어진 후 4주 건조가 지나면 250g의 수분중 대부분이 증발하여 약 950g의 비누가 남게 됩니다.
* 유지와 가성소다를 계량하여 반응시킬 때, 온도를 40~45℃ 정도로 맞추어 작업합니다.
* 비누를 다 만들어서 틀에 붓게 되면 1~2시간 이내에 비누내부에서 2차적인 반응이 저절로 일어나서 약 70℃에 이르는 뜨거운 상태가 됩니다. 비누 내부가 뜨거운 상태로 도달한 다음 이 온도를 유지시켜 줄 어떤 요인도 없으면 비누 온도는 급속히 떨어지게 됩니다. 이 과정에서 비누의 품질 또한 급격히 떨어질 수 있습니다. 이런 이유로 담요 등으로 덮어 온도가 서서히 식도록 유도하는 것입니다.

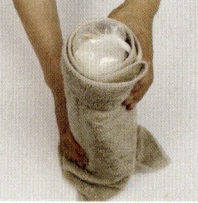

100% 천연비누 만들기
레시피

여린 피부의 유아에게 좋은
순한 카스틸비누

레시피 소개

가성소다용액

정제수(물)	250g
가성소다	96g(5% dc)

에센셜오일과 첨가물

라벤더 에센셜오일	10㎖
녹차분말	5g

유지

올리브오일	750g

만드는 방법

① 정제수에 가성소다를 녹여 뜨거워진 용액을 45℃로 식혀둡니다.
② 유지를 계량하여 45℃로 온도를 맞춘 다음 ①의 재료를 섞어 계속 저어 비누를 만듭니다.
③ 트레이스에 도달하면 녹차분말과 에센셜오일을 넣어 약간 더 저어줍니다.
④ 비누틀에 조심스레 붓고 1~2일 지난 후 틀에서 빼내 사용하기 적당한 크기로 자릅니다.
⑤ 건조하고 냉한 장소에서 4주 이상 건조시켜 사용합니다.

카스틸비누는 왜 좋을까요?

갓난아이를 키우다보면 조금이라도 더 안전하고 차별화된 제품을 쓰고 싶습니다. 이는 모든 엄마들의 공통된 마음일 것입니다. 어느 집에나 있을 올리브오일 한가지만으로도 신생아나 유아들에게 가장 알맞은 천연비누를 만들 수 있습니다. 올리브오일만으로 만들어진 비누를 카스틸(castile)비누라고 하는데 거품이나 세정력은 좀 떨어지지만, 부드러움과 보습력은 아주 훌륭하며, 피부자극이 없어 어린아이들에게 그만입니다.

100% 천연비누 만들기
레시피

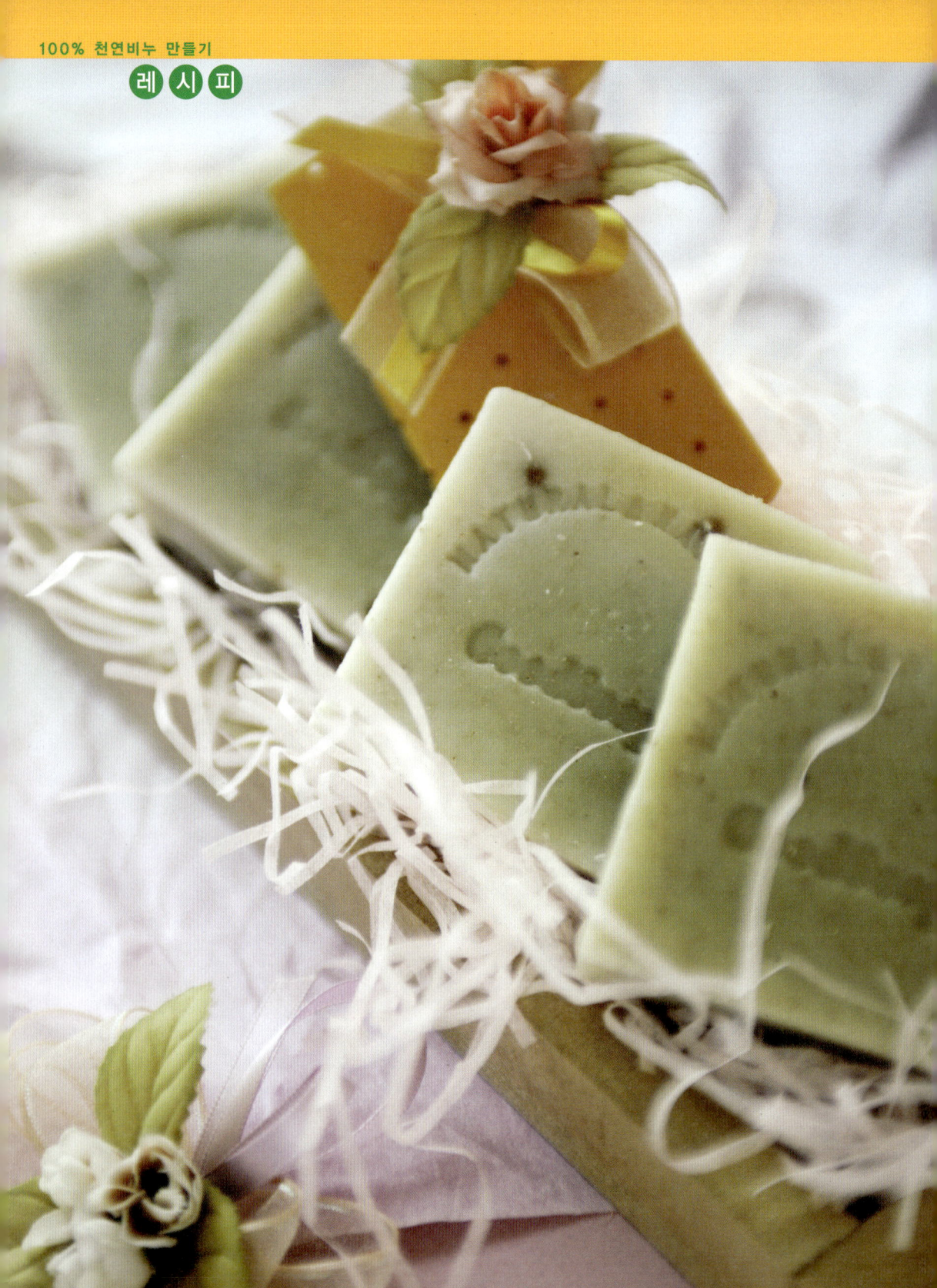

건조하고 갈라진 피부에 좋은
햄프씨드비누

레시피 소개

가성소다용액

정제수(물)	250g
가성소다	105g(7% dc)

에센셜오일과 첨가물

라벤더 에센셜오일	7㎖
팔마로사 에센셜오일	3㎖
그린 클레이 분말	5g

유지

올리브오일	170g
코코넛오일	200g
팜오일	200g
햄프씨드오일	80g
카멜리아오일	50g
포도씨오일	50g

만드는 방법

① 정제수에 가성소다를 녹여 뜨거워진 용액을 45℃로 식혀둡니다.
② 유지를 계량하여 45℃로 온도를 맞춘 다음 ①의 재료를 섞어 계속 저어 비누를 만듭니다.
③ 트레이스에 도달하면 그린클레이와 에센셜오일을 넣어 약간 더 저어줍니다.
④ 비누틀에 조심스레 붓고 1~2일 지난 후 틀에서 빼내 사용하기 적당한 크기로 자릅니다.
⑤ 건조하고 냉한 장소에서 4주 이상 건조시켜 사용하면 됩니다.

햄프씨드비누는 왜 좋을까요?

대마열매에서 추출한 햄프씨드(hemp seed)오일은 피부 손상의 위험이나 걱정 없이 안심하고 사용해도 되는 최고급 보습계열의 오일입니다. 최근에는 많은 화장품 회사에서 햄프씨드오일을 포함한 최고급의 화장품들을 출시하고 있습니다. 햄프씨드비누는 우리아이의 피부를 안전하고 촉촉하면서도 윤기있게 만들어줄 것입니다.

100% 천연비누 만들기
레 시 피

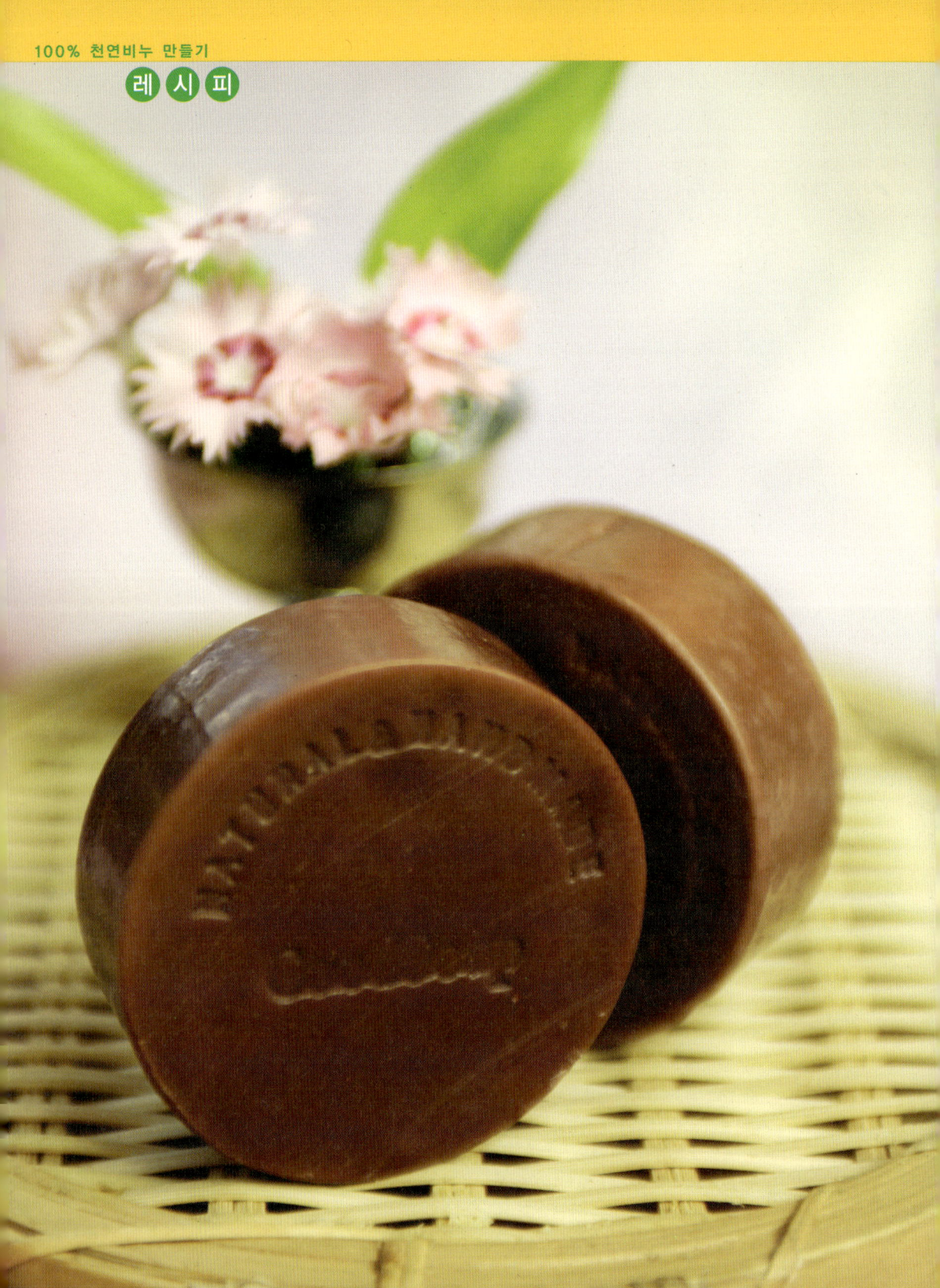

알레르기에 좋은 카렌둘라비누

레시피 소개

가성소다용액

정제수(물)	250g
가성소다	107g(6% dc)

유지

올리브오일	180㎖
코코넛오일	200㎖
팜오일	200g
카렌둘라오일	70g
카멜리아오일(동백오일)	50g
달맞이꽃종자오일	50g

에센셜오일과 첨가물

라벤더 에센셜오일	8㎖
캐모마일 에센셜오일	2㎖
호호바오일	5g
황금추출물	5g
고투콜라추출물	5g
레드 클레이	5g
카렌둘라 분말	1g

만드는 방법

① 정제수에 가성소다를 녹여 뜨거워진 용액을 45℃로 식혀둡니다.
② 유지를 계량하여 45℃로 온도를 맞춘 다음 ①의 재료를 섞어 계속 저어 비누를 만듭니다.
③ 트레이스에 도달하면 레드클레이 · 카렌둘라분말과 에센셜오일들을 넣어 약간 더 저어줍니다.
④ 비누틀에 조심스레 붓고 1~2일 지난 후 틀에서 빼내 사용하기 적당한 크기로 자릅니다.
⑤ 건조하고 냉한 장소에서 4주 이상 건조시켜 사용합니다.

카렌둘라비누는 왜 좋을까요?

금잔화로 잘 알려진 카렌둘라(calendula)는 피부트러블이나 가려움증, 상처치료에 도움이 되는 허브입니다. 카렌둘라오일과 함께 알레르기 피부에 도움을 주는 달맞이꽃종자오일, 카멜리아오일(동백오일)을 조합하면 알레르기와 가려움증으로 고생하는 아이들에게 안심하고 사용할 수 있는 비누를 만들 수 있습니다.

100% 천연비누 만들기
레 시 피

민감성 피부와 아토피 피부에 좋은
캐모마일비누

레시피 소개

가성소다용액

정제수(물)	250g
가성소다	104g(6% dc)

유지

올리브오일	180g
코코넛오일	180g
팜오일	180g
포도씨오일	50g
카멜리아오일	50g
햄프씨드오일	50g
달맞이꽃종자오일	50g
호호바오일	10㎖

에센셜오일과 첨가물

라벤더 에센셜오일	8㎖
캐모마일 에센셜오일	2㎖
세라마이드	5㎖
황금추출물	3㎖
캐모마일분말	1g
녹차분말	2g
어성초분말	2g

만드는 방법

① 정제수에 가성소다를 녹여 뜨거워진 용액을 45℃로 식혀둡니다.
② 유지를 계량하여 45℃로 온도를 맞춘 다음 ①의 재료를 섞어 계속 저어 비누를 만듭니다.
③ 트레이스에 도달하면 비누액에 에센셜오일들과 첨가물들을 넣어 약간 더 저어줍니다.
④ 비누틀에 조심스레 붓고 1~2일 지난 후 틀에서 빼내 사용하기 적당한 크기로 자릅니다.
⑤ 건조하고 냉한 장소에서 4주 이상 건조시켜 사용합니다.

캐모마일비누는 왜 좋을까요?

캐모마일(chamomile)에 들어있는 아줄렌이라는 성분은 민감한 피부와 아토피 피부에 도움을 주는 성분으로 알려져 있습니다. 허브가 피부에 주는 좋은 성분만을 모아서 늘 가렵고 긁게 되는 아토피 피부에 면역력을 올려주고 피부에 생기를 불어 넣어줄 수 있습니다.

100% 천연비누 만들기
레시피

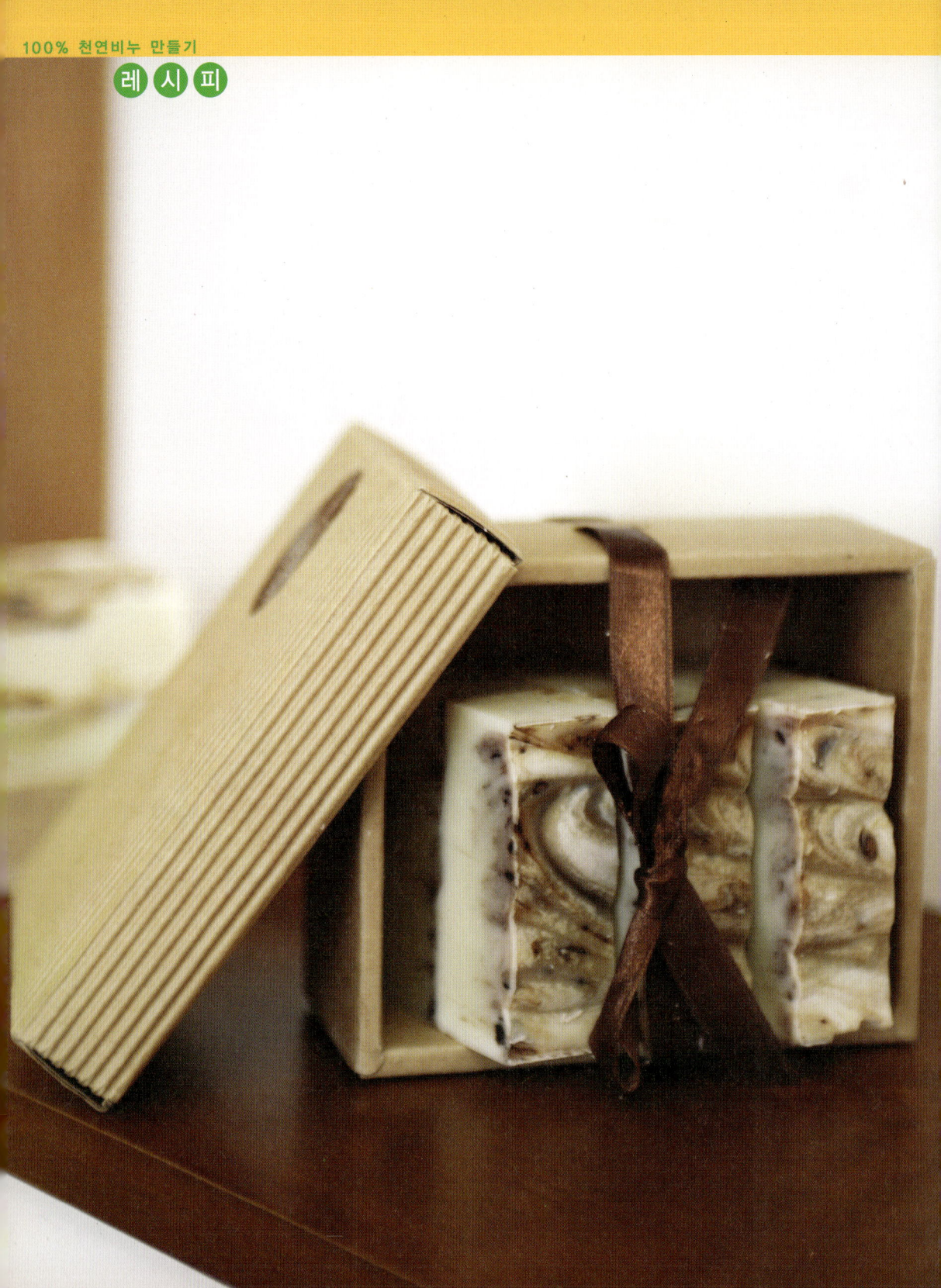

목욕을 즐겁고 유쾌하게!
초콜릿 마블비누

레시피 소개

가성소다용액

정제수	250g
가성소다	110g(7% dc)

에센셜오일과 첨가물

스윗오렌지 에센셜오일	10㎖
코코아분말	5g

유지

올리브오일	200g
스윗아몬드오일	200g
코코넛오일	300g
코코아 버터	50g

만드는 방법

① 정제수에 가성소다를 녹여 뜨거워진 용액을 45℃로 식혀둡니다.
② 코코아버터를 전자레인지 등에 녹여서 유지와 함께 계량하여 온도를 45℃로 맞추어 줍니다.
③ 유지에 ①의 재료를 섞어 계속 저어 비누를 만듭니다.
④ 트레이스가 도달하면 에센셜오일을 넣어 약간 더 저어줍니다.
⑤ 길다란 사각형 비누틀에 붓고 그 위에 코코아분말을 적당량 뿌립니다.
⑥ 코코아 분말을 나무젓가락 등으로 줄을 그어 원하는 마블형태를 표현합니다
 (이 때 너무 세밀하게 하려고 하면 균일한 상태의 색이 되어 버립니다).
⑤ 1~2일 정도 지난후 틀에서 빼어 적당한 크기로 잘라 건조하고 냉한 장소에서 4주 이상 건조시켜 사용합니다.

초콜릿 마블비누는 왜 좋을까요?

마치 초콜릿으로 착각하게 하는 마블(marble)비누는 저온법 비누 만들기에서 몇 가지 기교를 부려 볼 만한 레시피 중 가장 단순하며 재미있는 효과가 연출됩니다. 모양뿐 아니라 비누의 사용감도 초콜릿만큼이나 부드러워 욕실에 가는 일이 즐겁지 않은 아이들에게 좋은 장난감이 되어줍니다. 피부 건강과 목욕의 즐거움을 챙겨주는 1석 2조의 품목이라고 하겠습니다.

✱ 헤어와 바디에 함께 쓸 수 있는 유아용 물비누 만들기

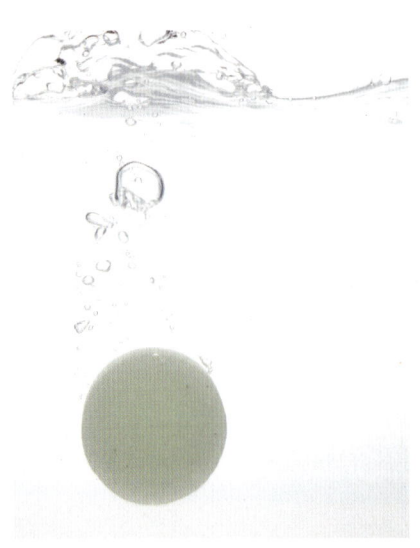

최근 물비누(liquid soap)를 사용하는 트렌드는 크게 두 가지로 꼽을 수 있습니다. 호텔이나 백화점 등에서는 여러 사람의 손을 타는 고형비누의 사용을 꺼리는 고객들에게 보다 청결한 이미지를 주고 손쉽게 사용할 수 있도록 물비누를 사용합니다. 가정에서는 비누사용이 서툰 아이들 혹은 비누로 씻기기에 어려운 유아들을 위해 물비누를 사용합니다. 우리가 만들고자 하는 물비누는 아마도 전자보다는 후자에 가까울 것입니다. 고급 물비누도 좋지만 아이들을 씻기기에 안전한 물비누가 보다 효용성이 높기 때문이지요. 물비누의 레시피에서 재료들을 약간씩 변경함으로써 유아용 바디클렌저, 샤워젤, 샴푸 등으로도 응용이 가능합니다.

고온법(HP) 물비누를 만드는 방법은 비누 만들기 과정 중 고온법에 해당합니다. 비누가 완성되는 시점까지 계속 열을 가해서 비누를 만드는 방법인데요. 비누화가 일어나는 트레이스가 발생하는 과정까지는 저온법(CP) 비누와 비슷한 과정을 거치지만 이후로도 계속 열을 가하는 과정에서 시간이 좀 더 걸리고, 과정도 약간 더 복잡해집니다. 반면 물비누는 가열하는 중간에 비누화 반응이 대부분 이루어지므로 만든 직후 바로 사용이 가능합니다.

물비누와 고체비누의 차이점

구 분	물비누	고체비누
알칼리 재료	가성가리(KOH)	가성소다(NaOH)
지방산오일	코코넛오일 위주	오일사용에 제한 없음
디스카운트	0~3%	5~15%
만드는 방법	고온법(HP)	저온법(CP), 고온법(HP)
가열 온도	60~75℃ 내외	40~45℃ 내외(CP)
작업소요시간	90분	30~60분
건조기간	바로 사용가능	4주(숙성건조)
트레이스(trace)	20~30분 사이, 갑자기 발생	10~30분 사이, 예측가능

유아용 물비누 만들기 재료와 도구 소개

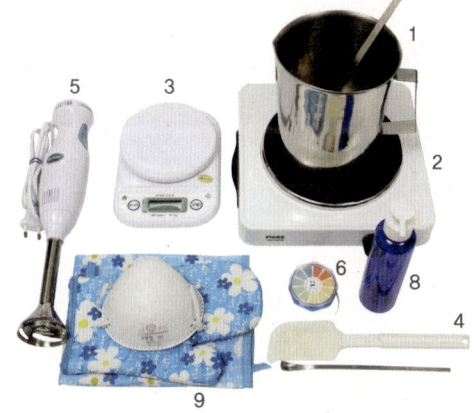

도구

1 스테인리스 비커(2ℓ 용)

2 핫플레이트(중탕도구)

3 전자저울 4 알뜰주걱

5 핸드블렌더 6 리트머스시험지

7 스틱 8 샴푸 용기 9 앞치마

재료

유지, 가성가리(KOH), 베타인, 정제수, 기타 첨가물,
에센셜오일, 구연산

오일

물비누를 만들 때 가장 많이 선택하는 오일은 거품과 세정력이 뛰어난 코코넛오일

입니다. 거품을 잘 내주는 오일로는 팜과 피마자오일, 송진 등이 코코넛오일 다음으로 많이 선택됩니다.

촉촉하고 부드러운 느낌을 주기 위해서는 올리브나 호호바, 달맞이꽃종자오일, 로즈힙오일 등이 선택됩니다. 코코넛오일을 많이 쓰면 투명도가 높은 비누를 만들 수 있지만, 물비누의 투명도가 필수조건은 아니므로 근래에는 보습계열의 오일들을 많이 선택해 레시피를 작성하는 편입니다.

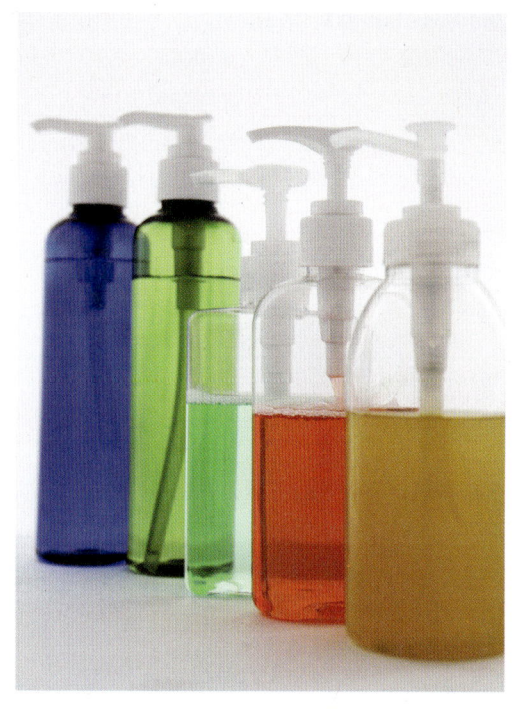

물

물은 가성가리(KOH)를 완전히 녹여줄 수 있는 양이어야 하며, 가성가리 양의 3배 정도를 이용하면 됩니다. 물의 양은 가성가리를 녹이기 위한 물과 2단계에서 비누젤을 희석하기 위한 물이 필요합니다

가성가리

가성가리(KOH)는 저온법 비누 만들기 재료에서 가성소다와 마찬가지로 유지를 비누로 만들어주는 강한 알칼리성 재료입니다. 맨손이나 피부에 닿지 않도록 세심한 주의가 필요합니다. 비누화값은 표를 참조해서 찾으면 됩니다.

가성가리(KOH)의 비누화값 표

영문명	한글명	비누화값 (가성가리, KOH)	비 고
Evening Primrose	달맞이꽃종자오일	0.1900	식물성오일
Lanolin	라놀린 왁스	0.1037	동물성왁스
Rosehip Seed	로즈힙오일	0.1930	식물성오일
Macadamianut	마카데미아넛오일	0.1946	식물성오일
Mango Butter	망고버터	0.1920	식물성버터
Meadowfoam Seed	메도우폼씨드오일	0.1690	식물성오일
Rice Bran	미강오일	0.1792	식물성오일
Beeswax	밀랍	0.0966	왁스
Mink	밍크오일	0.1960	동물성지방
Brazil Nut	브라질넛오일	0.2450	식물성오일
Apricot Kernel	살구씨오일	0.1890	식물성오일
Shea Butter	셰어버터	0.1792	식물성버터
St. Johns wort	세인트존스워트오일	0.1930	식물성오일
Shortening (veg.)	쇼트닝오일	0.1904	식물성오일
Almond, Sweet	스윗아몬드오일	0.1904	식물성오일
Avocado	아보카도오일	0.1862	식물성오일
Emu	에뮤 기름	0.1906	동물성지방
Corn	옥수수오일	0.1904	식물성오일
Olive	올리브오일	0.1876	식물성오일
Wheatgerm	윗점오일	0.1834	식물성오일
Sesame Seed	참깨오일	0.1862	식물성오일
Calendula	카렌둘라오일	0.1890	식물성오일
Camellia	카멜리아오일	0.1910	식물성오일
Canola	캐놀라오일	0.1856	식물성오일
Coconut	코코넛오일	0.2660	식물성오일
Cocoa Butter	코코아버터	0.1918	식물성버터
Soybean	콩오일	0.1890	식물성오일
Ostrich	타조 기름	0.1946	동물성지방
Palm	팜오일	0.1974	식물성오일
Palm Kernel	팜커넬오일	0.2184	식물성오일
Grapeseed	포도씨오일	0.1771	식물성오일
Castor	피마자오일	0.1800	식물성오일
Sunflower Seed	해바라기씨오일	0.1876	식물성오일
Hazelnut	헤즐넛오일	0.1898	식물성오일
Hemp Seed	햄프씨드오일	0.1883	식물성오일
Jojoba	호호바오일	0.0966	식물성왁스
Safflower	홍화씨오일	0.1904	식물성오일

*가성가리(KOH)의 비누화값 = NaOH 비누화값 × 1.4

기타 재료

기본적으로 물비누에 기능적인 몇 가지 성분들을 더 첨가하여 샴푸기능을 하게 하는 성분들로는 붕사, 판테놀, 글리세린 등이 있습니다.

천연계면활성재료인 비누풀추출물(soapwort extract), 유카추출물(yucca extract), 베타인(betaine), 데실글루코오스(decyl glucose, 코나코파), 실크프로틴 등을 이용하면 천연샴푸로서도 손색없는 레시피가 됩니다.

유아용 물비누 만들기 기본 레시피

물비누는 한번에 처음부터 끝까지 만들고자 하면 많은 시간이 필요하므로 1차적으로 비누젤을 만들고 24시간 정도 숙성시킨 후에 2차 희석단계를 진행합니다. 정제수와 기타 첨가재료들로 비누젤을 만들어 희석시키면 손쉽게 만들 수 있습니다.

1. 오일량 정하기

먼저 오일의 총량을 대략 500g 정도로 정하고 나머지 가성가리(KOH)와 정제수를 합하여 1000g 내외가 되도록 합니다.

기본 레시피에서는 간단하게 아래의 두 가지 오일로만 진행해 보도록 하겠습니다.

코코넛오일 400g

올리브오일 100g

두 오일의 총량을 대략 500g 근처로 맞추어 시작합니다.

2. 가성가리 양 계산하기

비누화 작업시에 유지에 대한 비누화값으로 가성가리(KOH)에 해당하는 값으로 계산합니다.

코코넛 400g, 비누화값 0.266 ⇒ 400×0.266 = 106.4

올리브 100g, 비누화값 0.187 ⇒ 100×0.187 = 18.7

각 오일의 가성가리를 합하면 125g이 됩니다. 즉, 코코넛오일 400g과 올리브오일 100g을 물비누로 비누로 만들기 위해서는 125g의 가성가리가 필요하다는 의미입니다.

여기서 물비누는 물로 희석이 되므로 굳이 가성가리의 양을 줄일 필요는 없겠지만, 꼭 줄여야 한다면 3% 미만 정도가 적당합니다.

* 가성가리(KOH) 취급시 주의사항은 가성소다 취급시 주의사항과 같습니다(55p 참조).

3. 가성가리 녹일 물의 양 정하기

물은 가성가리(KOH)를 완전히 녹일 수 있는 양으로 가성가리의 3배를 사용하면 됩니다. 화학적인 반응으로는 물이 필요한 것이 아니지만, 실제 과정상에 가성가리(KOH)를 완전히 녹여 유지와 잘 반응을 시키기 위해서는 물이 필요합니다.

4. 레시피 정리하기

물비누 만드는 과정은 크게 두 작업으로 분리됩니다.

1차 비누화 과정 유지와 가성가리를 반응시켜 비누젤(gel paste)을 만들어 24시간 숙성합니다.

2차 희석 과정 정제수와 기타 첨가물을 비누젤과 희석하여 최종제품을 만듭니다.

비누젤 만들기 재료

유지
코코넛오일	300g
스윗아몬드오일	180g
호호바오일	50g

가성가리용액(알칼리)
가성가리(KOH)	119g
정제수	297g

보습성분
베타인(betaine)	30g
정제수(물)	60g

젤 희석시 첨가재료(젤 100g 기준)
정제수	95㎖
구연산	2g(필요시 사용)
글리세린	2g
비누풀추출물	3g
자몽씨추출물	5g
비타민E(토코페롤)	1g
라벤더 에센셜오일	20방울
버가못 에센셜오일	7방울
스윗오렌지 에센셜오일	5방울
색소(필요시)	적당량

Special Point

* 천연계면활성 성분을 이용하여 세정력을 높이고, 베타인(betaine)과 데실글루코오스(decyl glucose)을 사용해 샴푸나 바디클렌저로써의 기능을 향상시키킵니다.
* 베타인은 사탕무에서 추출하는 다당류의 천연성분으로 보습이나 피부진정의 효과가 있고 피부나 눈자극이 없습니다. 데실글루코오스는 옥수수나 코코넛 등에서 추출해 피부나 눈에 자극이 없는 천연계면활성제로 코나코파(cornacopa)라는 이름으로 알려져 있습니다.

유아용 물비누 만들기 레시피 따라하기

[1단계 – 비누젤 만드는 과정]

1 재료 계량하기 가성가리(KOH)와 정제수를 각각 계량합니다.

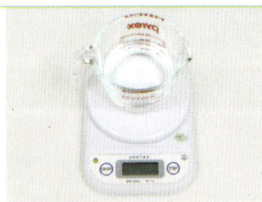

2 가성가리 녹이기 가성가리를 정제수에 조심스레 붓고 잘 녹입니다. 이때 온도는 65℃가 됩니다.

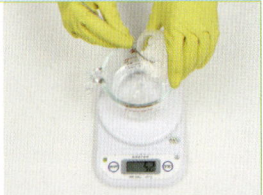

3 유지 가열하기 지방산유지를 계량하여 온도가 약 65~75℃가 될 때까지 서서히 가열합니다.

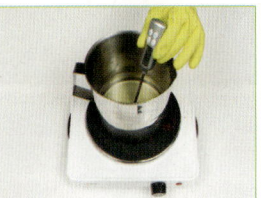

4 유지에 가성가리 용액 넣기 온도가 맞으면 지방산유지에 가성가리 용액을 붓고 천천히 저어줍니다.

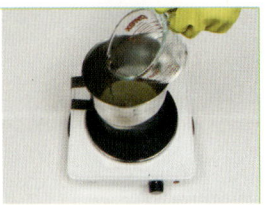

5 유지와 가성가리 섞기 핫플레이트를 약하게 가열하여 그 위에서 유지와 가성가리를 계속하여 저어줍니다. 이 때, 5분 동안 주걱으로 젓고 10초 동안 핸드블렌더로 젓는 과정을 반복하는 것이 좋습니다.

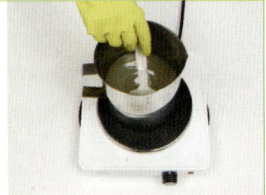

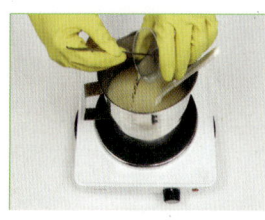

6 트레이스 만들기 약한 트레이스 상태에 도달하면 보습성분(베타인)을 물에 녹여 넣고 진한 트레이스 상태에 도달할 수 있도록 계속 저어줍니다.

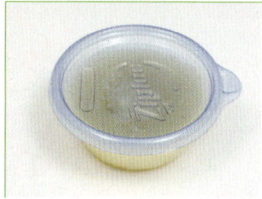

7 젤 상태로 보관하기 비누가 젤(gel) 상태로 되면 하루 정도 그대로 놔두거나 별도 용기에 담아 식혀둡니다.

[2단계 – 비누젤을 희석해 물비누 만드는 과정]

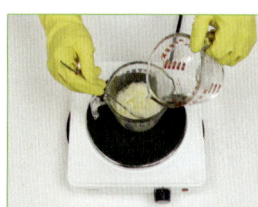

8 젤 녹이기 하루 정도 지난 후 비누젤에서 100g을 덜어 뜨거운 물(정제수) 90~100㎖을 넣고 스푼 등으로 으깨듯이 녹입니다. 이때 핸드블렌더 등을 이용하면 거품이 많이 발생하므로 천천히 저으면서 으깨줍니다.

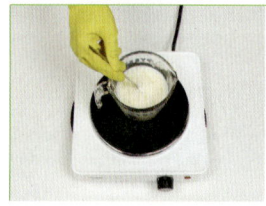

9 젤 녹이며 가열하기 핫플레이트를 약하게 하여 그 위에서 녹이거나 전자레인지를 이용해 다시 데운 다음 으깨면서 녹이는 과정을 수시로 반복합니다.

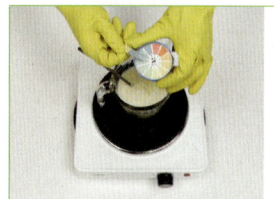

10 pH 확인하기 다 녹으면 리트머스 시험지로 pH가 9.5 이하가 되는지 확인합니다.

11 pH 맞추기 pH가 9.5 이하이면 다음 단계로 바로 진행하고 9.5 이상이면 구연산(또는 붕산) 2g을 끓는물 10g에 녹여 비누 용액에 넣어 산도를 낮춥니다.

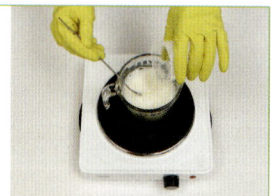

12 첨가물 넣기 적정 pH이하로 중화되면 희석단계의 첨가물과 에센셜오일을 넣어 잘 섞습니다.

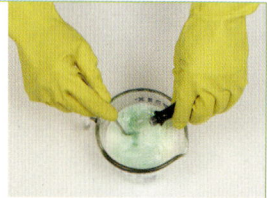

13 용기에 담기 비누가 어느 정도 식으면 물비누 용기 등에 물비누를 담아 사용합니다.

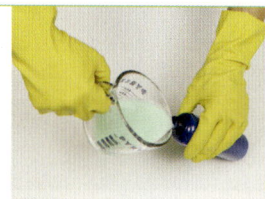

Special Point

* 트레이스 반응은 60℃ 정도에서 시작되며, 트레이스가 이루어진 뒤에도 60~80℃ 내외의 온도로 유지시켜줍니다.
* 희석하지 않고 남은 나머지 비누젤은 냉장 보관했다가 필요할 때 희석시켜서 사용하면 됩니다.
* 가성가리는 가성소다 취급법과 동일하므로 주의사항을 확인하세요.

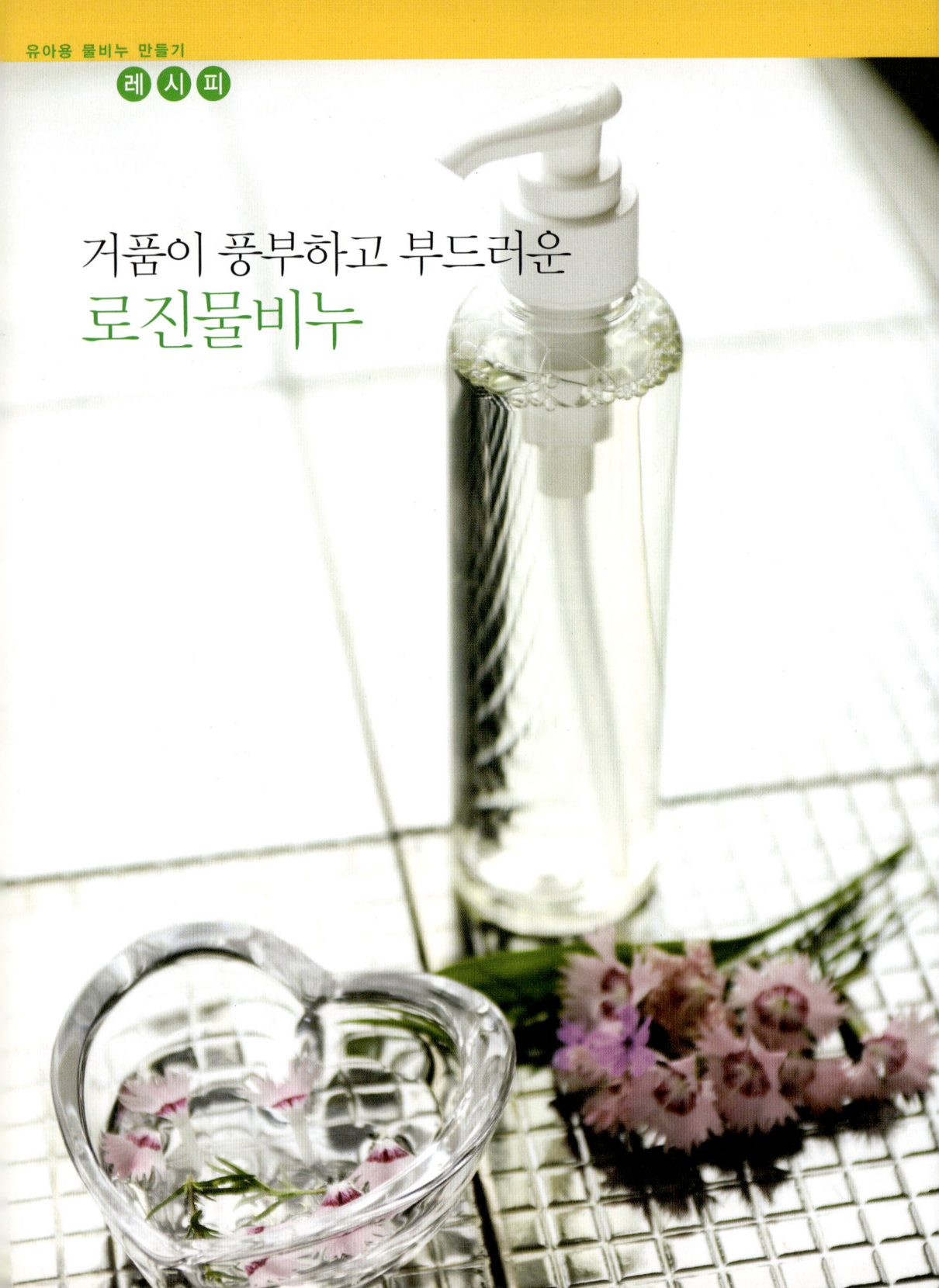

유아용 물비누 만들기
레시피

거품이 풍부하고 부드러운
로진물비누

레시피 소개

1) 비누젤을 만들기 위한 재료

유지

코코넛오일	400g
피마자오일	50g
올리브오일	50g
로진	30g

가성가리용액(알칼리)

가성가리(KOH)	130g
정제수	337g

보습성분

베타인(betaine)	30g
정제수(물)	60g

2) 젤 희석시 첨가재료(젤 100g 기준)

정제수	92㎖
구연산	2g(필요시 사용)
데실글루코오스	5g
판테놀	2g
유카(yucca)추출물	2g
비누풀추출물	3g
자몽씨추출물(GSE)	5g
비타민E(토코페롤)	1g
라벤더 에센셜오일	20방울
레몬 에센셜오일	5방울
스피아민트 에센셜오일	5방울

(1) 비누젤 만드는 과정

① 레시피에 나온대로 정제수에 가성가리를 녹입니다.
② 유지를 계량하여 약 65℃ 정도로 약간 가열합니다(이때 로진은 미리 녹여둬야 합니다).
③ 온도가 약 60~75℃ 내외가 되면 유지에 ①의 재료를 섞어 계속 저어서 비누를 만듭니다.
④ 베타인을 뜨거운 물에 녹여 트레이스에 넣고 걸쭉하게 될 때까지 좀 더 저어줍니다.

(2) 비누젤을 희석해 물비누 만드는 과정

⑤ 하루 이상 경과된 젤을 덜어내어 희석할 물을 데워 젤과 섞어 잘 으깨어 녹여줍니다.
⑥ 이 과정 중에 물이 차가워지면 전자레인지 등을 이용하여 수시로 덥혀줍니다.
⑦ 고루 으깨어 균일하게 녹인 후, pH9.5 이상이면 구연산 등을 녹여 첨가합니다.
⑧ pH가 9.5 이하로 되면 첨가물과 에센셜오일을 첨가하여 균일하게 섞어줍니다.
⑨ 펌핑용기에 담아 사용하면 됩니다.

로진물비누는 왜 좋을까요?

화학성분이 들어있지 않은 천연의 물비누를 만들어 사용하는 것만으로도 우리는 아마 훨씬 상쾌하고 안심이 될 것입니다. 여기에 송진(Rosin)을 첨가한 물비누는 화학성분의 계면활성제가 만드는 거품보다도 더 부드럽고 풍부한 거품을 생성합니다. 또한 천연계면활성제인 유카(yucca)와 비누풀(soapwort) 추출물은 풍부한 거품을 유발하면서도 마일드한 천연바디클렌저를 만들어 냅니다.

유아용 물비누 만들기
레시피

보습력이 좋은
해즐넛물비누

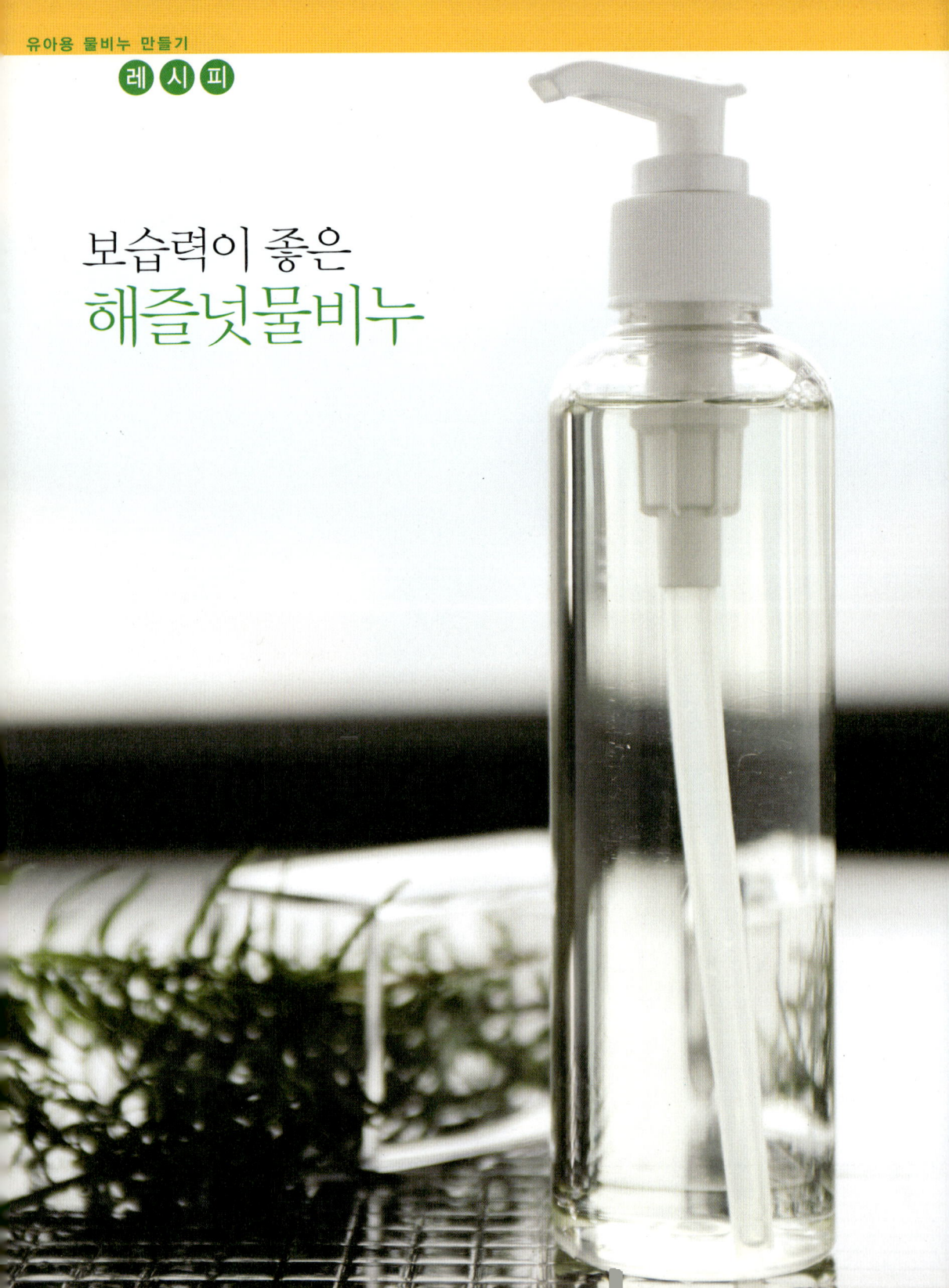

레시피 소개

1) 비누젤을 만들기 위한 재료

유지

코코넛오일	200g
피마자오일	80g
올리브오일	80g
헤즐넛오일	80g
마카데미아넛오일	50g
호호바오일	30g

가성가리용액(알칼리)

가성가리(KOH)	114g
정제수(물)	282g

보습성분

베타인	30g
정제수	60g

2) 젤 희석시 첨가재료(젤 100g 기준)

정제수	90㎖
구연산	2g(필요시 사용)
데실글루코오스	5g
판테놀	2g
히알루론산	2g
비누풀추출물	5g
자몽씨추출물	5g
비타민E(토코페롤)	1g
라벤더 에센셜오일	20방울
팔마로사 에센셜오일	10방울

(1) 비누젤 만드는 과정

① 레시피에 나온대로 정제수에 가성가리를 녹입니다.
② 유지를 계량하여 약 65℃ 정도로 약간 가열합니다.
③ 온도가 약 60~75℃ 내외가 되면 유지에 ①의 재료를 섞어 계속 저어서 비누를 만듭니다.
④ 베타인을 뜨거운 물에 녹여 트레이스에 넣고 걸쭉하게 될 때까지 좀 더 저어줍니다.

(2) 비누젤을 희석해 물비누 만드는 과정

⑤ 하루 이상 경과된 젤을 덜어내어 희석할 물을 데워 젤과 섞어 잘 으깨어 녹여줍니다.
⑥ 이 과정 중에 물이 차가워지면 전자레인지 등을 이용하여 수시로 덥혀줍니다.
⑦ 고루 으깨어 균일하게 녹인 후, pH9.5 이상이면 구연산 등을 녹여 첨가합니다.
⑧ pH가 9.5 이하로 되면 첨가물과 에센셜오일을 첨가하여 균일하게 섞어줍니다.
⑨ 펌핑용기에 담아 사용하면 됩니다.

헤즐넛물비누는 왜 좋을까요?

식물성오일 중에서 보습력이 탁월한 헤즐넛(hazelnut)오일은 피부에 촉촉한 보습과 윤기를 더해 줍니다. 또한 마카데미아넛오일은 산뜻하고 가벼운 오일로 피부에 바를 경우 번들거림이나 끈적임이 없습니다. 비누풀과 데실글루코오스 등의 천연 계면활성제와 천연 보습성분들은 천연의 풍부한 거품과 세정력을 제공합니다.

유아용 물비누 만들기
레시피

우리아이를 위한 특별한 사치
밍크오일물비누

레시피 소개

1) 비누젤을 만들기 위한 재료

유지

코코넛오일	350g
밍크오일	50g
올리브오일	70g
호호바오일	30g

가성가리용액(알칼리)

가성가리(KOH)	113g
정제수(물)	297g

보습성분

베타인	30g
정제수	60g

2) 젤 희석시 첨가재료(젤 100g 기준)

정제수	90㎖
구연산	2g(필요시 사용)
데실글루코오스	5g
히알루론산	2g
유카(yucca)추출물	3g
자몽씨추출물	5g
비타민E(토코페롤)	1g
라벤더 에센셜오일	10방울
스윗오렌지 에센셜오일	10방울
제라늄 에센셜오일	3방울

(1) 비누젤 만드는 과정

① 레시피에 나온대로 정제수에 가성가리를 녹입니다.
② 유지를 계량하여 약 65℃ 정도로 약간 가열합니다.
③ 온도가 약 60~75℃ 내외가 되면 유지에 ①의 재료를 섞어 계속 저어서 비누를 만듭니다.
④ 베타인을 뜨거운 물에 녹여 트레이스에 넣고 걸쭉하게 될 때까지 좀 더 저어줍니다.

(2) 비누젤을 희석해 물비누 만드는 과정

⑤ 하루 이상 경과된 젤을 덜어내어 희석할 물을 데워 젤과 섞어 잘 으깨어 녹여줍니다.
⑥ 이 과정 중에 물이 차가워지면 전자레인지 등을 이용하여 수시로 덥혀줍니다.
⑦ 고루 으깨어 균일하게 녹인 후, pH9.5 이상이면 구연산 등을 녹여 첨가합니다.
⑧ pH가 9.5 이하로 되면 첨가물과 에센셜오일을 첨가하여 균일하게 섞어줍니다.
⑨ 펌핑용기에 담아 사용하면 됩니다.

밍크오일물비누는 왜 좋을까요?

밍크(mink)는 지구상에 있는 동물 중에 유일하게 피부병이 없는 동물로 알려져 있습니다. 밍크오일은 이러한 밍크의 피하복부에서 얻어집니다. 밍크오일은 인간의 피부와 거의 유사한 피부조직을 가지고 있으며 피부재생능력이 탁월해서 처음엔 인디언들이 상처치유에 사용했다고 합니다. 탁월한 보습력으로 촉촉함과 부드러움을 주는 것은 물론이고 민감성이거나 트러블이 자주 발생하는 피부에 균형을 잡아줍니다. 더불어 피부노화를 지연시키고 잔주름과 잡티도 완화시킨다는 연구결과도 나왔습니다. 밍크오일은 가격이 약간 비싼 게 흠이지만, 내 아이를 위해 약간의 사치를 부려봄 직한 재료입니다.

유아용 물비누 만들기
레시피

모발에 영양을 주는
비타민물비누

레시피 소개

1) 비누젤을 만들기 위한 재료

유지
코코넛오일	400g
윗점오일	40g
피마자오일	40g
호호바오일	40g

가성가리용액((알칼리)
가성가리(KOH)	125g
정제수(물)	315g

보습성분
베타인(betaine)	30g
정제수	60g

2) 젤 희석시 첨가재료(젤 100g 기준)

정제수	90㎖
구연산	2g(필요시 사용)
데실글루코오스	5g
포타슘 코코일 글리시네이트	5g
판테놀	2g
유카(yucca) 추출물	3g
비누풀추출물	3g
자몽씨추출물(GSE)	5g
비타민E(토코페롤)	1g
라벤더 에센셜오일	20방울
레몬 에센셜오일	10방울
로즈마리에센셜오일	5방울

(1) 비누젤 만드는 과정

① 레시피에 나온대로 정제수에 가성가리를 녹입니다.
② 유지를 계량하여 약 65℃ 정도로 약간 가열합니다.
③ 온도가 약 60~75℃ 내외가 되면 유지에 ①의 재료를 섞어 계속 저어서 비누를 만듭니다.
④ 베타인을 뜨거운 물에 녹여 트레이스에 넣고 걸쭉하게 될 때까지 좀 더 저어줍니다.

(2) 비누젤을 희석해 물비누 만드는 과정

⑤ 하루 이상 경과된 젤을 덜어내어 희석할 물을 데워 젤과 섞어 잘 으깨어 녹여줍니다.
⑥ 이 과정 중에 물이 차가워지면 전자레인지 등을 이용하여 수시로 덥혀줍니다.
⑦ 고루 으깨어 균일하게 녹인 후, pH9.5 이상이면 구연산 등을 녹여 첨가합니다.
⑧ pH가 9.5 이하로 되면 첨가물과 계면활성성분 및 에센셜오일을 첨가하여 균일하게 섞어줍니다.
⑨ 펌핑용기에 담아 사용하면 됩니다.

비타민물비누는 왜 좋을까요?

비타민물비누는 모발세정력이 좋아 샴푸를 대용할 용도로 만든 천연 물비누입니다. 모발에 영양을 주고 부드럽게 해주는 윗점오일과 호호바, 거품이 풍부한 피마자오일을 기본 베이스로 만들고, 천연 계면활성 성분인 데실글루코오스(decyl glucose)와 코코넛에서 추출한 자연계면활성제인 포타슘 코코일 글리시네이트(potassium cocoyl glycinate)를 첨가하여 거품과 세정력을 풍부하게 만들었습니다.

유아용 물비누 만들기
레시피

실크처럼 부드러운 피부를 위해
라놀린물비누

레시피 소개

1) 비눗젤을 만들기 위한 재료

<u>유지</u>

코코넛오일	350g
스윗아몬드오일	50g
햄프씨드오일	50g
라놀린	60g

<u>가성가리용액(알칼리)</u>

가성가리(KOH)	118g
정제수(물)	294g

<u>보습성분</u>

베타인(betaine)	30g
정제수	60g

2) 젤 희석시 첨가재료(젤 100g 기준)

정제수	90㎖
구연산	2g(필요시 사용)
데실글루코오스	5g
포타슘 코코일 글리시네이트	5g
엘라스틴추출물	2g
비누풀추출물	3g
실크아미노산(액상)	2g
자몽씨추출물(GSE)	5g
비타민E(토코페롤)	1g
라벤더 에센셜오일	15방울
클라리세이지 에센셜오일	5방울
일랑일랑 에센셜오일	2방울

(1) 비눗젤 만드는 과정

① 레시피에 나온대로 정제수에 가성가리를 녹입니다.
② 유지와 라놀린을 계량하여 약 65℃ 정도로 약간 가열합니다.
③ 온도가 약 60~75℃ 내외가 되면 유지에 ①의 재료를 섞어 계속 저어서 비누를 만듭니다.
④ 베타인을 뜨거운 물에 녹여 트레이스에 넣고 걸쭉하게 될 때까지 좀 더 저어줍니다.

(2) 비눗젤을 희석해 물비누 만드는 과정

⑤ 하루 이상 경과된 젤을 덜어내어 희석할 물을 데워 젤과 섞어 잘 으깨어 녹여줍니다.
⑥ 이 과정 중에 물이 차가워지면 전자레인지 등을 이용하여 수시로 덥혀줍니다.
⑦ 고루 으깨어 균일하게 녹인 후, pH9.5 이상이면 구연산 등을 녹여 첨가합니다.
⑧ pH가 9.5 이하로 되면 첨가물과 계면활성성분 및 에센셜오일을 첨가하여 균일하게 섞어줍니다.
⑨ 펌핑용기에 담아 사용하면 됩니다.

라놀린물비누는 왜 좋을까요?

오래 전부터 호주의 양털깎이들은 양털을 깎은 뒤 모두 손이 곱고 매끄럽게 된다는 사실을 알았고, 그 유효성분인 라놀린이 알려지게 되었습니다.

자연환경으로부터 양을 지켜주는 방어막 역할을 하는 라놀린(lanolin)은 양피에서 분비되어 양털에 배게 되는데 매년 양털을 깎을 때 추출, 정제하게 됩니다. 우리 피부에서 분비되는 피지성분과 가장 비슷한 라놀린은 동물을 죽이지 않고 얻을 수 있는 유일한 동물성 기름입니다.

라놀린은 목욕, 공해, 각종 유해요소로부터 우리 피부를 지켜주는 좋은 성분 중 하나입니다.

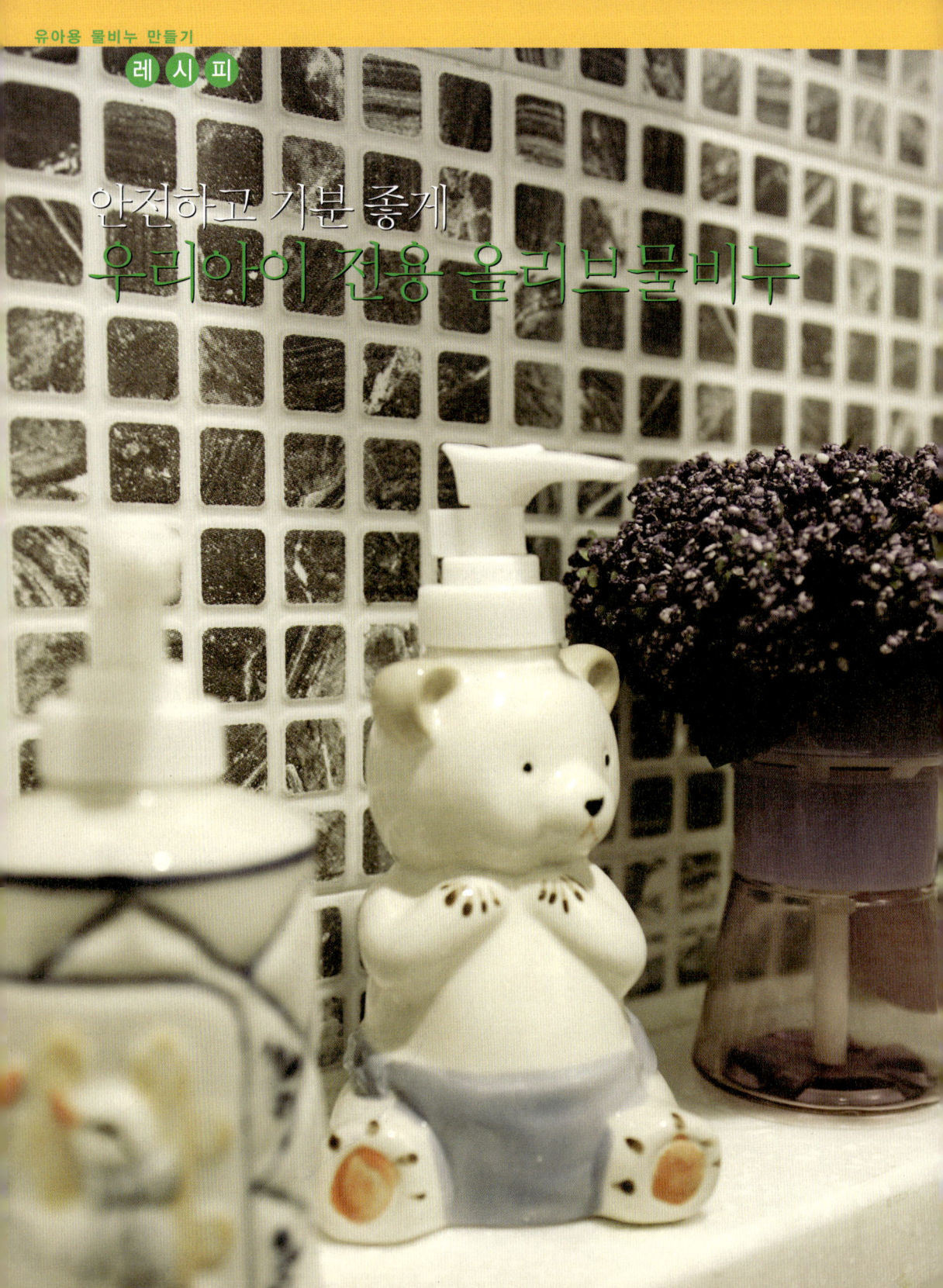

유아용 물비누 만들기
레시피

안전하고 기분 좋게
우리아이 전용 올리브물비누

레시피 소개

1) 비누젤을 만들기 위한 재료

유지

올리브오일	400g
코코넛오일	50g
로즈힙오일	30g
라놀린	30g

가성가리용액(알칼리)

가성가리(KOH)	100g
정제수(물)	240g

보습성분

베타인	30g
정제수	60g

2) 젤 희석시 첨가재료(젤 100g 기준)

정제수	90㎖
구연산	2g(필요시 사용)
데실글루코오스	5g
포타슘 코코일 글리시네이트	5g
히알루론산	2g
비누풀추출물	3g
실크아미노산(액상)	2g
자몽씨추출물(GSE)	2g
비타민E(토코페롤)	1g
라벤더 에센셜오일	10방울
라임 에센셜오일	5방울
팔마로사 에센셜오일	5방울
클라리세이지 에센셜오일	5방울

(1) 비누젤 만드는 과정

① 레시피에 나온대로 정제수에 가성가리를 녹입니다.
② 유지를 계량하여 약 65℃ 정도로 약간 가열합니다.
③ 온도가 약 60~75℃ 내외가 되면 유지에 ①의 재료를 섞어 계속 저어서 비누를 만듭니다.
④ 베타인을 뜨거운 물에 녹여 트레이스에 넣고 걸쭉하게 될 때까지 좀 더 저어줍니다.

(2) 비누젤을 희석해 물비누 만드는 과정

⑤ 하루 이상 경과된 젤을 덜어내어 희석할 물을 데워 젤과 섞어 잘 으깨어 녹여줍니다.
⑥ 이 과정중에 물이 차가워지면 전자레인지 등을 이용하여 수시로 덥혀줍니다.
⑦ 고루 으깨어 균일하게 녹인 후, pH9.5 이상이면 구연산 등을 녹여 첨가합니다.
⑧ pH가 9.5 이하로 되면 첨가물과 에센셜오일을 첨가하여 균일하게 섞어줍니다.
⑨ 펌핑용기에 담아 사용하면 됩니다.

올리브물비누는 왜 좋을까요?

앞장의 천연비누 레시피에 가장 빈번하게 등장하는 올리브오일(olive oil)은 비누에 넣을 경우 탁월한 보습력과 촉촉함이 살아나 자주 사용되는 재료입니다. 중세시대 이전부터 비누에 가장 많이 이용되어 온 올리브오일은 보습력이 좋은 올레인산이 풍부하게 포함되어 있습니다. 피부자극이 거의 없고 촉촉함과 부드러움을 주는 올리브물비누는 신생아들 전용으로도 적극 추천합니다.

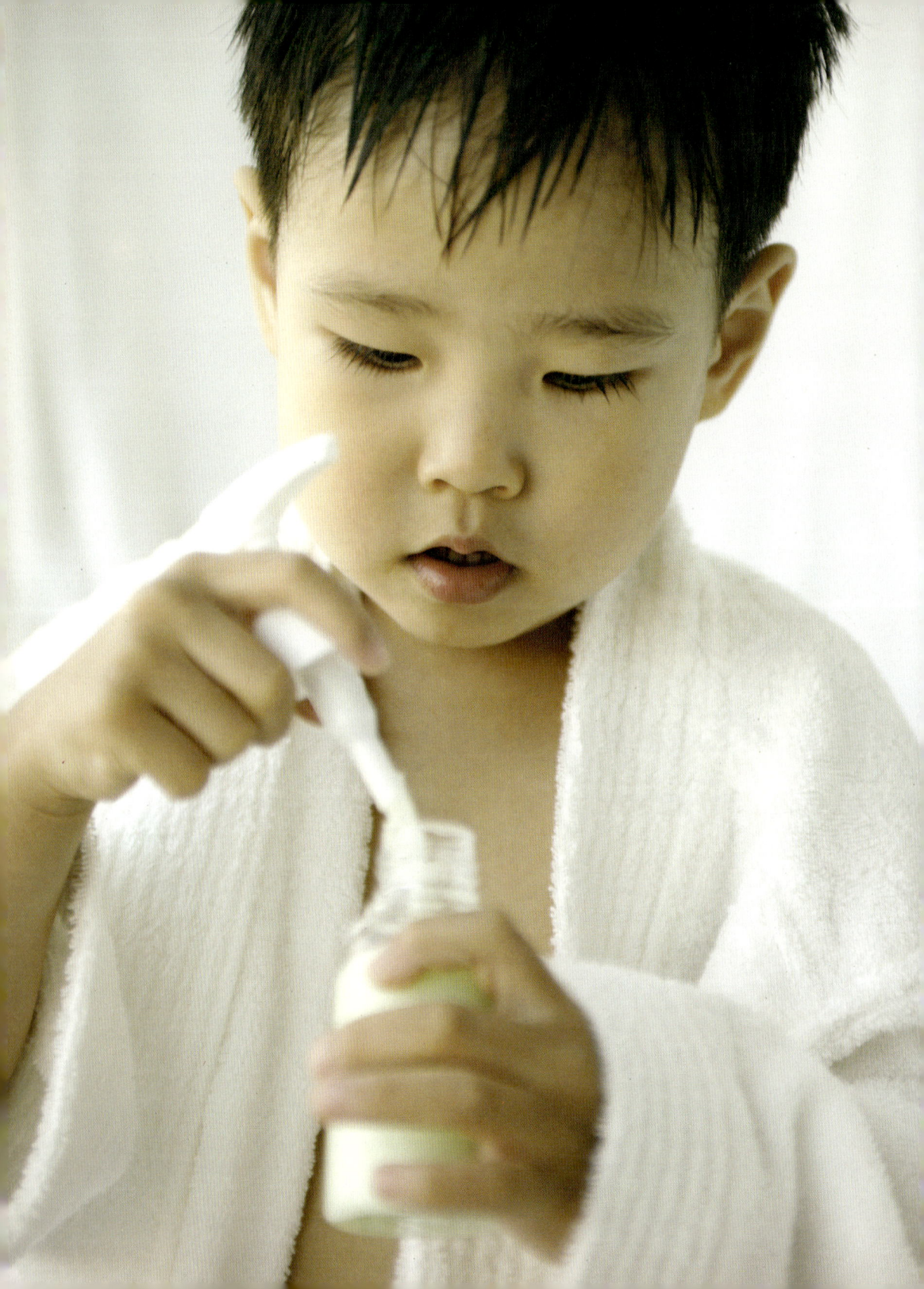

II

보송보송 촉촉한 피부로 가꿔주는
천연화장품 만들기

천연화장품이란 화학적 방부제나 인공적 색소 등의 원료를 사용하지 않은 순수 자연친화적 원료를 바탕으로 한 제품입니다. 아직 미완성의 피부를 가진 아이들에게 자연적인 보호막을 만들어주는 천연화장품은 가장 안전한 재료를 사용해 직접 만들어 사용하는 즐거움까지 전해줄 것입니다.

아직 미완성의 피부를 가진 아이들의 경우 가장 신경 써야 할 것은 피부 보호입니다. 일반적으로 피부라고 하면 우리 손으로 만져지는 피부의 상피조직인 표피를 말하며, 이 표피의 각질층을 보호할 보호막을 만들어 주는 것은 굉장히 중요한 일입니다. 우리가 호흡하는 공기 중에는 미세먼지 이외에도 눈에 띄지 않는 중금속이나 진드기, 세균들이 떠다니고 있으니 아이 피부에 보호막을 만들어 주는 일은 당연하면서도 꼭 필요한 부분입니다.

자연적으로 보호막을 완벽하게 생성할 수 없는 아이들의 경우 가장 효과적인 보호막은 보습제입니다. 잘 알려진 바대로 하루에 적어도 3번 이상은 보습제를 발라주어야 아이 피부의 수분을 유지하고 외부 환경으로부터 피부를 보호할 수 있습니다. 따라서 이번 장에서는 아이들에게 사용할 수 있는 천연화장품을 만드는 것을 설명하려고 합니다.

천연화장품이란 화학적 방부제나 인공적 색소 등의 원료를 사용하지 않은 순수 자연친화적 원료를 바탕으로 한 제품을 말합니다. 화장품 중에는 계절별로 사용하게 되는 기능성 제품들도 있는데 선크림이나 진정제 등은 Ⅳ부 방향제 및 계절용품에서 따로 정리하고, 이 장에서는 화장품의 기초라고 할 수 있는 스킨과 로션·크림을 먼저 소개할까 합니다.

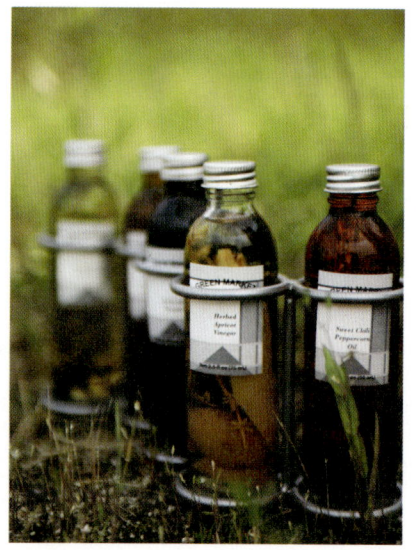

근래에는 천연화장품이라고 소개된 많은 화장품이 출시되고 있지만 사실 100% 천연화장품은 상업화되기 쉽지 않습니다. 천연의 방부제나 산화방지제를 사용한 제품은 화학성분으로 만든 제품에 비해 보관기간이 턱없이 짧아 대량으로 만들어

유통시키기 어렵고 가격 경쟁력도 확보하기가 쉽지 않기 때문입니다.

예를 들면, 천연화장품을 만들 때 가장 많이 사용하는 천연산화방지제(Anti-oxidants)나 방부제의 원료들은 자몽씨추출물(GSE), 로즈마리추출물, 비타민E, 팅춰(Tincture)입니다. 이 재료들의 가격은 화학방부제보다 훨씬 고가이지만 방부제로서의 수명은 기껏해야 3개월에서 6개월 정도에 지나지 않습니다. 최소 2~3년 이상의 유통·보관·판매되는 일반 화장품에 비해 상품으로서의 기간이 턱없이 짧기 때문에 시중에 나와 있는 천연화장품에 대한 신뢰도 많이 떨어지는 상황입니다.

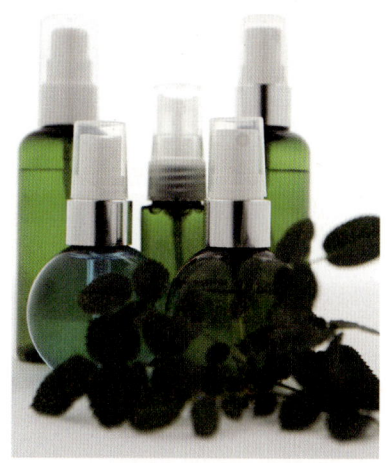

그러다 보니 천연화장품의 보급을 위해 재료구입의 용이성과 안전검증을 바탕으로 일부의 안전한 화학재료들을 사용해야 한다는 의견도 많이 나오고 있습니다. 이 장에서도 천연화장품을 기본으로 하되 일반인들이 구하기 어려운 재료들과 안전검증에 문제가 없고 아이들에게 사용해도 이상이 없다고 판단된 화학재료들은 천연재료를 대체해 사용하고자 합니다. 내 아이에게도 쓸 수 있는 가장 안전한 천연화장품을 만들고자 하는 바람에서 이 책을 쓴 것이므로 가능한 좋은 천연재료를 찾아 사용하되, 안전하며 피부자극이 적다고 이미 검증된 일부 화학적인 재료들도 최소한으로 사용이 가능하다는 것입니다.

이 책에서 소개하는 레시피들은 천연화장품의 질에 비해 만드는 과정이 쉽고 간단하며, 재료를 나눠 사용할 경우 비용도 저렴한 레시피들입니다. 여유만 있다면 엄마와 아빠 그리고 아이들이 함께 모여 온 가족이 사용할 화장품을 만들어 볼 수도 있을 것입니다.

✱ 기초부터 튼튼하게 스킨 만들기

한번도 접해보지 않은 낯선 분야에서 처음으로 뭔가를 만드는 과정은 꽤나 까다로워 보이고 설렘과 함께 잘할 수 있을까 하는 두려움도 생길 것입니다. 천연화장품을 만들어 본다고 시도했지만 이게 과연 맘처럼 잘 될 것인지…….
천연스킨은 천연화장품 만들기 중에서도 간단하면서도 쉽게 만들 수 있습니다. 시작이 반이라고, 일단 한번 시도해 보십시오. 생각하신 것보다 훨씬 간단해 아마 놀라실지도 모르겠습니다.

스킨 토너는 피부의 탄력뿐 아니라 pH 밸런스를 맞춰 주며 세안 후 남은 찌꺼기나 자국들을 제거하는 효과가 있습니다. 천연의 재료들을 이용해서는 주로 플로럴 워터와 색소나 방부제가 첨가되지 않은 천연 과일주스, 사과식초, 허브를 우려낸 물 등을 피부 타입에 맞게 직접 사용하거나 스킨에 에센셜오일을 함께 넣기도 합니다.

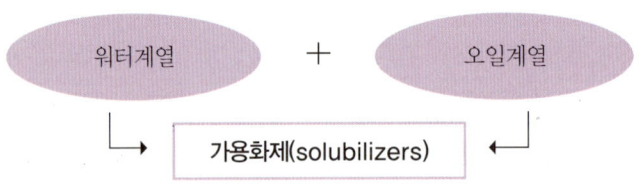

스킨의 간단한 개념으로는 물과 기름(오일)을 혼합하되 분리가 안 되게 하는 것이 관건입니다. 이때 사용하는 것이 가용화제(可溶化劑, solubilizers)입니다. 가용화제는 오일계열과 워터계열의 재료들이 분리되지 않고 혼합(엄밀히는 용해)되게 하는 역할을 합니다. 보통 피마자오일에서 추출한 솔루빌라이저와 올리브에서 추출한 올리브리퀴드(olive liquid)가 이용됩니다.
가용화제는 보통 오일계열(에센셜오일을 포함) 전체 양의 2배를 사용합니다.

기초부터 튼튼하게 스킨 만들기 재료와 도구 소개

재료
1 정제수
2 가용화제(솔루빌라이저 또는 올리브리퀴드)
3 에센셜오일
4 기타 첨가물

도구
5 파이렉스 용기 6 전자저울
7 플라스틱 비커(종이컵 대용 가능)
8 스틱 9 스킨 용기

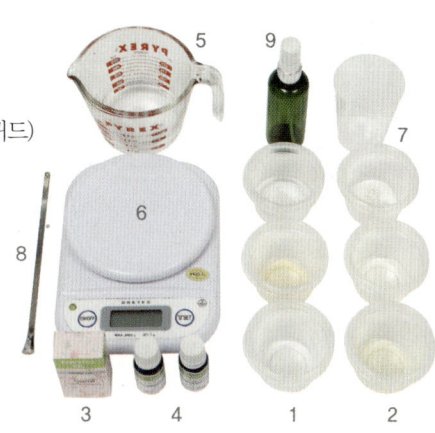

기초부터 튼튼하게 스킨 만들기 기본 레시피

가장 먼저 에센셜오일과 오일계열의 양을 정합니다.

보통 에센셜오일은 만들고자 하는 전체 양의 0.5%에서 1% 정도가 적당하며 신생아 전용이라면 0.5% 이내로 합니다. 기타 비타민E와 유연제의 역할을 하는 오일계열은 0.5~3% 정도 첨가하면 적당합니다.

오일계열의 양이 정해지면 그 다음은 가용화제의 양을 정합니다. 일반적으로 가용화제의 양은 오일계열(에센셜오일 포함)을 다 합한 양의 2배로 정합니다.

그 다음 나머지 양은 정제수나 다른 워터계열로 맞추면 됩니다. 여기에 보습성분의 재료와 천연방부제인 자몽씨추출물(GSE) 등도 포함됩니다.

1. 오일계열의 양 정하기

오일계열	2㎖
비타민E	1㎖
에센셜오일	1㎖
라벤더 에센셜오일 (15방울)	
버가못 에센셜오일 (5방울)	

2. 가용화제 종류와 양 정하기

솔루빌라이저(또는 올리브리퀴드)	4g

3. 워터계열 첨가하기

100g의 스킨을 만든다면 이미 정해진 6㎖(유상과 가용화제)를 제외한 94g를 워터계열로 채웁니다. 이 때 보습성분과 천연방부제도 고려해야 합니다.

정제수	89㎖
히알루론산(보습제)	2g
자몽씨추출물(천연방부제)	3g

4. 레시피 정리하기

기본 레시피(100g 기준용량)

워터계열		솔루빌라이저	4g
정제수	89㎖	오일계열	
히알루론산	2g	비타민E	1㎖
자몽씨추출물	3g	라벤더 에센셜오일	15방울
가용화제		버가못 에센셜오일	5방울

기초부터 튼튼하게 스킨 만들기 레시피 따라하기

1 워터계열 계량하기 워터계열 재료들과 천연방부제를 파이렉스 용기에 계량합니다.

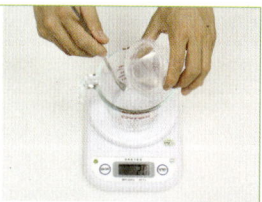

2 오일계열 계량하기 에센셜오일을 포함한 오일계열과 가용화제를 플라스틱 비커에 계량하여 잘 저어줍니다.

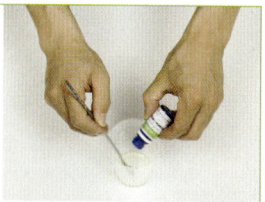

3 오일계열과 가용화제 섞기 오일계열과 가용화제가 잘 섞이면 워터계열을 섞어서 마저 잘 저어줍니다. 이 때, 오일성분이 위로 분리되지 않아야 합니다.

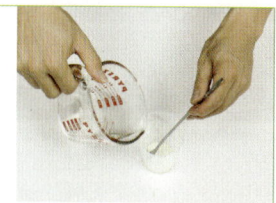

4 용기에 담기 미리 준비한 소독된 스프레이 용기에 담고 스티커를 붙입니다.

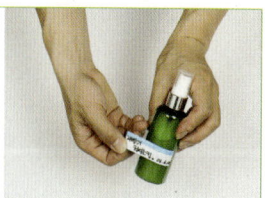

Special Point

* 천연방부제가 수용성인지 지용성인지 구분하여 첨가합니다.
* 오일계열과 가용화제를 먼저 잘 섞은 후 워터계열을 혼합해야 합니다. 순서가 바뀌면 오일계열과 워터계열이 잘 섞이지 않고 분리될 수 있습니다.

기초부터 튼튼하게 스킨 만들기
레 시 피

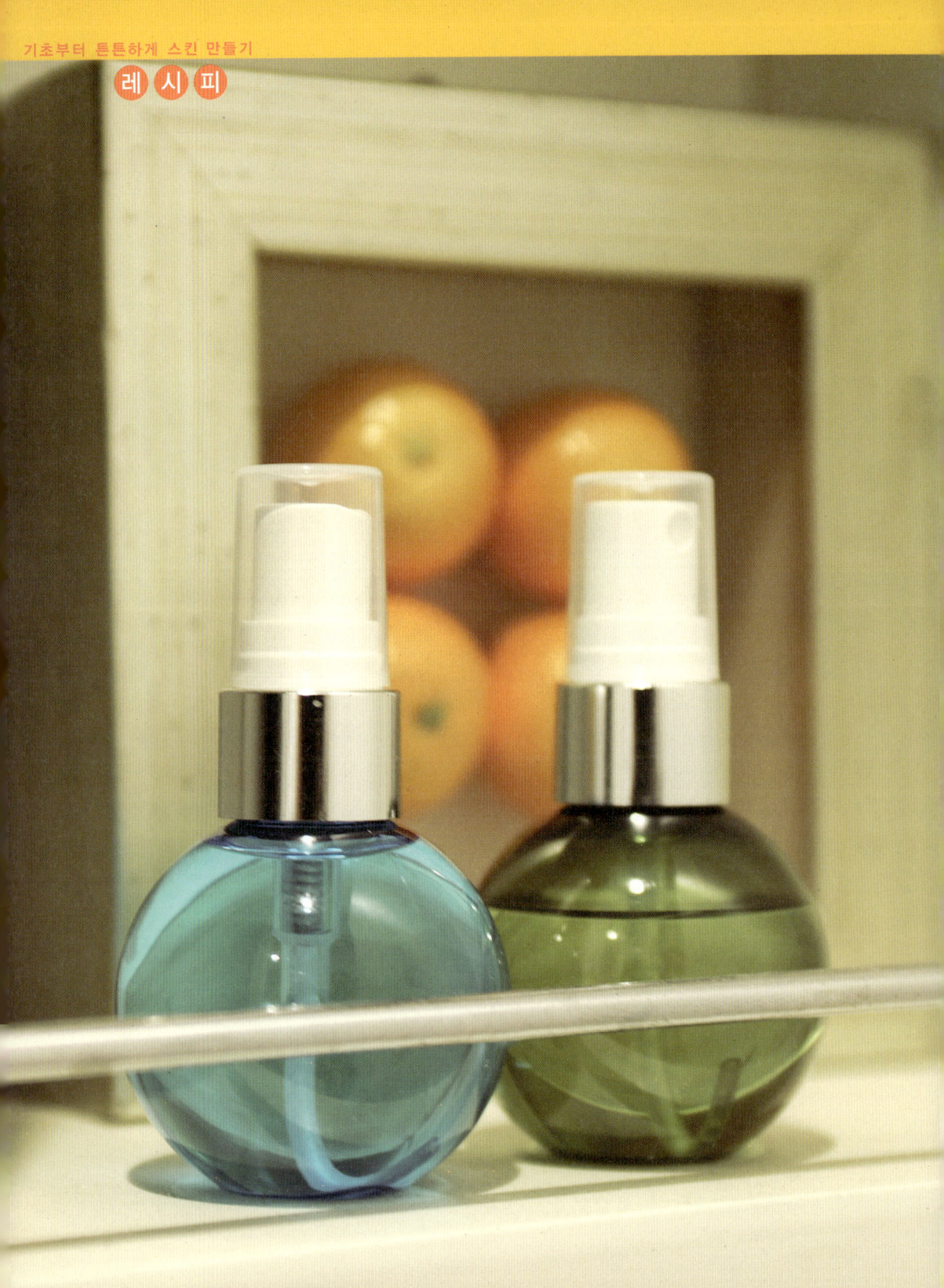

가장 일반적이고 안정적인
베이직천연스킨

레시피 소개(100g 기준)

워터계열

정제수	89㎖
글리세린	2g
자몽씨추출물(GSE)	3g

가용화제

올리브리퀴드	4g

오일계열

비타민E	1㎖
라벤더 에센셜오일	15방울
버가못 에센셜오일	5방울

＊저울로 계량하기 힘든 소량은 비닐로 된 작은 스포이드 피펫 등을 이용하면 편리합니다.

만드는 방법

① 수용성 워터계열과 천연방부제를 파이렉스 용기에 계량합니다.
② 에센셜오일을 포함한 오일계열과, 가용화제를 계량하여 잘 저어줍니다.
③ 오일계열과 가용화제가 잘 섞이면 워터계열 재료를 섞어서 마저 저어줍니다.
④ 미리 소독된 준비한 용기에 넣고, 스티커를 붙여 사용합니다.

베이직천연스킨은 왜 좋을까요?

처음 만들어보는 천연화장품이니만큼 가장 간단하면서 쉽게 구할 수 있는 재료들로 레시피를 구성하였습니다. 간단하지만 피부에 좋은 효과를 주는 기본적인 기능들은 충분히 고려된 레시피입니다. 글리세린은 가장 자주 사용하는 천연보습제이며 천연방부제로 자몽씨추출물(GSE)을 사용하였고 오일계열 중에 비타민E는 피부에 영양과 유연작용, 산화방지의 역할을 해 줍니다. 라벤더 에센셜오일은 누구에게나 가장 안전하게 적용이 가능하며, 버가못오일은 상큼함과 함께 기분이 좋게 해주는 에센셜오일입니다. 어떤 레시피를 구성할 때, 에센셜오일의 선택이 고민된다면 가장 먼저 라벤더를 떠올리시길 바랍니다.

기초부터 튼튼하게 스킨 만들기

레시피

보습력이 탁월한
히알루론산스킨

레시피 소개(100g 기준)

워터계열
정제수	84㎖
히알루론산	5g
자몽씨추출물	3g

가용화제
솔루빌라이저	5g

오일계열
햄프씨드오일	1㎖
비타민E	1㎖
라벤더 에센셜오일	15방울
팔마로사 에센셜오일	5방울

* 저울로 계량하기 힘든 소량은 비닐로 된 작은 스포이드 피펫 등을 이용하면 편리합니다.

만드는 방법

① 워터계열들과 천연방부제를 파이렉스 용기에 계량합니다.
② 에센셜오일을 포함한 오일계열과 가용화제를 계량하여 잘 저어줍니다.
③ 오일계열과 가용화제가 잘 섞이면 워터계열을 섞어서 마저 저어줍니다.
④ 미리 소독된 준비한 용기에 넣고, 스티커를 붙여 사용합니다.

히알루론산스킨은 왜 좋을까요?

히알루론산(hyaluronic acid)은 고가의 화장품에 첨가되는 최고의 보습성분이라고 할 수 있습니다. 히알루론산은 우리 피부에도 있는 성분으로 자기 몸체의 60배에서 200배 정도까지의 수분을 잡고 있을 수 있다고 합니다. 우리 피부에 꼭 필요한 보습성분을 충분히 머금을 수 있기 때문에 가장 확실하면서 기능성이 좋은 보습성분이라고 할 수 있습니다. 햄프씨드오일과 비타민E는 피부를 유연하게 하고 부드러움을 주는 동시에 촉촉함을 유지시켜 줍니다.

기초부터 튼튼하게 스킨 만들기
레 시 피

알레르기 피부에 좋은
황금추출물 천연스킨

레시피 소개(100g 기준)

워터계열

정제수	80㎖
황금추출물	4g
고투콜라추출물	3g
히알루론산	2g
자몽씨추출물	3g

가용화제

올리브리퀴드	6g

오일계열

달맞이꽃종자오일	1㎖
비타민E	1㎖
라벤더 에센셜오일	17방울
캐모마일 에센셜오일	3방울

*저울로 계량하기 힘든 소량은 비닐로 된 작은 스포이드 피펫 등을 이용하면 편리합니다.

만드는 방법

① 워터계열과 천연방부제를 파이렉스 용기에 계량합니다.
② 에센셜오일을 포함한 오일계열과 가용화제를 계량하여 잘 저어줍니다.
③ 오일계열과 가용화제가 잘 섞이면 워터계열을 섞어서 마저 저어줍니다.
④ 미리 소독된 준비한 용기에 넣고, 스티커를 붙여 사용합니다.

황금추출물 천연스킨은 왜 좋을까요?

황금(黃芩)이라는 식물의 뿌리에서 추출해 낸 황금추출물은 각종 피부의 염증이나 피부트러블에 항균효과가 있는 유용한 식물로 최근 각광받고 있습니다. 천연식물 성분이면서 항균효과가 우수하여 식품첨가물 등에도 사용되며, 민감성 피부나 알레르기성 피부, 염증성 피부를 위한 천연화장품에 점차 적용이 확대되는 추세입니다. 병풀추출물이라고도 하는 고투콜라(gotu kola)추출물도 염증성이나 알레르기성 피부에 좋은 효과가 있다고 알려져 있습니다. 천연성분으로 부작용이 없으며, 항염·항균효과가 뛰어난 황금추출물과 고투콜라추출물 등을 이용해 알레르기로 고생하는 아이의 피부에 보약을 뿌려주세요.

기초부터 튼튼하게 스킨 만들기
레 시 피

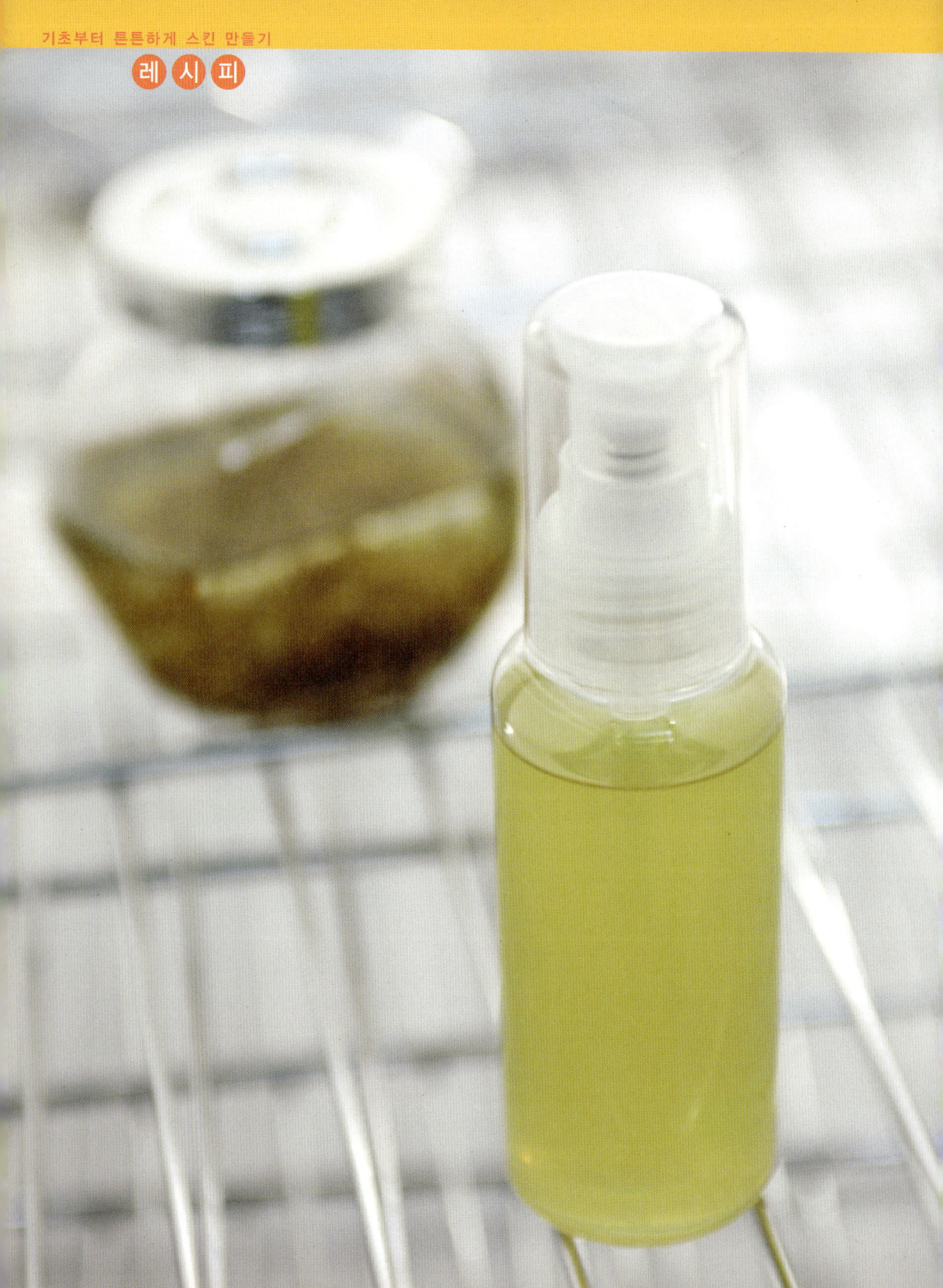

아토피 피부에 딱 맞는
카렌둘라스킨

레시피 소개(100g 기준)

워터계열

정제수	81㎖
카렌둘라추출물	4g
황금추출물	2g
히알루론산	2g
자몽씨추출물	2g

가용화제

올리브리퀴드	6g

오일계열

카렌둘라오일	1㎖
비타민E	1㎖
세라마이드	1㎖
라벤더 에센셜오일	15방울
캐모마일 에센셜오일	5방울

* 저울로 계량하기 힘든 소량은 비닐로 된 작은 스포이드 피펫 등을 이용하면 편리합니다.

만드는 방법

① 워터계열과 천연방부제를 파이렉스 용기에 계량합니다.
② 에센셜오일을 포함한 오일계열과 가용화제를 계량하여 잘 저어줍니다.
③ 오일계열과 가용화제가 잘 섞이면 워터계열을 섞어서 마저 저어줍니다.
④ 미리 소독된 준비한 용기에 넣고, 스티커를 붙여 사용합니다.

카렌둘라스킨은 왜 좋을까요?

금잔화로 불리는 카렌둘라(calendula)는 다른 여타의 식물성오일보다 피부를 부드럽게 하는 효능이 훨씬 뛰어납니다. 또한 카렌둘라는 각종 피부염증 예방에 아주 좋을 뿐 아니라 일반적인 습진, 피부병 및 가려움증에 대처하는 효과가 좋습니다. 카렌둘라오일과 카렌둘라 추출물, 황금추출물, 세라마이드를 이용해 아토피와 힘겨운 전쟁을 치르는 아이에게 부드럽고 깨끗한 피부를 선물하세요.

기초부터 튼튼하게 스킨 만들기
레 시 피

여드름 피부에 좋은
투명한 알로에스킨

레시피 소개(100g 기준)

워터계열

정제수	28㎖
알로에베라젤	30g
어성초추출물	28g
황금추출물	5g
자몽씨추출물	1g
모이스틴추출물	2g

가용화제

솔루빌라이저	4g

오일계열

세라마이드	1㎖
라벤더 에센셜오일	10방울
캐모마일 에센셜오일	5방울
티트리 에센셜오일	3방울

* 저울로 계량하기 힘든 소량은 비닐로 된 작은 스포이드 피펫 등을 이용하면 편리합니다.

만드는 방법

① 알로에젤을 비롯한 워터계열과 천연방부제를 파이렉스 용기에 계량합니다.
② 에센셜오일을 포함한 오일계열과 가용화제를 계량하여 잘 저어줍니다.
③ 오일계열과 가용화제가 잘 섞이면 워터계열을 섞어서 마저 저어줍니다.
④ 미리 소독된 준비한 용기에 넣고, 스티커를 붙여 사용합니다.

알로에스킨은 왜 좋을까요?

알로에(aloe)가 피부 노화를 방지하고 여름 햇볕에 그을린 피부 등에 고루 좋다는 사실은 우리가 익히 아는 바입니다. 또한 알로에는 아토피나 여드름 등의 피부에도 좋은 효과를 가지고 있습니다. 여기에 황금추출물과 어성초추출물을 가미하여 항균과 항염작용을 통해 여드름에 도움이 되는 스킨 레시피를 구성하였습니다. 에센셜오일 중에서 여드름에 가장 효과적인 에센셜오일은 라벤더와 캐모마일, 티트리오일 등입니다. 알로에는 점도가 큰 젤 타입은 알로에베라젤(aloevera gel)입니다. 이 젤을 증류수와 희석하면 점도가 묽고 가벼운 타입이 되는데 알로에주스(aloe juice)로 불립니다.

✻ 피부에 영양 만점 로션·크림 만들기

로션이나 크림은 물과 오일을 섞는 에멀션(유화, emulsion)으로 유화제(emulsifier)를 통해 물과 기름을 섞어주는 반응이 포함됩니다. 로션과 크림은 보통 물과 오일의 비율 차이로 구분되는데 로션이 크림보다는 유상의 비율이 더 적은 것이 일반적입니다.

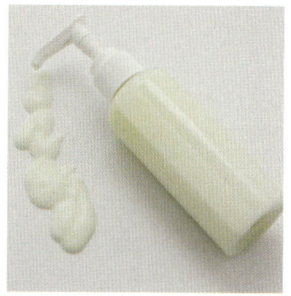

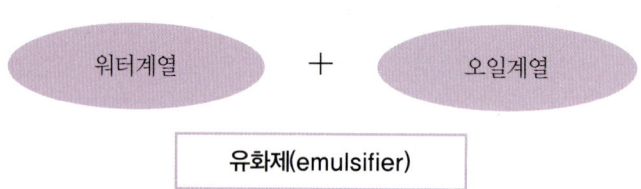

본문의 로션·크림 레시피는 100g을 만드는 양으로 계량되었습니다. 크림은 보통 오일계열이 30~50%를 차지합니다. 오일계열의 비율이 높을수록 유분이 많아집니다.

구 분	오일계열 (oil base)	워터계열 (water base)	비 고
크림타입	30~50%	50~70%	W/O
로션타입	10~30%	70~90%	O/W

오일 인 워터(Oil in Water, O/W) 물 성분이 대부분이고 오일량이 소량인 경우의 로션 타입을 말합니다. 로션, 클렌징 밀크, 페이스 & 바디 로션, 농도가 옅은 바디크림이 여기에 속합니다.

워터 인 오일(Water in Oil, W/O) 오일 성분이 대부분에 물이 소량인 경우의 크림 타입을 말합니다. 콜드크림, 모이스처 라이저, 바디버터가 여기에 속합니다.

피부에 영양 만점 로션·크림 만들기 도구와 재료 소개

도구

1 내열플라스틱 비커(파이렉스 용기) 2개
2 알뜰주걱(소) 3 전자레인지(핫플레이트)
4 전자저울 5 크림 혹은 로션 용기
6 온도계 7 미니핸드블렌더

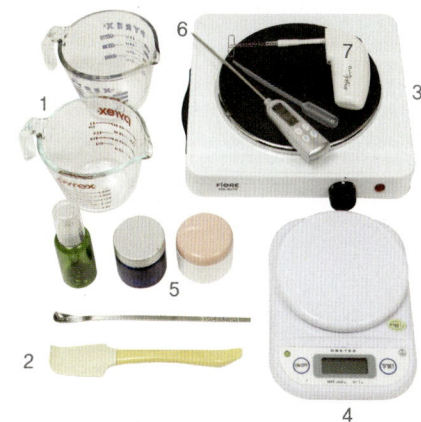

재료

오일계열

식물성 오일 스윗아몬드오일, 살구씨오일, 호호바오일, 달맞이꽃종자오일유 등

인퓨즈 오일 카렌둘라오일, 하이퍼리쿰오일, 에니카오일, 케롯오일 등

식물성 버터류 세어버터(Shea butter), 망고버터(Mango butter), 알로에버터 등

기타 지용성재료들 스쿠알란, 세라마이드, 코엔자임Q10, 비타민E 등

워터계열

증류수, 정제수, 허브 우린 물, 플로럴 워터 등

유화제(emulsifiers)

천연화장품 만들기에 주로 사용되는 대부분의 유화제는 오일계열에 포함되는 지용성이며 사용비율은 5~10% 미만입니다. 밀랍, 에멀시파잉 왁스, 코코아버터, 몬타노브 왁스, 스테아린 산, 라놀린, 레시틴 등

보습제(사용비율 약 5% 이하)

글리세린, 콜라겐, 트레하, 솔비톨, 히알루론산, 모이스틴 등

천연 방부제(사용비율 약 1~10%)

자몽씨추출물(GSE), 녹차추출물, 로즈마리추출물, 벤조인팅춰(benzoin tincture), 황금추출물, 식물성 알코올, 비타민C, 비타민E(토코페롤) 등

피부에 영양 만점 로션·크림 만들기 기본 레시피

1. 오일계열과 워터계열 비율 정하기

크림 80g을 기준으로 오일계열과 워터계열의 비율을 대략적으로 정합니다.

오일계열 40%(=32g), 워터계열 60%(=48g)

2. 오일계열 양 정하기

오일계열에는 식물성오일과 유화제도 포함이 되어야 합니다. 먼저 유화제 양을 정합니다. 유화제는 에멀시파잉 왁스로 전체 양의 7%(약 6g)로 합니다. 나머지 40%의 오일계열 중에서 33%(26g)를 식물성 오일 등으로 구성합니다.

유화제 에멀시파잉 왁스 7%(= 6g), 식물성오일 33%(= 26g)

26g의 식물성오일은 효용도에 따라 구성내용이 달라집니다. 베이직한 크림을 목적으로 한다면 호호바오일, 스윗아몬드오일 두 가지로도 충분합니다.

식물성오일 33%(= 26g), 호호바오일 16g, 스윗아몬드오일 10g

3. 워터계열 양 정하기

80g 크림 중에서 60%의 워터계열로 정했으므로 총량은 48g입니다. 워터계열 내에는 정제수와 수용성 보습성분, 천연방부제 등이 들어갑니다. 넣어야 할 것들을 미리 정해두면 편리합니다.

워터계열의 나머지는 43g, 기능성의 수용성재료를 더 추가하려면 이 43g에서 대체하면 됩니다. 베이직크림에서는 43g의 정제수를 사용합니다.

보습제 글리세린 2g, **천연방부제** 자몽씨추출물 3g

4. 첨가물 정하기

기능적인 것들 중에서 천연항산화제인 비타민E와 에센셜오일이 포함됩니다. 비타민E와 에센셜오일은 오일계열에 포함되지만 재료의 손실을 줄이기 위해 맨 마지막에 첨가하는 순서로 합니다. 천연방부제인 자몽씨추출물(GSE)도 워터계열이지만, 구분은 맨 마지막에 첨가하는 첨가물로 표기하였습니다.

천연항산화제 비타민E 1g, **에센셜오일** 라벤더 15방울

5. 레시피 정리하기

이상의 내용을 정리하면 아래와 같습니다.

베이직크림 레시피(80g 기준)

오일계열		글리세린	2g
호호바오일	16g	**에센셜오일과 첨가물**	
스윗아몬드오일	10g	자몽씨추출물	3g
에멀시파잉 왁스	6g	비타민E	1㎖
워터계열		라벤더 에센셜오일	15방울
증류수	43g		

베이직크림 기본레시피 ((100g 기준)

오일계열
스윗아몬드오일	15g
호호바오일	20g
에멀시파잉 왁스	8g

워터계열
증류수	52g
글리세린	3g

에센셜오일과 첨가물
자몽씨추출물	2g
비타민E	1㎖
라벤더 에센셜오일	15방울

피부에 영양 만점 로션·크림 만들기 레시피 따라하기

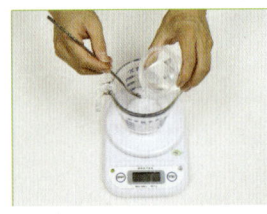

1 워터계열 계량하기 워터계열의 재료들을 파이렉스 용기로 계량합니다.

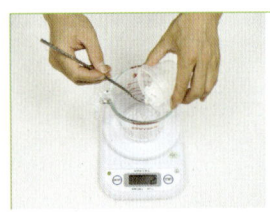

2 오일계열 계량하기 오일계열 재료와 유화제를 다른 파이렉스 용기에 계량합니다.

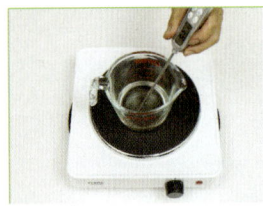

3 재료 가열하기 워터계열과 오일계열의 재료를 각각 온도가 65~70℃ 정도로 핫플레이트에 올려 가열합니다. 이때 유상에 유화제가 완전히 녹았는지 확인합니다.

4 재료 섞기 워터계열 재료의 비커에 유상과 유화제를 붓고 알뜰주걱으로 빠른 속도로 저어줍니다. 필요하다면 미니 핸드블렌더로 간간이 저어줍니다.

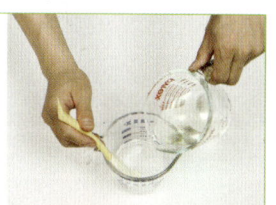

5 점도 맞추기 묽은 수프 정도의 상태가 될 때까지 저어주고, 알맞은 점도가 되면 멈춥니다. 로션 정도의 점도에서 계속 저으면 크림처럼 더 걸쭉해집니다.

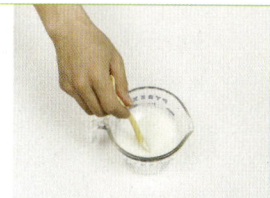

6 첨가물 넣기 천연방부제와 비타민E, 에센셜오일을 넣고 고루 섞이도록 약간 더 저어줍니다.

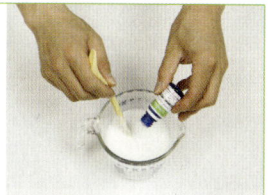

7 용기에 담기 미리 소독하여 준비한 크림 용기에 크림을 담고 스티커를 붙여, 1~2일 정도 경과 후에 냉장고에 넣어 사용합니다.

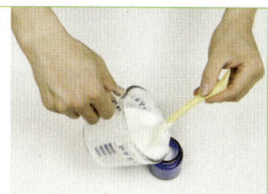

Special Point

* 크림과 로션은 만들자마자 바로 냉장고에 넣지 않도록 주의합니다. 만들고 난 직후는 간신히 유화를 이루어낸 불완전한 상태이므로 급속히 차가워지면 오일과 워터계열로 분리될 수 있습니다.
* 로션을 만들 때 유상의 비율을 지나치게 낮게 하면 유화를 이루기 쉽지 않습니다.
* 비타민E 같이 점도가 지나치게 높거나 소량의 액상첨가물을 계량할 때는 작은 스포이드 피펫을 사용하는 것이 좋습니다.

피부에 영양 만점 로션 만들기

레시피

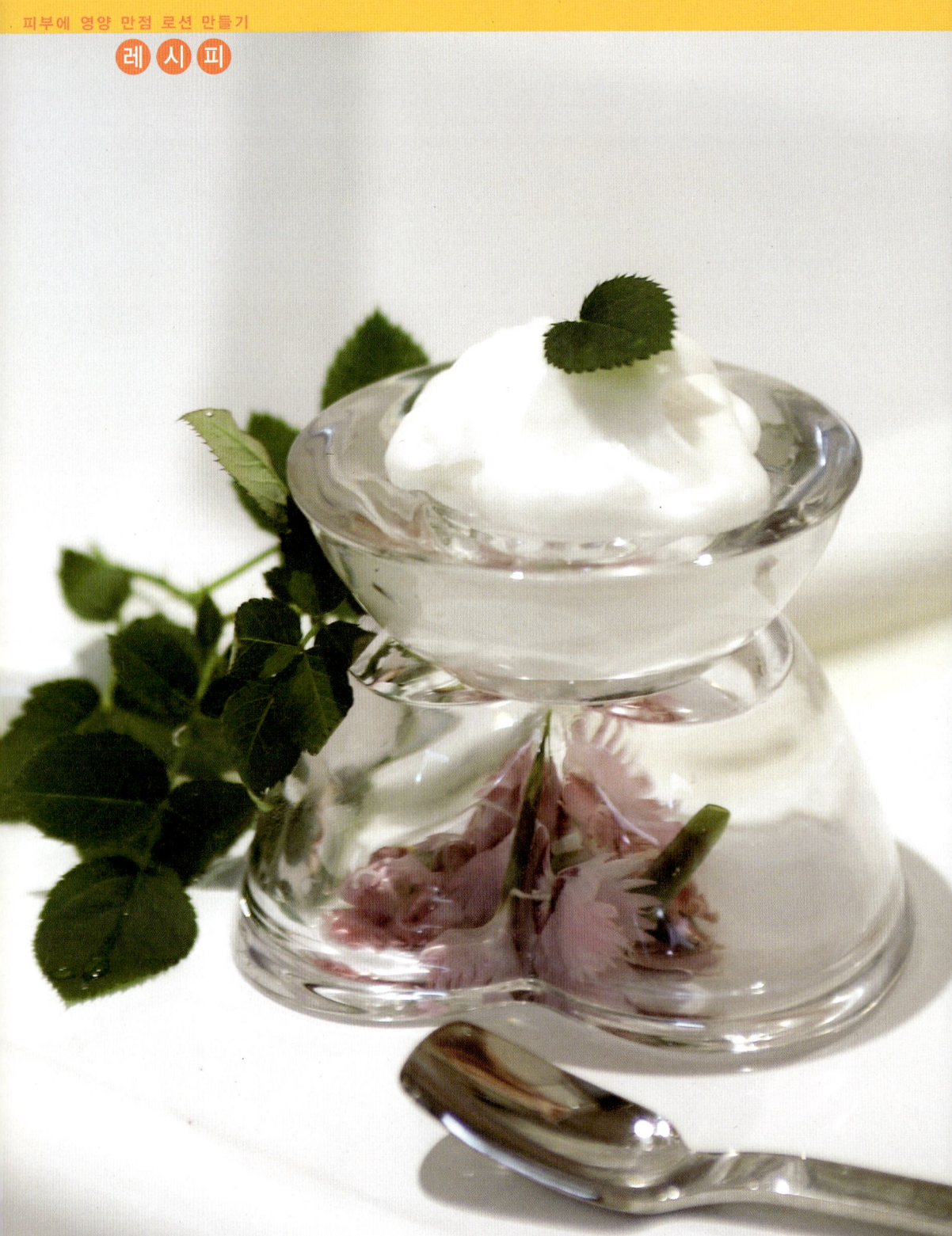

순하고 부드러운 아보카도로션

레시피 소개 (100g 기준)

오일계열
아보카도오일	7g
호호바오일	6g
스윗아몬드오일	5g
에멀시파잉 왁스	7g

워터계열
정제수	68g
히알루론산	3g

첨가물
자몽씨추출물	3g
비타민E	1㎖
라벤더 에센셜오일	10방울
제라늄 에센셜오일	3방울

만드는 방법

① 워터계열의 재료를 계량하고 온도를 65℃ 정도로 가열합니다.
② 오일계열의 재료와 유화제를 계량하여 65℃ 정도까지 천천히 가열합니다.
③ ①, ②의 온도가 둘 다 65℃ 정도 되면 두 재료를 한 곳에 넣고 섞어 빠른 속도로 저어줍니다.
④ 어느 정도 걸쭉한 점도가 되면, 첨가물을 넣고 조금 더 저어 고루 섞어줍니다.
⑤ 마지막으로 에센셜오일을 넣고 워터계열과 오일계열의 분리를 막기 위해 1~2일 정도 경과 후 냉장고에 보관해 사용합니다

아보카도로션은 왜 좋을까요?

아보카도(avocado)오일과 아몬드오일은 화장품이나 비누에 적용시 어느 피부에나 가장 무난하게 선택 가능한 오일입니다. 특히 아보카도에는 피부자극이 적고 순한 오일이며 각종 비타민이 풍부하여 어린이의 레시피에 추천하는 오일입니다. 아보카도로션은 얼굴뿐만 아니라 전신에 사용할 수 있는 가장 기본적인 로션입니다.

피부에 영양 만점 로션 만들기
레시피

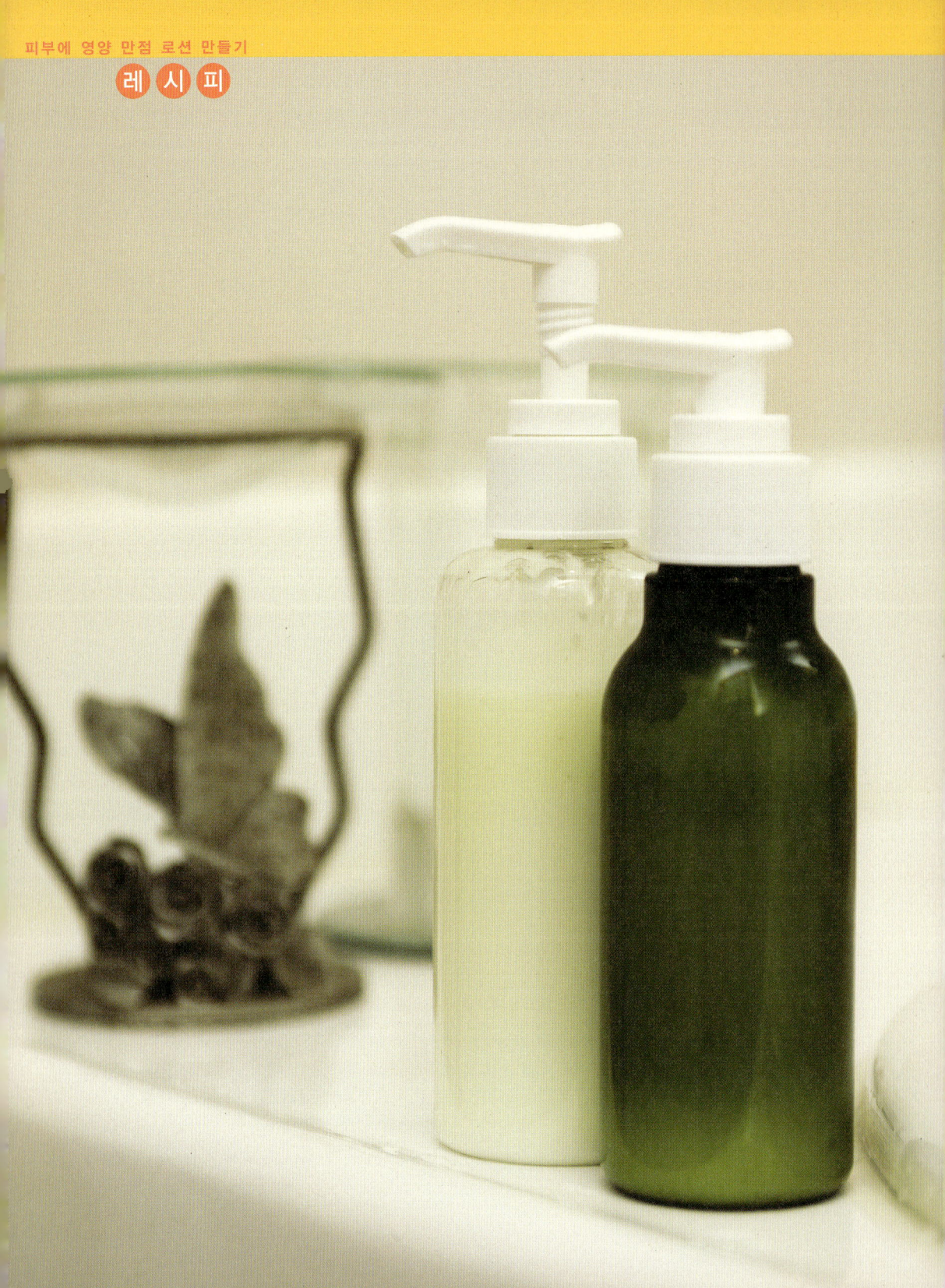

피부에 윤기를 더하는
햄프씨드로션

레시피 소개(100g 기준)

오일계열
햄프씨드오일	6g
해즐넛오일	5g
달맞이꽃종자오일	5g
에멀시파잉 왁스	6g

워터 베이스
정제수	40g
로즈워터	28g
히알루론산	3g

첨가물
자몽씨추출물	3g
비타민E	1㎖
라벤더 에센셜오일	10방울
로즈우드 에센셜오일	5방울
샌달우드 에센셜오일	2방울

만드는 방법
① 워터계열의 재료를 계량하고 온도를 65℃ 정도로 가열합니다.
② 오일계열의 재료와 유화제를 계량하여 65℃ 정도까지 천천히 가열합니다.
③ ①, ②의 온도가 둘 다 65℃ 정도 되면 두 재료를 한곳에 넣고 섞어 빠른 속도로 저어줍니다.
④ 어느 정도 걸쭉한 점도가 되면, 첨가물을 넣고 조금 더 저어 고루 섞어줍니다.
⑤ 마지막으로 에센셜오일을 넣고 워터계열과 오일계열의 분리를 막기 위해 1~2일 정도 경과 후 냉장고에 보관해 사용합니다.

햄프씨드로션은 왜 좋을까요?
햄프씨드(hemp seed)오일은 고가의 오일이었지만 요즘은 점차 대중화 되고 있는 오일입니다. 다만, 햄프씨드는 비싼 값을 충분히 하는 오일이라고 강조하고 싶습니다. 놀라울 정도로 탁월한 보습력을 유지해주면서도 피부의 번들거림이나 끈적임이 거의 없습니다. 거칠거나 잘 트는 피부, 건성인 피부타입에게 탁월한 효과를 나타냅니다. 촉촉하면서 부드럽고 윤기나는 아기 피부를 원하신다면 햄프씨드가 해답을 드립니다.

피부에 영양 만점 로션 만들기

레시피

피부 트러블을 가라앉히는
달맞이꽃로션

레시피 소개(100g 기준)

오일계열	
호호바오일	6g
달맞이꽃종자오일	6g
카렌둘라오일	5g
밍크오일	2g
에멀시파잉 왁스	6g

워터계열	
정제수	65g
황금추출물	5g
글리세린	2g

첨가물	
자몽씨추출물	3g
비타민E	1mℓ
라벤더 에센셜오일	12방울
캐모마일 에센셜오일	8방울

만드는 방법

① 워터계열의 재료를 계량하고 온도를 65℃ 정도로 가열합니다.

② 오일계열의 재료와 유화제를 계량하여 65℃ 정도까지 천천히 가열합니다.

③ ①, ②의 온도가 둘 다 65℃ 정도 되면 두 재료를 한 곳에 넣고 섞어 빠른 속도로 저어줍니다.

④ 어느 정도 걸쭉한 점도가 되면, 첨가물을 넣고 조금 더 저어 고루 섞어줍니다.

⑤ 마지막으로 에센셜오일을 넣고 워터계열과 오일계열의 분리를 막기 위해 1~2일 정도 경과 후 냉장고에 보관해 사용합니다.

달맞이꽃로션은 왜 좋을까요?

홈쇼핑 인기 품목인 감마리놀레인산(GLA)은 낯설지는 않을 것입니다. 달맞이꽃종자오일(evening primrose oil)은 피부의 가려움증이나 염증을 가라앉히는 효과가 뛰어나며, 천연재료 중에서 감마리놀레산이 가장 풍부한 오일 중 하나입니다. 달맞이꽃종자오일에 식물성호르몬이 함유되어 있어 갱년기 여성들이 약으로 먹기도 하는데요. 오일을 피부에 바르면 피부의 트러블을 개선시키는 효과가 있습니다. 또한 상처치유 효과가 있는 카렌둘라오일과 밍크오일을 같이 첨가하면 알레르기 피부에 탁월한 효과를 보입니다.

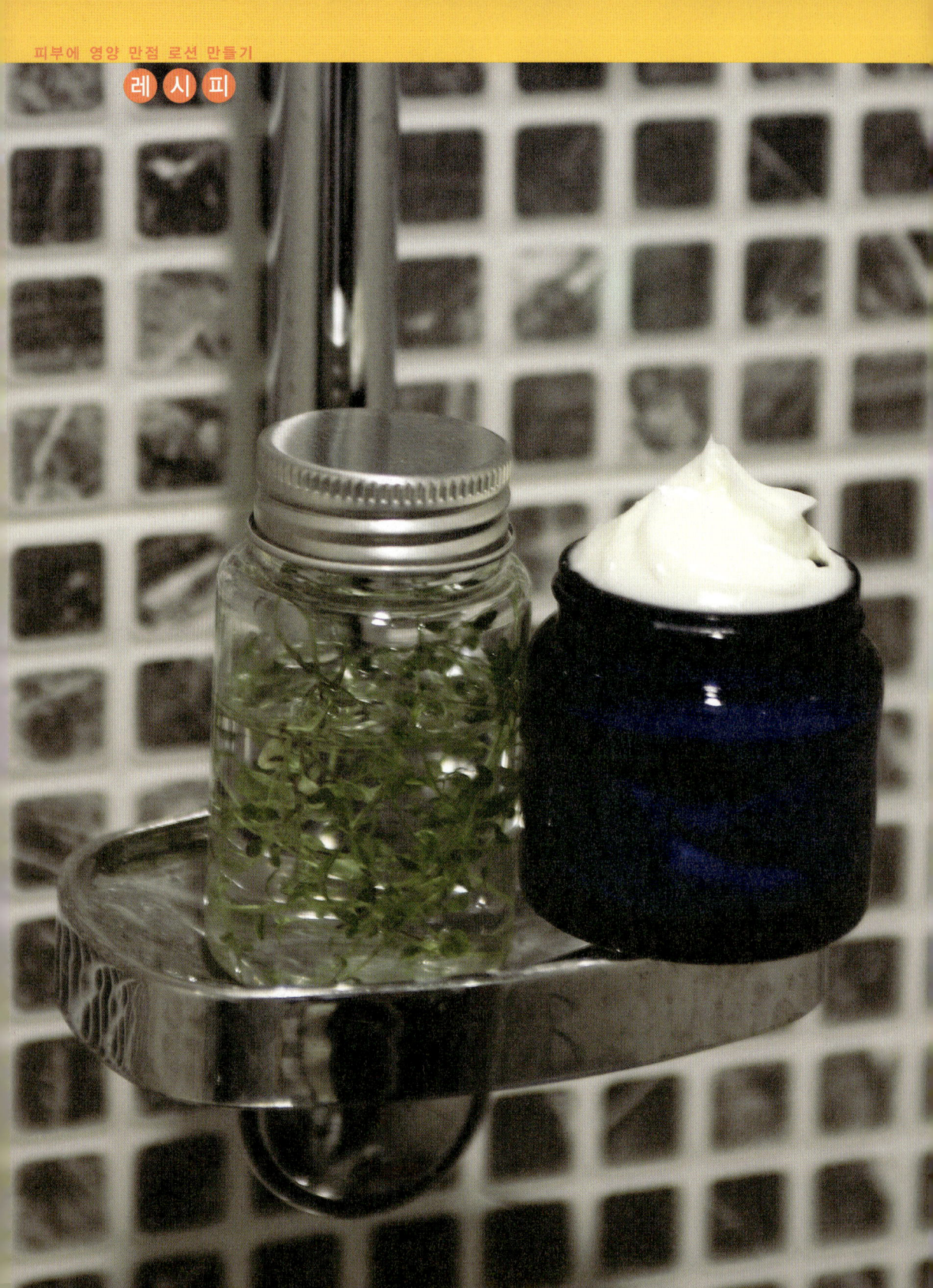

피부에 영양 만점 로션 만들기
레시피

피부에 윤기를 더해주는
녹차씨크림

레시피 소개(100g 기준)

오일계열

녹차씨오일	15g
로즈힙오일	8g
햄프씨드오일	8g
달맞이꽃종자오일	5g
에멀시파잉 왁스	7g

워터계열

로즈워터	40g

녹차추출물	10g
히알루론산	3g

첨가물

자몽씨추출물	3g
비타민E	1㎖
라벤더 에센셜오일	10방울
로즈우드 에센셜오일	5방울

만드는 방법

① 워터계열의 재료를 계량하고 온도를 65℃ 정도로 가열합니다.
② 오일계열의 재료와 유화제를 계량하여 65℃ 정도까지 천천히 가열합니다.
③ ①, ②의 온도가 둘 다 65℃ 정도 되면 두 재료를 한 곳에 넣고 섞어 빠른 속도로 저어줍니다.
④ 어느 정도 걸쭉한 점도가 되면, 첨가물을 넣고 조금 더 저어 고루 섞어줍니다.
⑤ 마지막으로 에센셜오일을 넣고 워터계열과 오일계열의 분리를 막기 위해 1~2일 정도 경과 후 냉장고에 보관해 사용합니다.

| 녹차씨크림은 왜 좋을까요? |

녹차씨오일(greentea seed oil)은 상당히 고가의 오일이지만, 최근 그 효용가치가 밝혀지면서 화장품에 조금씩 접목이 되기 시작하였습니다. 녹차의 카테킨이라는 유효 성분이 녹차씨에서 추출한 오일에는 차로 마실 때보다 무려 3배나 더 함유되어 있다고 합니다. 녹차씨오일은 피부를 맑게 정화시켜 주며, 부드럽고 촉촉하게 해 줍니다. 함께 포함된 로즈힙오일과 햄프씨드오일 역시 탁월한 보습력과 산뜻함으로 탄력있고 윤기있는 피부로 가꾸어 줄 것입니다. 건성이나 잘 트는 피부, 보습이 필요한 피부에 권하는 레시피입니다.

피부에 영양 만점 로션 만들기
레시피

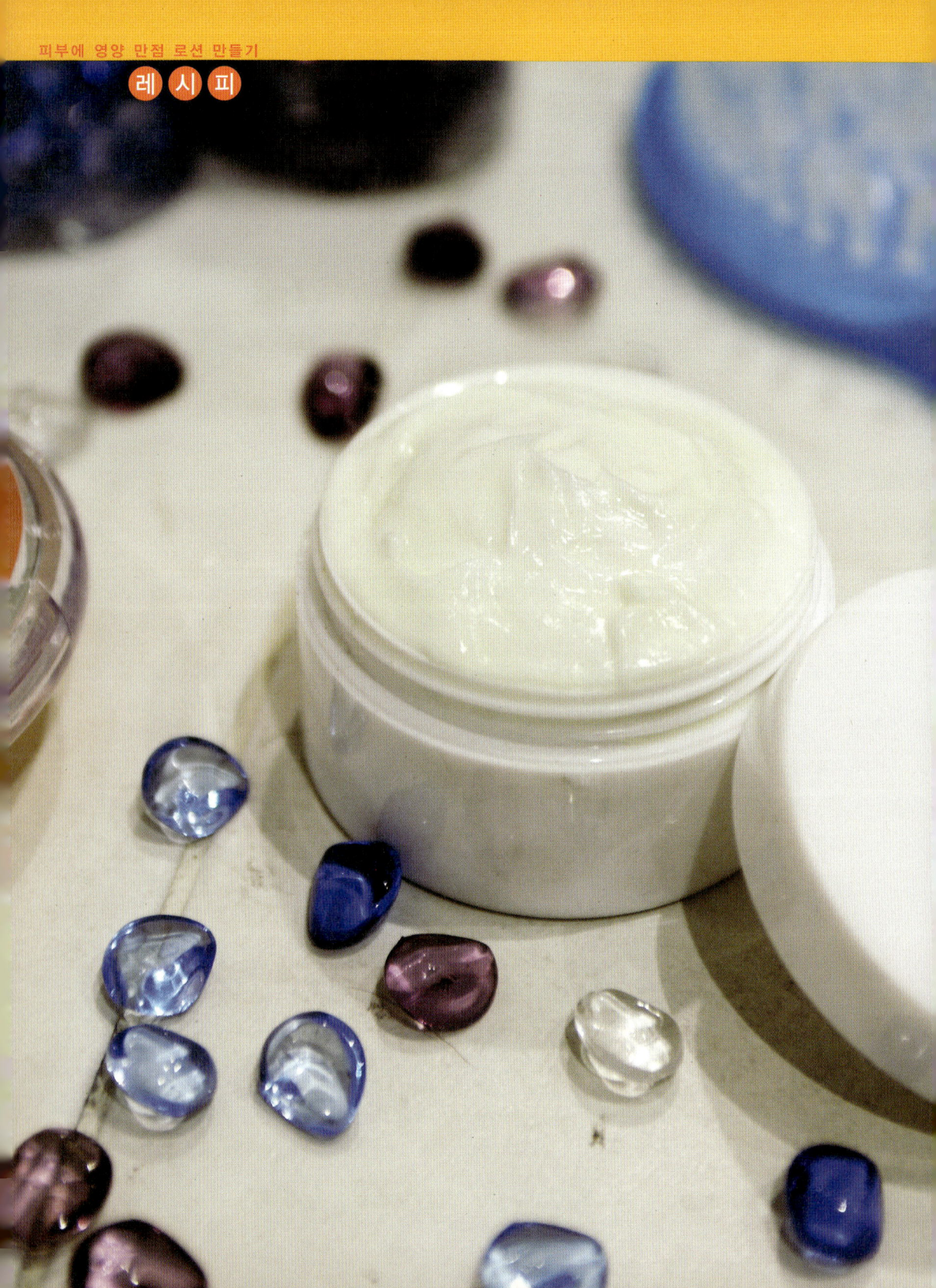

민감피부를 위한 카렌둘라크림

레시피 소개(100g 기준)

오일계열

호호바오일	15g
카렌둘라오일	10g
달맞이꽃종자오일	4g
밍크오일	4g
에멀시화잉 왁스	5g
올리브유화 왁스	2g

워터계열

정제수	36g

카렌둘라 추출물	10g
황금추출물	5g
글리세린	2g

첨가물

자몽씨추출물	3g
비타민E	1㎖
라벤더 에센셜오일	15방울
캐모마일 에센셜오일	5방울

만드는 방법

① 워터계열의 재료를 계량하고 온도를 65℃ 정도로 가열합니다.
② 오일계열의 재료와 유화제를 계량하여 65℃ 정도까지 천천히 가열합니다.
③ ①, ②의 온도가 둘 다 65℃ 정도 되면 두 재료를 한 곳에 넣고 섞어 빠른 속도로 저어줍니다.
④ 어느 정도 걸쭉한 점도가 되면, 첨가물을 넣고 조금 더 저어 고루 섞어줍니다.
⑤ 마지막으로 에센셜오일을 넣고 워터계열과 오일계열의 분리를 막기 위해 1~2일 정도 경과 후 냉장고에 보관해 사용합니다.

카렌둘라크림은 왜 좋을까요?

금잔화로 불리는 카렌둘라(calendula)는 다른 여타의 식물성오일보다 피부를 부드럽게 하는 효능이 훨씬 뛰어납니다. 또한 카렌둘라는 각종 피부의 염증예방에 아주 좋을 뿐 아니라 일반적인 습진, 피부병 및 가려움증에 대처하는 효과가 좋습니다. 카렌둘라오일과 달맞이꽃종자오일, 밍크오일, 황금추출물과 라벤더 에센셜오일, 캐모마일 에센셜오일 등은 모두 알레르기성이나 민감성 피부에 좋은 효과가 기대되는 재료들입니다.

피부에 영양 만점 로션 만들기
레시피

아토피에 좋은 카멜리아크림

레시피 소개 (100g 기준)

오일계열
재료	용량
호호바오일	10g
카멜리아(동백)오일	10g
카렌둘라오일	6g
달맞이꽃종자오일	7g
에멀시파잉 왁스	7g

워터계열
재료	용량
정제수	25g
캐모마일 워터	25g

재료	용량
황금추출물	5g
글리세린	2g

첨가물
재료	용량
자몽씨추출물	3g
비타민E	1㎖
세라마이드	1㎖
라벤더 에센셜오일	15방울
캐모마일 에센셜오일	5방울
티트리 에센셜오일	3방울

만드는 방법

① 워터계열의 재료를 계량하고 온도를 65℃ 정도로 가열합니다.

② 오일계열의 재료와 유화제를 계량하여 65℃ 정도까지 천천히 가열합니다.

③ ①, ②의 온도가 둘 다 65℃ 정도 되면 두 재료를 한 곳에 넣고 섞어 빠른 속도로 저어줍니다.

④ 어느 정도 걸쭉한 점도가 되면, 첨가물을 넣고 조금 더 저어 고루 섞어줍니다.

⑤ 마지막으로 에센셜오일을 넣고 워터계열과 오일계열의 분리를 막기 위해 1~2일 정도 경과 후 냉장고에 보관해 사용합니다.

카멜리아크림은 왜 좋을까요?

일본은 아토피가 특히 심하고 많은 나라 중 하나로 알려져 있는데, 최근 일본에서 아토피 피부에 가장 많이 이용되는 천연재료가 카멜리아오일(camellia oil, 동백기름)입니다. 카멜리아오일은 동북아시아권에서만 생산되는 특이한 오일로 피부 가려움증과 염증을 줄여주며, 보습력을 유지시켜 피부를 부드럽게 합니다. 카멜리아오일, 달맞이꽃종자오일, 카렌둘라오일, 황금추출물, 세라마이드 등의 재료와 라벤더 · 캐모마일 에센셜오일은 모두 아토피 피부에 도움이 될 수 있는 재료들입니다.

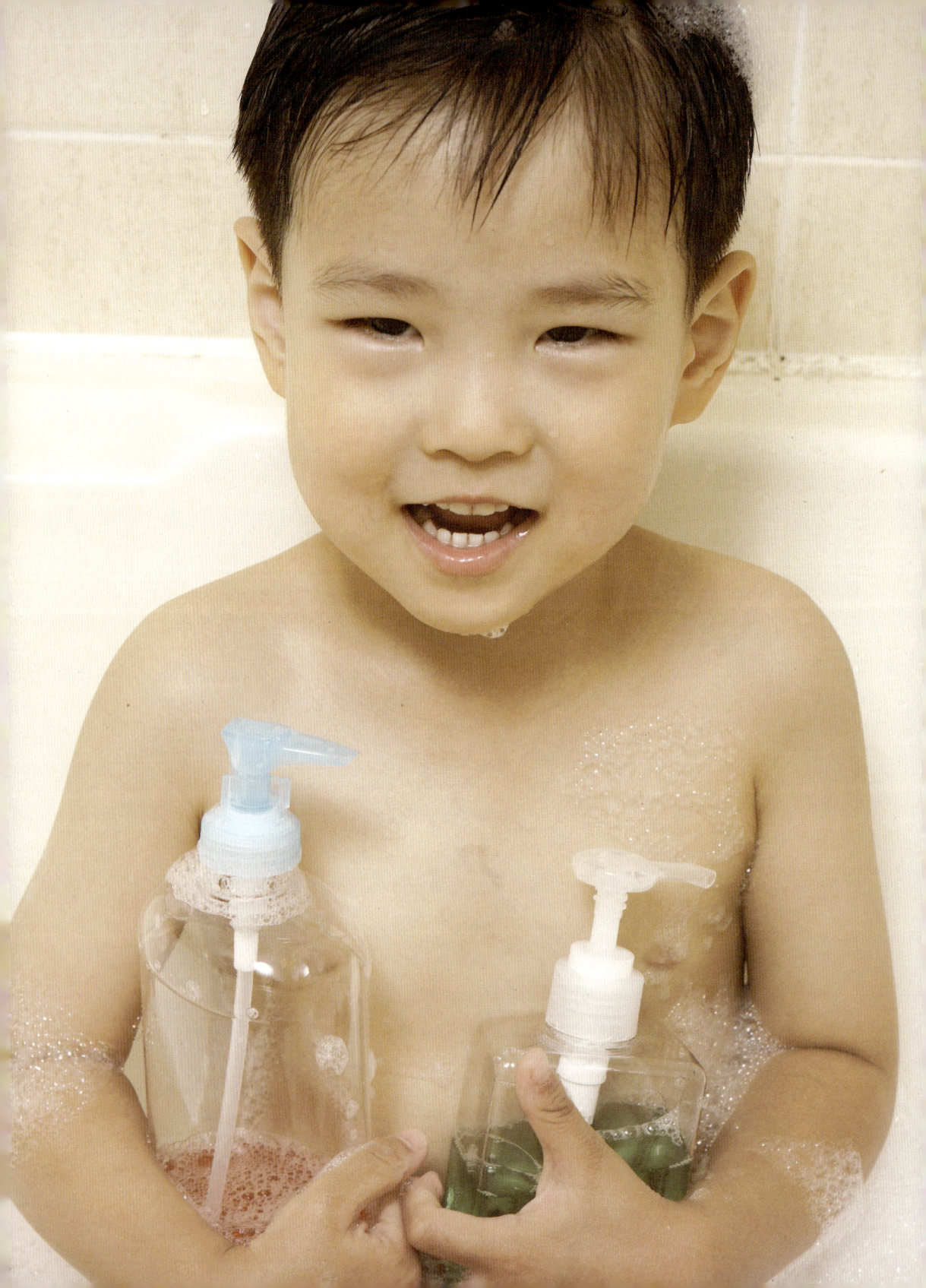

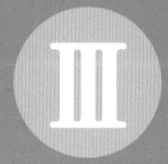

목욕을 즐겁게!
천연바스 용품 만들기

천연 바스용품도 석유계 계면활성제를 사용하지 않고 코코넛오일과 같은 천연재료를 사용해 피부에 안전한 목욕시간을 약속합니다. 향이 은은하고, 유해성분이 없는 제품으로 몸을 씻으며 목욕의 즐거움을 즐기는 것은 어떨까요?

꼭 해야 하는 목욕이라면 아이든 어른이든 즐겁게 하는 것이 좋겠지요? 이 장에서는 도시인들에게 휴식을 주는 목욕 과정에서 사용할 수 있는 제품들을 천연재료로 대체할 수 있는 방법을 소개합니다. 시중에 판매되는 샴푸를 포함한 거의 모든 세정용품(비누, 샤워젤, 폼클렌징, 바스폼, 샴푸 등)의 주요성분은 석유계 합성세정제입니다. 이러한 석유계 합성세정제들은 피부를 자극할 뿐만 아니라 잠재성 발암 위험물질로 우리 건강을 위협하는 유해화학물질로 지목되고 있습니다. 석유계 계면활성제(합성세제)는 피부를 보호하는 자연보습막까지 제거해 피부를 건조하고 불편하게 만드는데요. 대표적인 제품인 SLS(sodium lauryl sulfate)와 SLES, 첨가제인 DEA는 피부에 심한 자극을 줄 뿐만 아니라 잠재성 발암 및 환경 호르몬 물질(내분비교란, 새집증후군)로 아토피 피부염을 유발시키는 자극원이 된다고 합니다.

천연바스용품의 특징은 이러한 석유계 계면활성제를 코코넛오일과 같은 천연식물재료로 대체해 피부자극을 없애고 안전하고 편안한 목욕을 약속하는 것입니다. 이왕이면 향도 은은하고, 유해성분이 없는 걸로 몸을 씻으며 목욕의 즐거움을 즐기는 것이 좋겠지요?

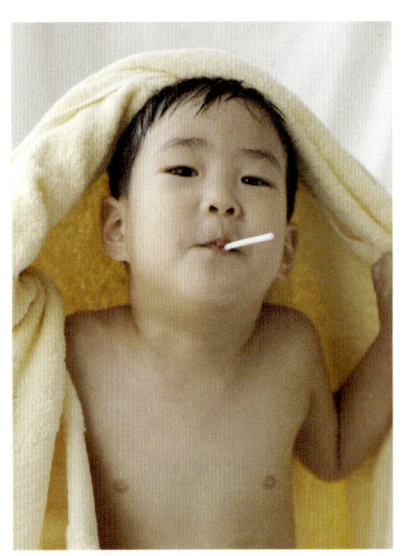

기초제품으로 샴푸와 린스를, 재밌는 목욕시간을 위한 스페셜바스용품으로 바블바스, 바스붐, 바스솔트를 함께 소개합니다. 한번에 하나의 아이템만으로도 목욕탕에 들어가기 꺼려하는 아이들에게 즐거운 시간을 만들어 줄 수 있으니 제작에서 사용까지 아이들과 함께 재미난 경험을 만드시길 바랍니다.

건강을 지키는 우리아이 목욕 노하우 전격공개

건조해지는 봄철에는 뽀송뽀송하던 아기 피부도 트거나 각종 트러블에 시달리기 쉽습니다. 이럴 때는 매일 시키는 목욕에 좀 더 신경을 써 주어야겠지요. 이럴 때는 목욕은 하루에 한 번 가볍게 씻기는 것이 좋은데 아이의 컨디션을 살펴서 몸에 무리를 줄 수 있을 것 같다면 피하도록 합니다.

이렇듯 목욕은 물의 온도나 그 방법에 따라 피부 보호는 물론 건강까지도 돌볼 수 있으니 천연바스 제품을 활용해 우리아이 건강을 지키는 목욕 노하우를 알아둔다면 유용하게 활용할 수 있겠지요? 자, 그 비법을 공개합니다.

하나, 물 온도는 35~36℃로 맞추기

일반적인 목욕물의 온도는 체온과 비슷한 35~36℃ 정도가 적당합니다. 약간 미지근한 30~35℃ 정도에서의 목욕은 잠을 잘 들게 하므로 아이가 숙면할 수 있게 도와줄 수 있습니다.

둘, 실내 온도는 20~25℃로 맞추기

욕실에서 목욕을 시킬 때는 욕실 안이 훈훈해지도록 미리 따뜻한 물을 받아 공기가 따뜻해지게 합니다. 방 안에서 목욕을 시킬 때는 20~25℃ 정도가 적당합니다.

셋, 목욕 시간은 5~10분으로 제한하기

수시로 체온이 변하는 아이들의 컨디션을 생각한다면 목욕은 가능하면 빠른 시간 내에 마치는 것이 좋습니다. 목욕 시간이 너무 길어지면 피부의 각질층이 떨어져 나가 피부 트러블이 일어나기도 쉬우니 주의하세요.

넷, 물은 찬물부터 받아서 온도를 맞추기

욕조에 물을 받을 때는 우선 찬물을 받고 뜨거운 물을 조금씩 부어가면서 목욕물의 온도를 맞추는 것이 좋습니다. 단, 아이가 욕조에 있을 때는 절대로 뜨거운 물을 부어서는 안 되겠지요.

✱ 두피에 좋은 천연샴푸 · 린스 만들기

샴푸는 '머리를 씻다' 라는 사전적인 의미가 있지만 근래는 머리를 씻는 것 외에도 모발과 두피를 씻어 비듬과 각질을 없애고, 가려움증을 덜어주며, 건강하게 유지시켜 주는 역할을 합니다.

하지만 머리를 깨끗이 씻는다고 아무 샴푸나 쓰면 안 되겠지요? 우리가 현재 쓰고 있는 샴푸는 세정력과 거품형성을 위해 SLS및 이와 유사한 음이온 계면활성제가 대부분 포함되어 있습니다. SLS는 황산에서 추출하여 황산라우릴염 또는 황산나트륨염이라고도 불리며, 모발에서 거품형성과 탁월한 세정력을 발휘합니다. 그러나 지나친 세정능력으로 인해 모발의 케라틴이라는 단백질을 녹이기도 하며, 모발이나 두피에 잔류시 모근이 약화되는 결과를 초래하기도 합니다. 성인들의 경우에도 모근이 약하거나 모발이 점차 가늘어지는 주요원인으로 이러한 SLS의 사용이 지목되고 있습니다. 성인들도 이러한 성분의 사용이 문제가 될지언데, 이제 막 성장이 이루어지고 모발이나 모근 모두 너무나 연약한 어린아이에게 이처럼 강한 계면활성제의 사용은 참으로 심각한 문제가 아닐 수 없습니다.

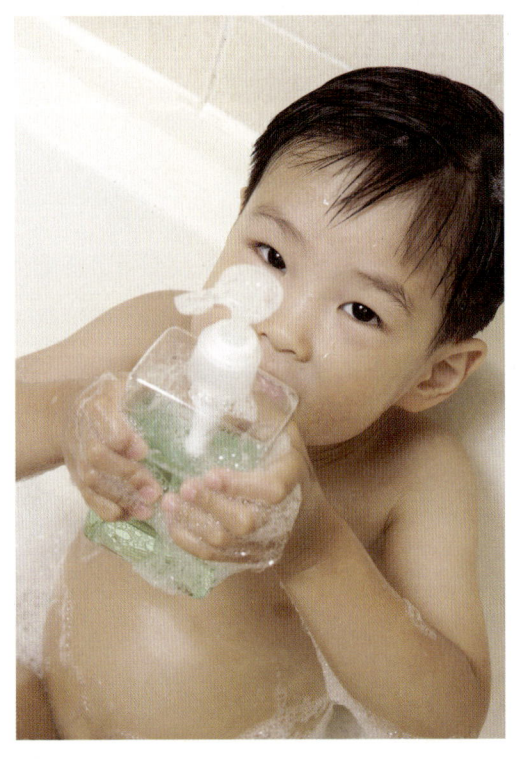

우리가 사용하는 대부분의 샴푸는 세정력과 거품형성의 용이점 때문에 SLS 계열의 강한 음이온성 계면활성제를 사용하고 있지만 내 아이가 써도 안전한 샴푸를 만들기 위해서 천연에 가까운 샴푸를 만들어 보겠습니다. 피부와 모발에 자극 없는 순하고 안전한 모발제품들은 비누풀추출물(soapwort extract), 유카추출물(yucca Extract), 베타인(betaine), 데실글루코오스(decyl glucose)와 아미노산 계열의 천연계면활성제 등으로, 이 재료들을 SLS 계열의 대체제로 사용해 순하고 자극이 없는 천연샴푸를 만들어 봅시다.

천연샴푸 만들기
천연화장품에 비해 천연샴푸라는 말은 아직도 쉽게 들을 수 있는 말은 아닙니다. 그만큼 천연의 재료들로 샴푸의 기능을 다하기에는 부족한 부분들이 있다는 이야기죠. 그렇지만 기존의 샴푸가 지닌 성분 중에서 모발과 모근을 약화시키고 모발을 가늘게 하는 등 부작용을 생각한다면, 약간의 부족함이 있더라도 천연의 재료들로 대체하여 천연샴푸를 만드는 작업은 충분히 의미가 있는 일이라 생각합니다.

천연린스 만들기
린스는 '헹군다'는 의미로 샴푸에 의해 감소되어진 모발의 유분을 공급하여 모발에 유연성과 자연스러운 윤기를 더해줍니다. 빗질이 잘 되게 하며, 모발에 자연스런 컨디셔닝 효과를 주기 위해 보통 샴푸 후에 사용하지요. 아이들의 경우 린스를 사용하는 경우는 많지 않지만 초등학교를 넘어선 아동기 이후로는 햇볕과 오염물질 등으로 손상이 발생하고 정전기로 애를 먹는 경우가 생기므로 샴푸 후 린스를 함께 해주는 것이 좋습니다.

두피에 좋은 천연샴푸 · 린스 만들기 도구와 재료 소개

도구

1 파이렉스 용기 2조
2 전자저울
3 핫플레이트(전자레인지 혹은 중탕)
4 알뜰주걱
5 스틱 6 샴푸 용기

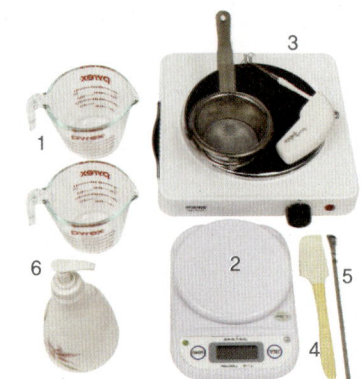

재료

계면활성제

물에 녹았을 때의 이온의 전하에 따라 음이온, 양이온, 양쪽성, 비이온 계면활성제로 구분합니다. 흔히 쓰고 있는 비누도 계면활성제의 한 종류입니다.

음이온성 샴푸 등에 가장 많이 사용, 세정력과 경수에서 거품이 잘 나고 치밀합니다.
비이온성 기포특성은 안 좋으나 세정력을 높여주고 모발의 상태를 좋게 합니다.
양이온성 모발의 컨디셔닝 효과, 샴푸보다는 린스에 많이 이용됩니다.
양쪽성 음이온에 비해 눈이나 피부자극이 적으나, 세정력과 거품특성이 약한 게 흠입니다.

거품안정제

계면활성제의 거품을 안정시키고, 기포력을 높여주는 역할을 합니다.
지방산 알칸올 아미드(fatty acid alkanol amide), 지방산, 고급알코올 등

점도증진제

사용하기 적당하게 점도를 조절해주는 역할을 합니다. 수용성의 천연고분자 및 합성고분자들이 주로 사용됩니다.

무기점증제(magnesium aluminium silicate), 잰탄검, 펙틴, 구아검(유기점증제) 등

컨디셔닝제

샴푸의 계면활성제가 모발세정의 기능이 강하면, 두피로부터 자연스럽게 분비되는 피지성분을 과도하게 제거하기도 합니다. 이를 방지하고 모발을 윤기있게 해 주기 위한 성분들을 컨디셔닝제라고 합니다.

방부제

샴푸나 린스에서도 워터계열이 많이 포함되므로 방부대책은 필수입니다. 천연방부제인 자몽씨추출물(GSE)을 추천하지만, 일정기간 이상의 수명이 보장되어져야만 하는 제품이라면 파라벤(화학적 방부제)을 소량 첨가할 수 있습니다.

화학방부제 파라옥시안식향산에스텔, 파라벤 계통, 이미다졸리디닐우레아, 페녹시에탄올, 벤조인산, 벤조산나트륨, 살리실산

천연방부제 자몽씨추출물(GSE), ROE, 황금추출물

항비듬제 징크피리티온, 유황, 셀레늄황화물, 케토코나졸, 피록톤올라민

금속이온봉쇄제 EDTA, 구연산 등

기타 성분들 색소, 퇴색방지제, pH조절제, 향료

무향베이스 사용하기

앞에 열거한 다양한 재료들을 어떻게 살까 고민하시다가 발을 한 발짝 빼시는 분들도 분명 계시지요? 이러한 분들을 위해서 간단하면서 효과가 좋은 팁을 알려드리겠습니다.

비누나 천연화장품의 재료를 판매하는 회사나 인터넷 사이트들은 대부분 무향베이스 제품들을 판매하고 있습니다. 목욕용품의 제품군중에는 샴푸와 린스, 바블바스, 샤워젤 등의 제품들이 있는데요. 이러한 제품은 100% 천연은 아니지만 시중에서 판매되는 기성 샴푸나 린스보다는 훨씬 더 안전하고 좋은 성분들로 구성되어 있습니다.

단, 무향베이스들을 사용할 때는 석유계 계면활성제인 SLS(sodium lauryl sulfate)가 함유되어 있지 않은 SLS Free를 선택하는 것이 필수입니다. 몸에 좋은 제품을 만들어 보고자 하는데 피부자극이 많은 SLS 제품을 사용한다면 억울하겠지요? 또한 이러한 베이스는 그 자체를 사용할 수도 있지만 기능적인 재료들을 약간만 첨가하면 훨씬 더 좋은 제품으로 만들 수 있습니다. 무향베이스를 구입하실 때 반드시 SLS Free 인지 확인하는 것 잊지 마세요!

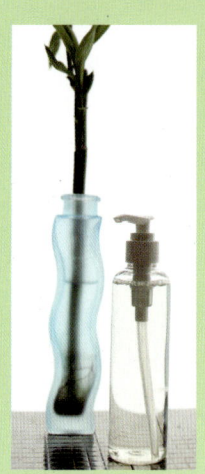

두피에 좋은 천연샴푸 · 린스 만들기 기본 레시피

천연샴푸 기본 레시피(200g 기준)

재료	필요량	기능
A(워터계열)		
정제수	55g	물

유카추출물(yucca ext)	15g	천연계면활성제
비누풀추출물(soapwort ext)	15g	천연계면활성제

B(혼합재료)

천연베타인	10g	천연보습제
쟁탄검	1g	점도증진제
이디티에이(EDTA)	0.5g	금속이온봉쇄제
구연산	2g	점도증진제, 산도조절제

C(계면활성제 성분들)

포타슘 코코일 글리시에이트 (potassium cocoyl glycinate)	40g	식물성 아미노산 계면활성제
코코아미도프로필 베타인 (cocoamidopropyl betaine)	20g	거품안정제, 양쪽성 계면활성제
데실글루코오스(decyl glucose)	12g	순하고 거품안정이 좋은 비이온계면활성제
설포 숙시네이트(sulfo succinate)	7g	음이온 저자극 계면활성제
피이지 150 디스티아레이트 (PEG 150 distearate)	6g	점증제, 유화제

D(기능성 재료들)

판테놀(프로비타민 B5)	4g	보습제
자몽씨추출물(GSE)	12g	천연방부제

E(오일계열)

밍크오일	1g	컨디셔닝, 유연
라벤더 에센셜오일	20방울	에센셜오일
레몬 에센셜오일	10방울	에센셜오일
로즈마리 에센셜오일	5방울	에센셜오일
페퍼민트 에센셜오일	3방울	에센셜오일

두피에 좋은 천연샴푸·린스 만들기 레시피 따라하기

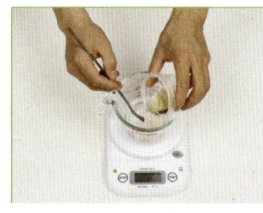
1 워터계열 계량하기 재료 A의 워터계열들을 파이렉스 용기에 계량합니다.

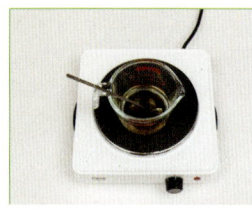
2 워터계열 가열하기 A의 재료를 핫플레이트에 올려 약 30~40℃ 정도가 되도록 약하게 가열합니다.

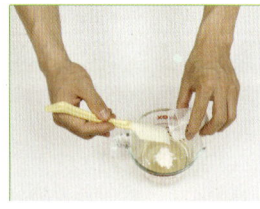
3 재료 섞기 ②의 재료에 B의 재료들을 넣고 고루 잘 섞어 줍니다. 이 때 잰탄검이 수상에 고루 잘 퍼지도록 해 줍니다.

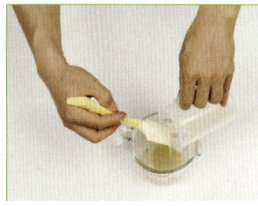
4 계면활성제 넣기 재료 C의 계면활성제를 계량하여 ③의 재료에 섞어서 균일화시켜 줍니다.

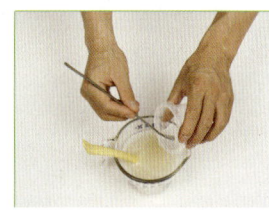
5 첨가제 넣기 재료 D의 기능성 첨가제들을 ④의 재료에 넣고 고루 잘 섞습니다.

6 오일계열 계량해 섞기 오일계열의 재료들을 계량하여 잘 섞습니다.

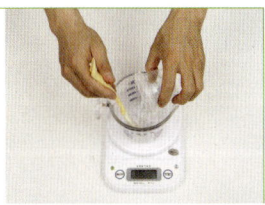

7 오일계열과 계면활성제 섞기 재료 E의 오일계열을 ⑤과정의 재료에 넣고 고루 섞어 샴푸를 완성합니다.

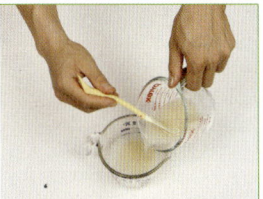

8 용기에 담기 용기에 담고 스티커를 붙여줍니다.

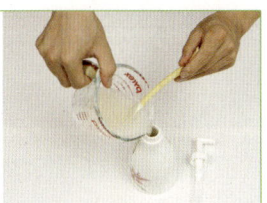

Special Point

* 쟁탄검과 구아검은 미지근한 온도에서 물에 잘 풀리므로 워터계열의 온도를 약간 올려서 작업합니다.
* 위 재료들은 혼합과 만드시기에 편의상 구분된 것으로 정해진 규격이 있는 것은 아닙니다.
* 천연재료들의 고유한 색상들로 인하여 만든 최종제품의 색은 어두워지는 것이 보통입니다.

두피에 좋은 천연샴푸 만들기
레시피

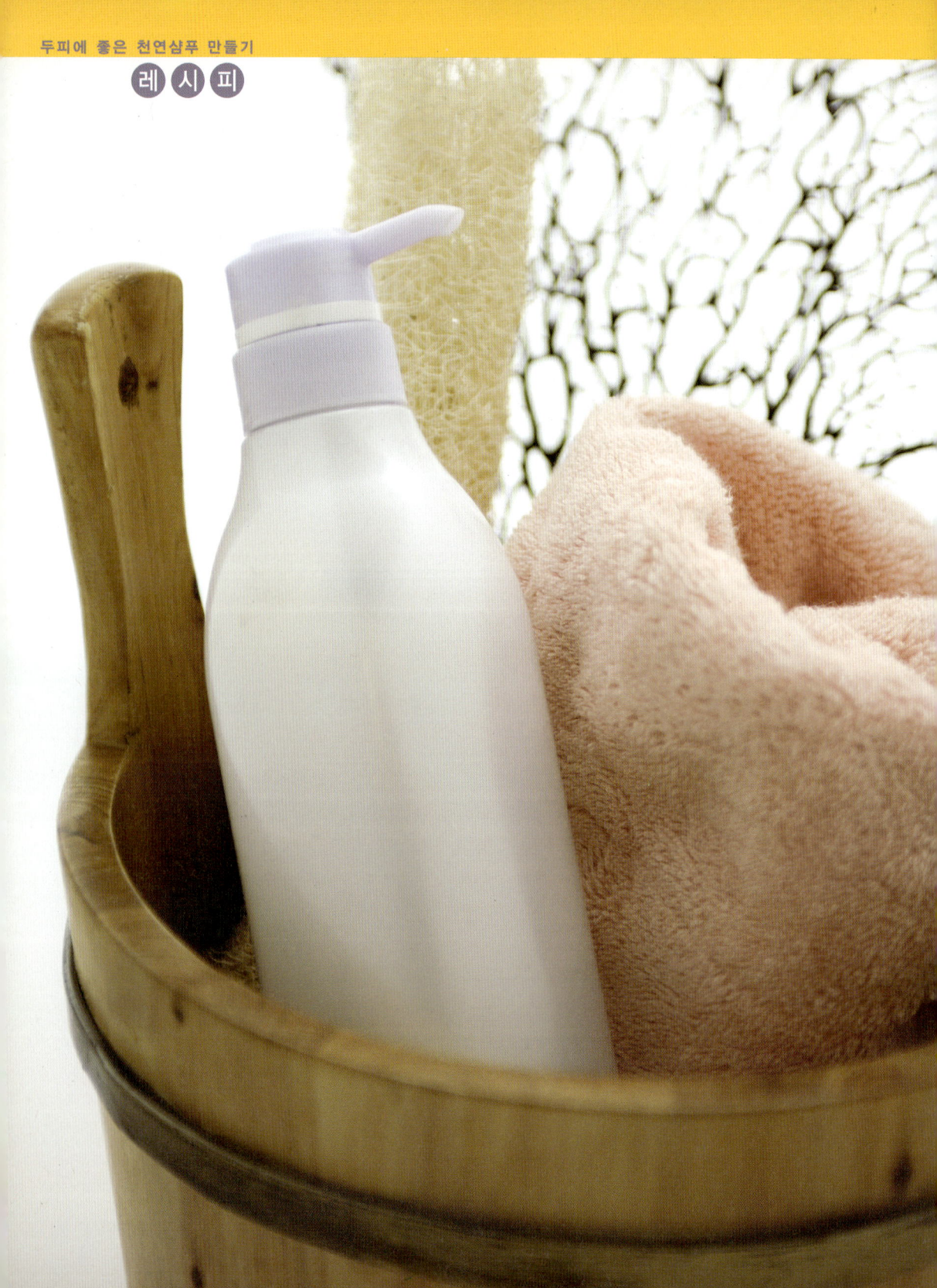

베이비 전용 알로에베라샴푸

레시피 소개(200g 기준)

A(워터계열)

정제수	25g
알로에베라주스	20g
캐모마일 워터	10g
유카추출물(yucca ext)	15g
비누풀추출물(soapwort ext)	10g

B(수상 혼합재료)

천연베타인(natural betaine)	10g
이디티에이(EDTA)	0.5g
구아검(guar gum)	1g
구연산	2g

C(계면활성제 성분들)

포타슘 코코일 글리시에이트	40g
코코아미도프로필 베타인	15g
데실글루코오스	20g
다이아폰케이(diapon-K)	10g
피이지 150 디스티아레이트	8g

D(기능성 재료들)

윗 프로틴(wheat protein)	3g
자몽씨추출물(GSE)	13g

E(오일계열)

비타민E	2g
팔마로사 에센셜오일	10방울
라벤더 에센셜오일	20방울
레몬 에센셜오일	10방울
오렌지 에센셜오일	5방울

만드는 방법

① A의 워터계열들을 계량하여 30~40℃ 정도가 되도록 약하게 가열합니다.
② ①의 재료에 B의 혼합재료들을 넣고 고루 잘 섞어줍니다.
③ C의 계면활성제를 계량하여 ②의 재료에 섞어서 균일화시켜줍니다.
④ D의 기능성 첨가제들을 ③의 과정에 넣고 고루 잘 섞습니다.
⑤ 오일계열의 재료들을 마저 잘 섞어 균일화시켜주면 됩니다.

알로에베라샴푸는 왜 좋을까요?

레시피 재료의 몇 가지를 제외하면 생색만 내려는 천연이 아니라 진짜 천연 성분들로 대부분을 구성되는 것을 알 수 있습니다. 허브 중에 유용한 비누풀추출물, 유카추출물 등은 사포닌 성분을 지닌 것으로 그 자체가 훌륭한 세정제의 역할을 해 줍니다. 뿐만 아니라 순하고 자극이 적은 성분들로 구성된 본 샴푸만들기는 유아전용으로도 가능하며, 모발 때문에 고민이 많은 성인들이 사용해도 되는 천연샴푸입니다.

두피에 좋은 천연샴푸 만들기
레 시 피

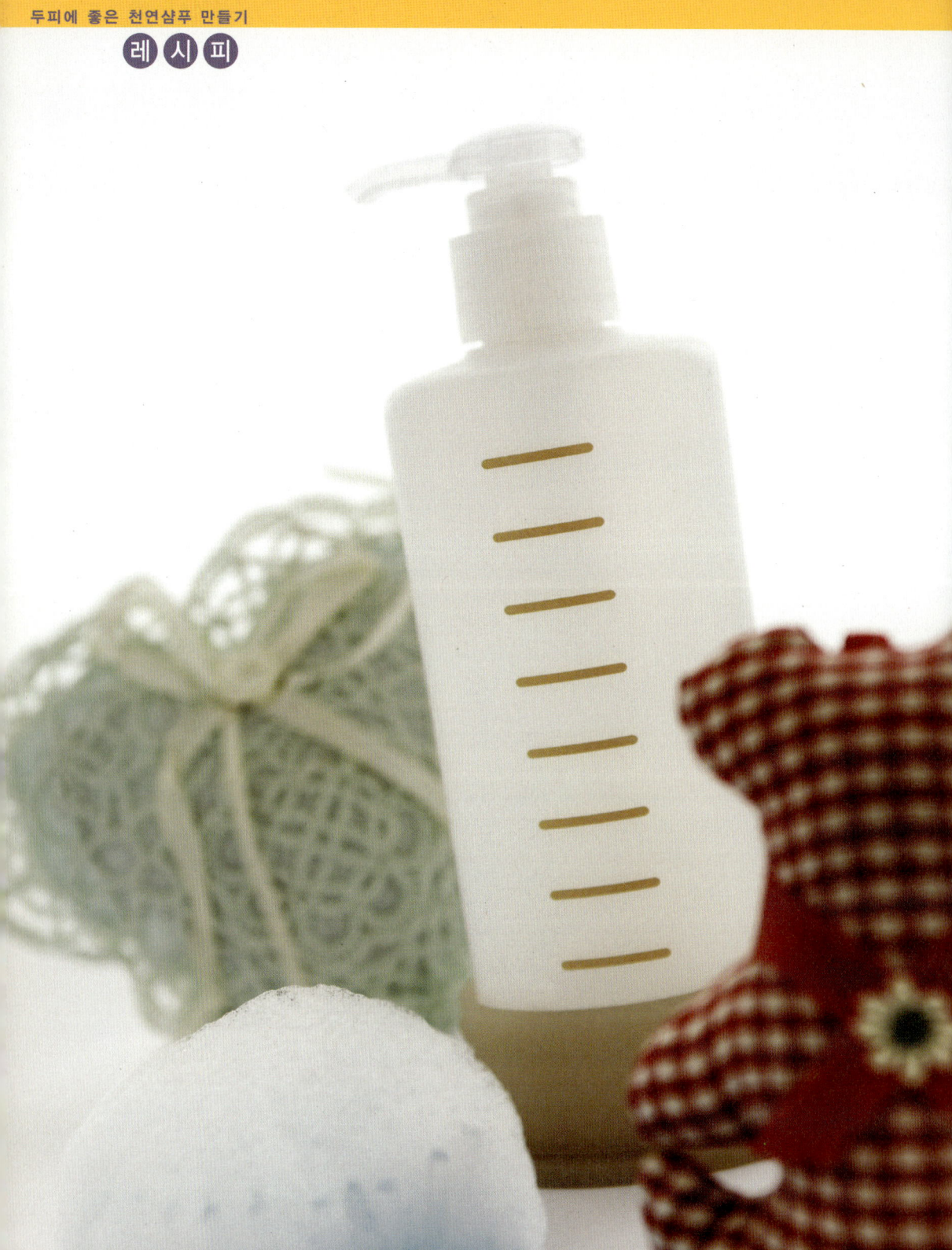

안전한 모발 관리를 위한
호호바샴푸

레시피 소개(200g 기준)

무향샴푸베이스(SLS Free)	190g	윗 프로틴	1㎖
호호바오일	4g	이소플라본	1㎖
마카데미아넛오일	2g	라벤더 에센셜오일	20방울
비타민E	1㎖	레몬 에센셜오일	10방울

만드는 방법

① SLS가 포함되지 않은 무향 샴푸베이스를 계량합니다.
② 오일, 비타민E와 윗프로틴(wheat protein)을 넣고 섞습니다.
③ 위의 과정에 에센셜오일을 섞고 고루 섞어주면 됩니다.

호호바샴푸는 왜 좋을까요?

앞의 과정에서 여러 재료들을 이용하여 천연샴푸를 만드는 과정이 나왔는데 너무 다양하고 많은 재료들로 인해 막상 손을 대기가 어려운 분들을 위하여 쉬운 과정의 샴푸 만들기를 소개합니다. 본 과정은 기성 샴푸의 가장 문제점이라고 할 수 있는 SLS가 포함되지 않은 무향베이스를 이용하여 저자극이면서 사용자가 여러 가지 재료를 추가적으로 선택이 가능한 방법입니다. 무향베이스는 시중의 일반 샴푸들보다는 안전한 성분들로 이루어져 있습니다. 무향베이스에 호호바와 마카데미아넛오일, 비타민E, 윗프로틴(wheat protein)을 첨가하여 모발을 보호해주면서 부드럽게 해줍니다.

두피에 좋은 천연샴푸 만들기
레시피

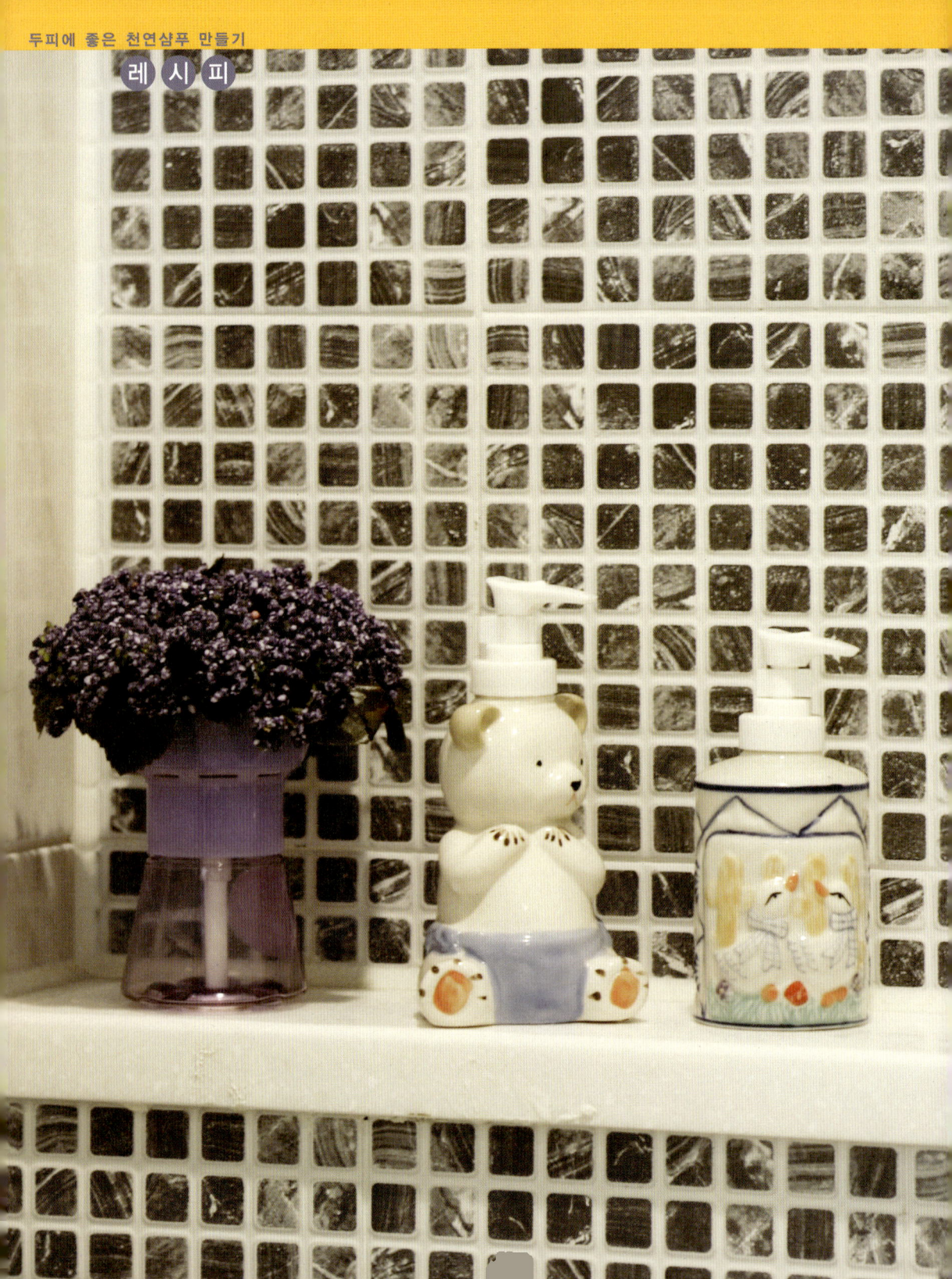

연약한 모발을 건강하게!
카멜리아샴푸

레시피 소개(200g 기준)

무향샴푸베이스(SLS Free)	190g	라벤더 에센셜오일	20방울
카멜리아오일(동백오일)	3g	캐모마일 에센셜오일	5방울
카렌둘라오일	3g	클라리세이지 에센셜오일	5방울
황금추출물	3g	시더우드 에센셜오일	5방울

만드는 방법

① SLS가 포함되지 않은 무향 샴푸베이스를 계량합니다.

② 오일과 황금추출물을 넣고 섞습니다.

③ 위의 과정에 에센셜오일을 섞고 고루 섞어주면 됩니다.

카멜리아샴푸는 왜 좋을까요?

본 과정은 기성 샴푸의 가장 문제점이라고 할 수 있는 SLS가 포함되지 않은 무향베이스를 이용하여 저자극이면서 간단하게 사용자가 좋은 성분들을 추가적으로 넣을 수 있는 방법입니다. 이러한 무향베이스에 모발을 보호해주며 건강하게 해주는 카멜리아오일(동백오일)과 카렌둘라오일, 황금추출물, 캐모마일과 세이지 에센셜오일을 첨가하여 민감하고 손상된 모발을 정돈시켜주며 모발을 건강하고 생기있게 해 줄 것입니다.

두피에 좋은 천연린스 만들기
레시피

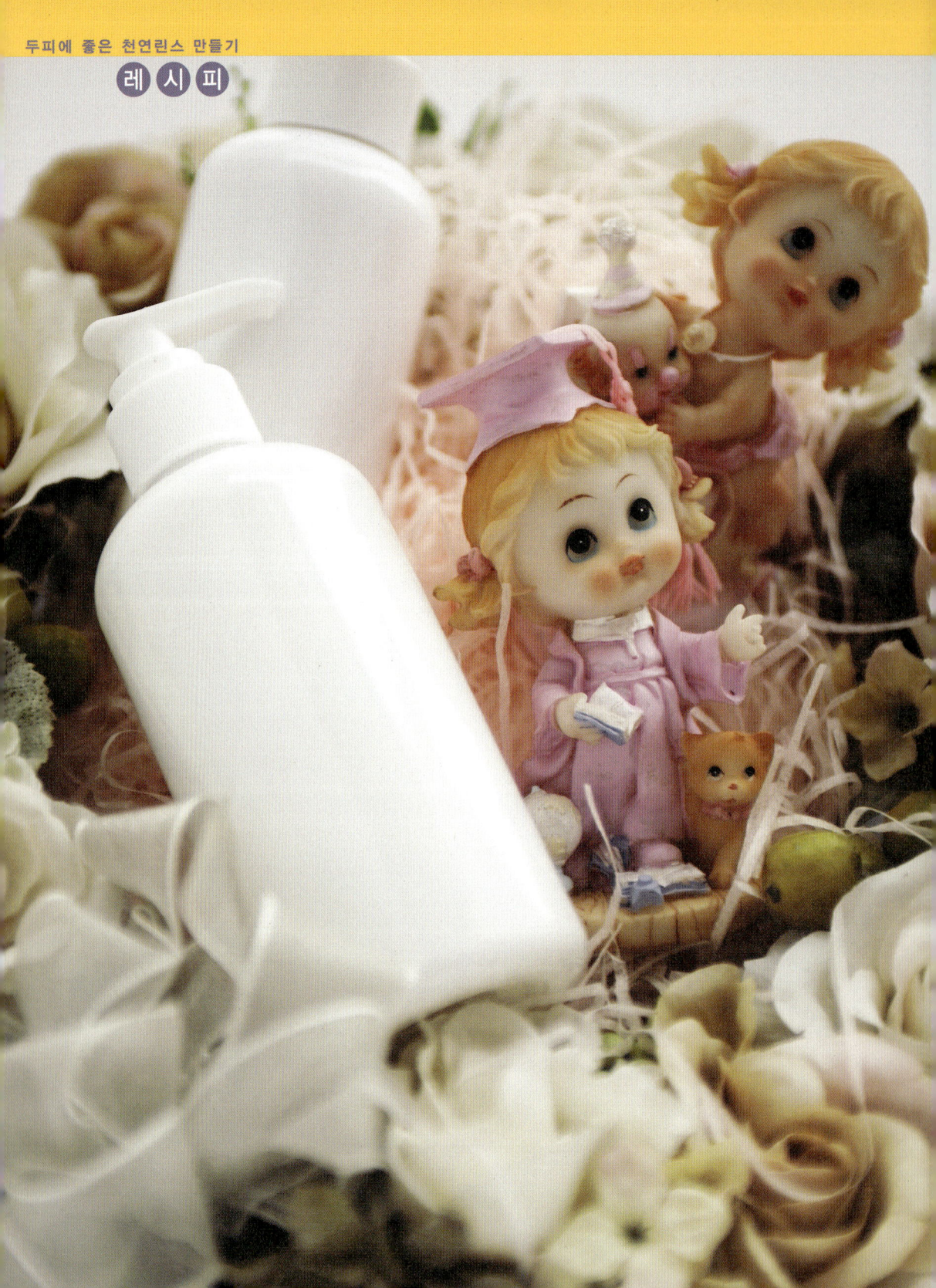

우리아이 전용 베이직천연린스

레시피 소개(200g 기준)

A(워터계열 및 혼합재료)

정제수	150g
염화스테아릴트리메틸암모늄	5g
천연베타인	3g
글리세린	5g

B(오일계열)

세틸알콜	3g
올리브유화 왁스	10g
밍크오일	3g
스쿠알란	5g

C(에센셜오일과 첨가물)

자몽씨추출물(GSE)	10g
비타민E	2g
라벤더 에센셜오일	20방울
레몬 에센셜오일	10방울
클라리세이지 에센셜오일	4방울
일랑일랑 에센셜오일	2방울

* 만드는 방법은 II장 천연화장품의 크림·로션 만들기와 동일한 과정으로 진행됩니다.

만드는 방법

① A의 워터계열들을 계량하여 65~70℃ 정도가 되도록 가열합니다.
② B의 오일계열을 계량하여 65~70℃로 고루 가열합니다.
③ A와 B를 섞어 주걱과 미니핸드블렌더로 빠르게 저어줍니다.
④ ③의 재료가 일반 린스의 점도가 될 때까지 저어줍니다.
⑤ C의 재료들을 넣어 혼합시킨 후 용기에 담아 사용합니다.

베이직천연린스는 왜 좋을까요?

천연 헤어린스는 모발을 매끄럽게 해 빗질이 잘 되도록 도와줍니다. 겨울철 쉽게 발생하는 정전기를 방지해 주고 모발을 보호하며 자연스러운 광택을 더해줍니다. 더불어 샴푸 후 제거되지 않은 계면활성제 성분을 중화시켜 줍니다.

두피에 좋은 천연린스 만들기
레시피

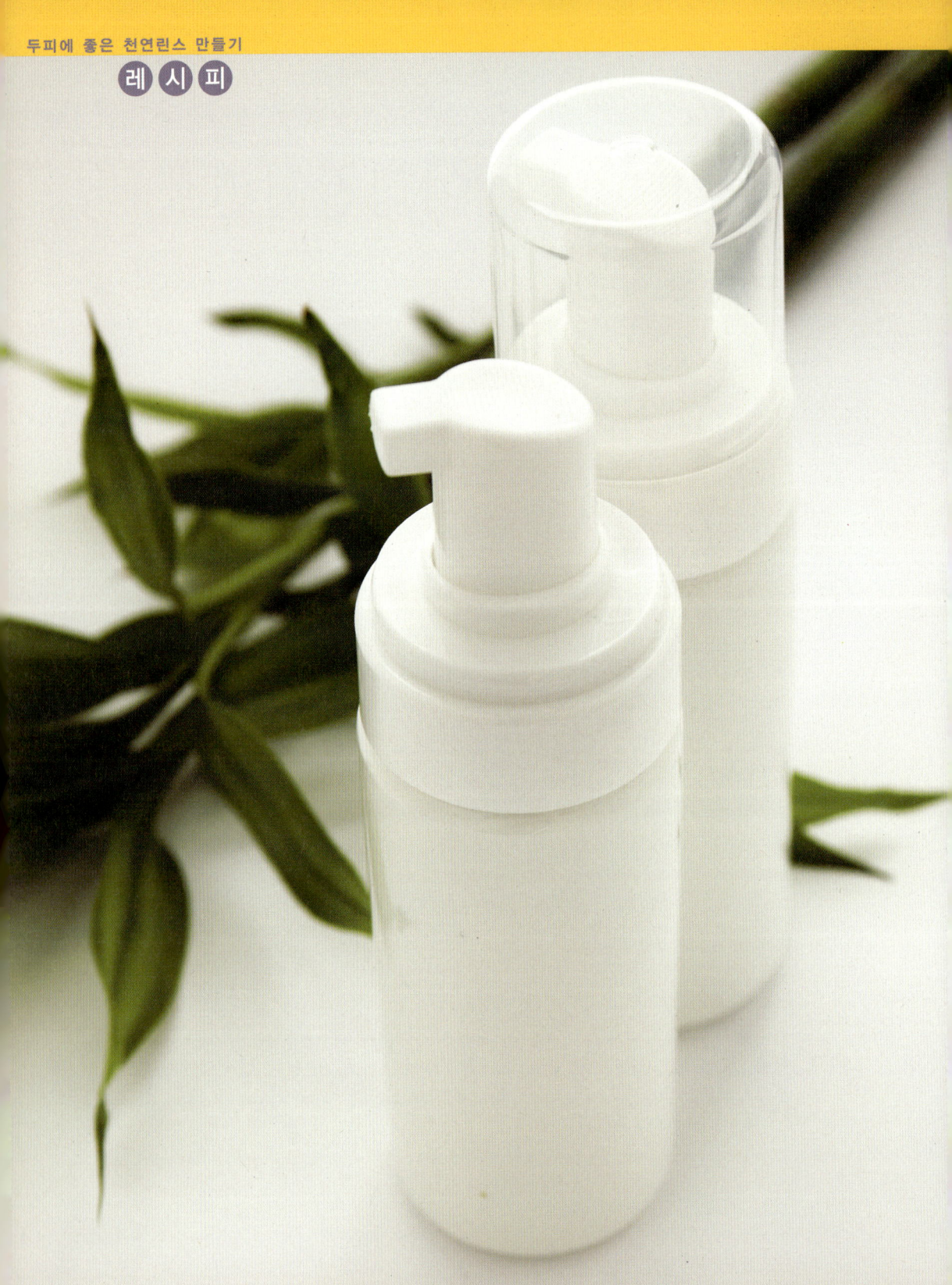

머리카락을 생동감 넘치고 탄력있게
비타민린스

레시피 소개(200g 기준)

무향린스베이스(SLS Free)	190g	라벤더 에센셜오일	20방울
호호바오일	3g	라임 에센셜오일	5방울
마카데미아넛오일	3g	로즈마리 에센셜오일	5방울
비타민E	3g	일랑일랑 에센셜오일	2방울
스쿠알란	2g		

만드는 방법

① SLS가 포함되지 않은 무향린스베이스를 계량합니다.
② 오일, 비타민E와 스쿠알란을 넣고 섞습니다.
③ 위의 과정에 에센셜오일을 섞고 고루 섞어주면 됩니다.

비타민린스는 왜 좋을까요?

본 과정은 SLS가 포함되지 않은 무향린스베이스를 이용하여 저자극이면서 사용자가 좋은 성분들을 간단하게 추가적으로 넣을 수 있는 방법입니다. 무향린스베이스에 호호바오일과 마카데미아넛오일, 비타민E와 스쿠알렌을 첨가하여 샴푸 후 건조해지고 푸석해진 머릿결을 생동감 있고 탄력있는 모발로 부드럽게 가꾸어줍니다. 또한 모발에 영양을 공급해주어 건강하고 윤기있는 모발로 만들어 줍니다.

두피에 좋은 천연린스 만들기
레시피

손상되고 민감한 모발을 위한
밍크오일린스

레시피 소개(200g 기준)

무향린스베이스(SLS Free)	200g	라벤더 에센셜오일	20방울
밍크오일	5g	캐모마일 에센셜오일	10방울
호호바오일	3g	클라리세이지 에센셜오일	5방울
햄프씨드오일	5g		
고투콜라추출물	5g		

만드는 방법

① SLS가 포함되지 않은 무향린스베이스를 계량합니다.
② 오일과 고투콜라추출물을 넣고 잘 섞어줍니다.
③ 위의 과정에 에센셜오일을 섞고 고루 섞어주면 됩니다.

밍크오일린스는 왜 좋을까요?

본 과정은 SLS가 포함되지 않은 무향린스베이스를 이용하여 저자극이면서 간단하게 사용자가 좋은 성분들을 추가적으로 넣을 수 있는 방법입니다. 무향린스베이스에 특히 콘디셔닝 효과가 좋은 밍크오일과 햄프씨드오일을 첨가하여 모발에 윤기와 부드러움을 더해주는 레시피입니다. 밍크오일은 피부병이 없으며 상처치유능력이 있다고 하여 손상된 모발이나, 민감한 모발도 건강하고 모발을 부드럽게 가꾸어줍니다.

목욕을 즐겁게! 바스 소품 만들기
레시피

목욕을 놀이처럼!
로즈꽃잎 바스붐

레시피 소개(2개 기준)

베이킹소다(중조)	100g	글리세린	10㎖
콘스터치	50g	라벤더 에센셜오일	20방울
구연산	50g	스윗오렌지 에센셜오일	10방울
보드카	10㎖	핑크클레이(선택)	1/2티스푼
		로즈꽃잎(선택)	1/2티스푼

만드는 방법

① 베이킹소다, 콘스터치, 구연산을 그릇에 넣고 고루 섞습니다.
② 클레이와 허브꽃잎 등을 적당량 첨가합니다. 보드카, 글리세린, 에센셜오일을 스프레이 용기에 같이 담아 몇 차례 스프레이 해 줍니다.
③ 뭉치기 시작하면 준비된 반구 사이즈보다 약간 더 큰 상태로 볼을 만들어 꽉 주물러 뭉칩니다.
④ ③에서 만든 볼을 양쪽의 반구 안에 넣고 양쪽에서 힘껏 꽉 누릅니다.
⑤ 반구에서 조심스레 빼내어서 몇 시간 건조시켜 사용합니다.

┤ 로즈꽃잎 바스붐은 왜 좋을까요? ├

욕조에 둥그런 알사탕을 넣으면 보글보글 거품을 내는 바스붐(bath bomb)을 본 적이 있을 것입니다. 바스붐은 거품이 마치 폭탄(bomb)처럼 발생한다고 하여 붙여진 이름입니다. 보글보글 거품과 함께 장미꽃잎이나 다른 허브들이 물 위로 떠오르는 장면은 퍽이나 신기하지요? 특히 바스붐은 아이들에게 인기가 많아 목욕 시 아이들의 즐거운 놀이기구가 됩니다. 또한 보통 수돗물이 경수(센물)인데 반해 바스붐을 사용하면 물을 연수로 바꾸어주어 피부를 더욱 부드럽고 매끈하게 만들어 줍니다.

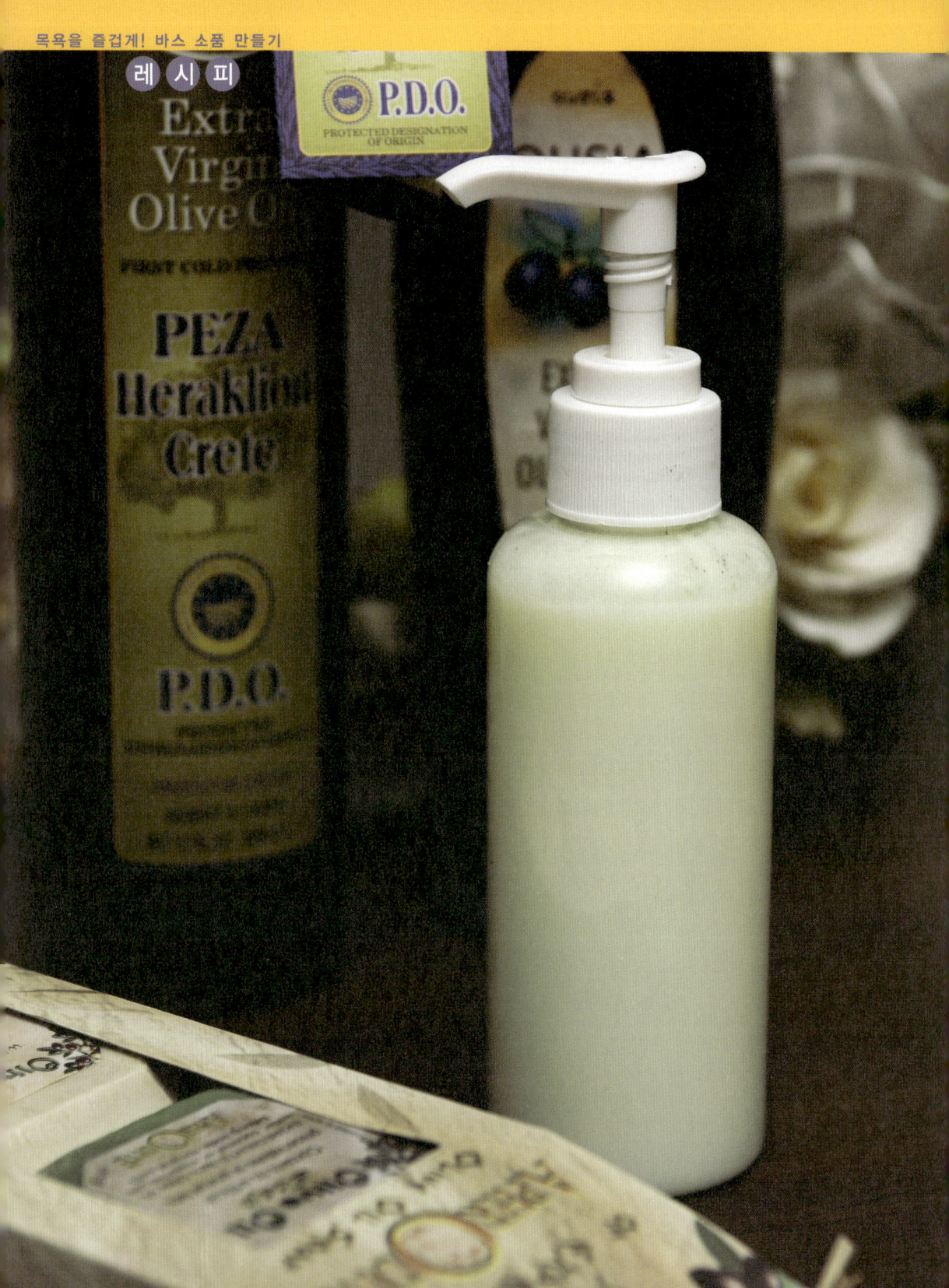

아이 피부를 부드럽게 지켜주는
밍크오일 바블바스

레시피 소개(200g 기준)

무향바블바스베이스(SLS Free)	190g	라벤더 에센셜오일	20방울
밍크오일	7g	팔마로사 에센셜오일	5방울
마카데미아넛오일	3g	스윗오렌지 에센셜오일	5방울
비타민E	2g		
스쿠알란	1g		

만드는 방법

① SLS가 포함되지 않은 무향베이스를 계량합니다.
② 오일, 비타민E와 스쿠알란을 넣고 섞습니다.
③ 위의 과정에 에센셜오일을 섞고 고루 섞어주면 됩니다.

> **밍크오일 바블바스는 왜 좋을까요?**
>
> 본 과정은 SLS가 포함되지 않은 무향바블바스베이스를 이용하여 저자극이면서 사용자가 좋은 성분들을 간단하게 추가적으로 넣을 수 있는 방법입니다. 무향바블바스베이스에 밍크오일과 마카데미아넛오일, 비타민E와 스쿠알란을 첨가하여 거품이 한층 부드럽고 피부에 유연효과를 줄것입니다.

목욕을 즐겁게! 바스 소품 만들기
레시피

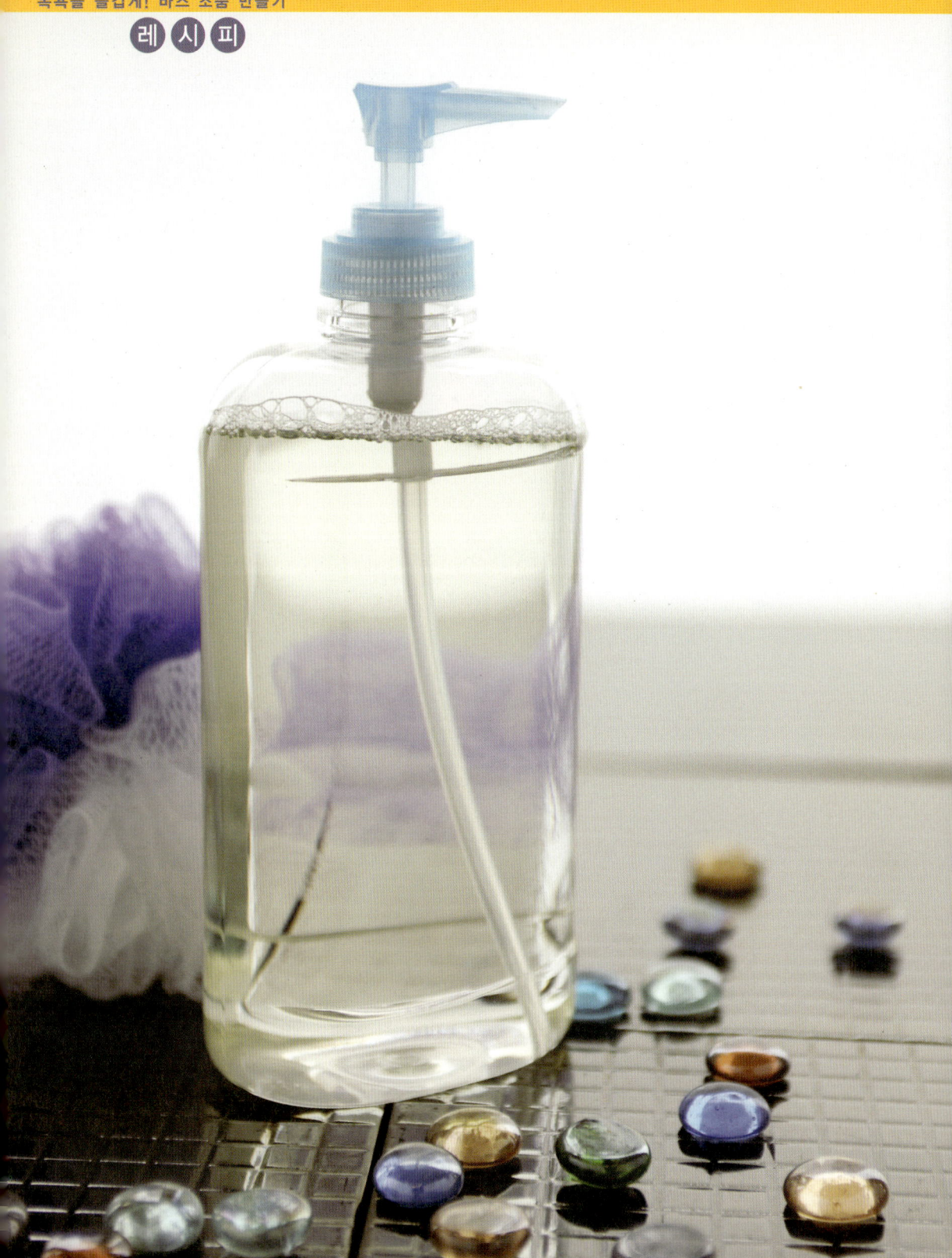

샤워를 가볍고 상쾌하게!
로즈힙 샤워젤

레시피 소개(200g 기준)

무향샤워젤베이스(SLS Free)	185g
로즈힙오일	5g
메도우폼씨드오일	5g
햄프씨드오일	5g
라벤더 에센셜오일	20방울
캐모마일 에센셜오일	10방울
클라리세이지 에센셜오일	5방울

만드는 방법

① SLS가 포함되지 않은 무향베이스를 계량합니다.
② 오일들을 넣고 잘 섞습니다.
③ 위의 과정에 에센셜오일을 섞고 고루 섞어주면 됩니다.

로즈힙 샤워젤은 왜 좋을까요?

본 과정은 SLS가 포함되지 않은 무향샤워젤베이스를 이용하여 저자극이면서 사용자가 좋은 성분들을 간단하게 추가적으로 넣을 수 있는 방법입니다. 무향샤워젤베이스에 로즈힙오일과 메도우폼씨드오일, 햄프씨드오일을 첨가하여 샤워 후 날아갈 듯이 가볍고 산뜻한 기분을 느낄 수 있을 것입니다. 끈적임 없이 개운하고 산뜻한 느낌을 피부에 주도록 하였습니다.

목욕을 즐겁게! 바스 소품 만들기
레시피

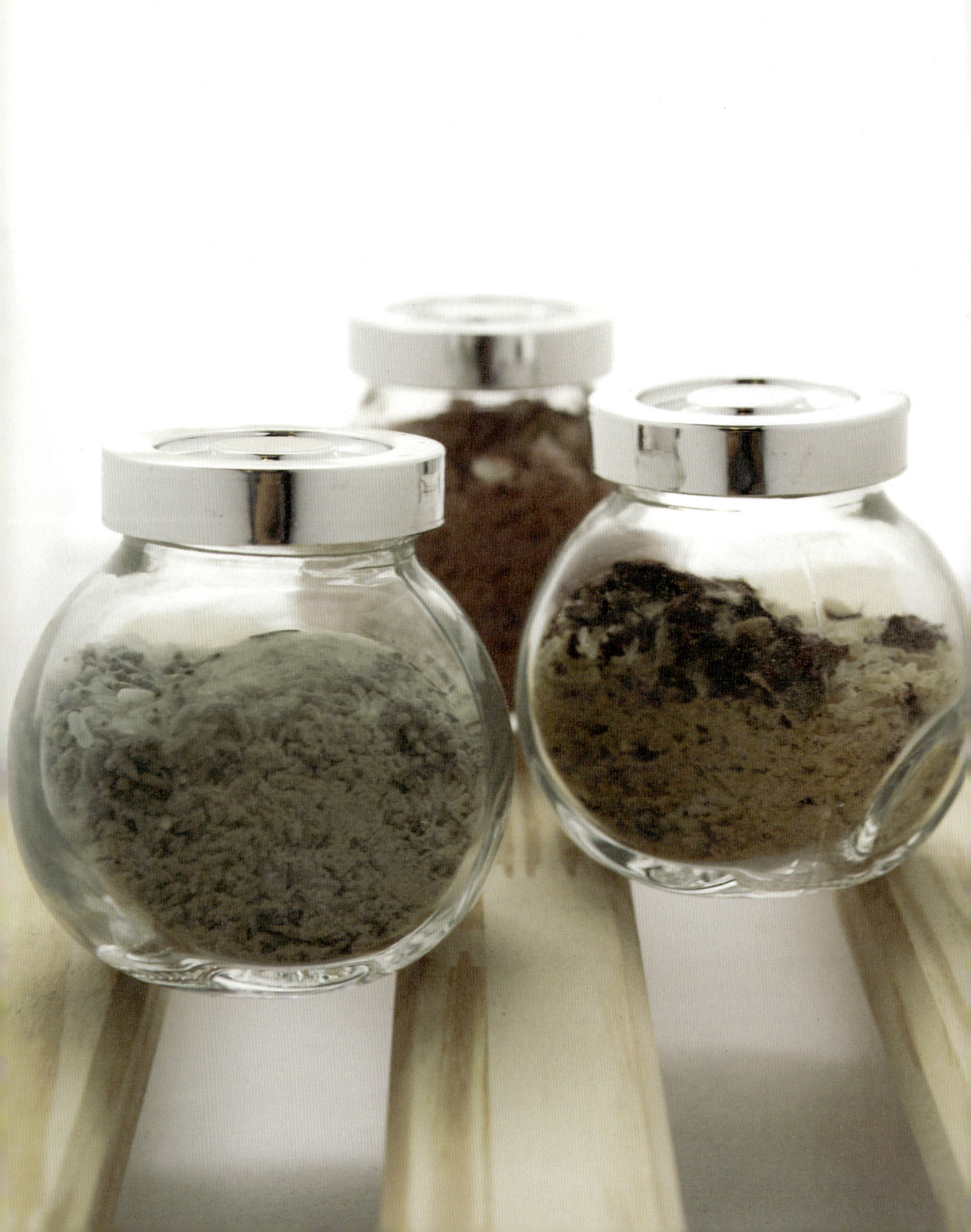

아토피, 민감성 피부를 위한
캐모마일 바스솔트

레시피 소개(100g 기준)

엡솜솔트	80g	라벤더 에센셜오일	10방울
핑크 클레이	3g	캐모마일 에센셜오일	10방울
베이킹소다	15g		
캐모마일 꽃잎	1g		

만드는 방법

① 엡솜솔트를 계량하여 넓은 용기에 담습니다.

② 베이킹소다와 허브꽃잎을 적당량 소금에 섞어줍니다.

③ 에센셜오일을 선택해서 소금에 떨어뜨린 후 용기에 담습니다

④ 용기를 흔들어서 골고루 섞어 필요시 덜어 사용합니다.

캐모마일 바스솔트는 왜 좋을까요?

소금이 좋다는 건 동서고금에 너무 많이 알려져 있어서 굳이 설명하지 않아도 될 듯합니다. 아로마 제품 중 목욕용 소금으로 주로 사용되는 것은 엡솜(epsom)솔트라고 하는데, 일반 소금보다 미네랄이나 마그네슘의 함유량이 높아 피부미용에도 좋고, 아토피나 민감성 피부, 가려운 피부염 등의 피부병에 효과적이며 신경통·관절염의 통증 완화에도 도움을 줍니다. 1회 소금 사용량은 한 주먹 정도면 적당합니다.

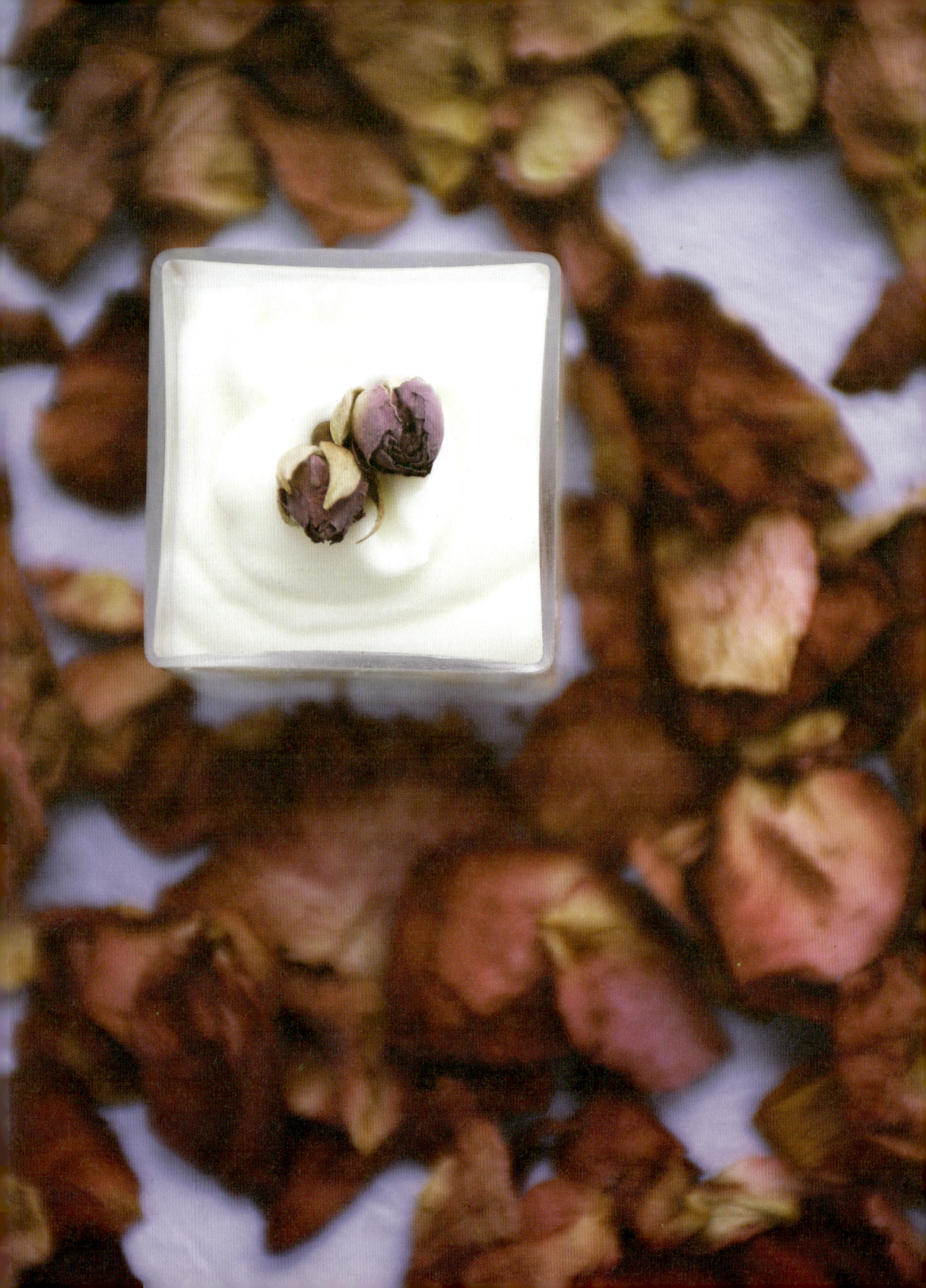

IV
계절용품 및 방향제 만들기

피부는 건강이나 연령 등 내적 요인에 의해서도 변하지만 온도, 습도, 자외선으로 대표되는 계절 요인에도 많은 영향을 받습니다.
봄철의 황사와 여름철의 높은 습도, 가을철의 건조한 바람과 겨울철의 차고 건조한 날씨는 아이들의 피부에 직접적인 악영향을 미칩니다.
각 계절의 특징을 살펴 필요한 계절용품을 천연제품으로 상비해 두고 활용하는 지혜를 발휘해 보는 건 어떨까요?

Spring

건조한 봄 필수 소품 만들기

황사와 자외선을 조심하세요!
봄에는 겨울 내내 위축되었던 모든 생리 기능이 활발해지면서 피부가 과민해지기 쉽습니다. 봄바람과 더불어 자외선의 양이 늘어나면서 얼굴에 잡티가 생길 수 있으므로 주의해야 합니다. 또한 바람, 먼지, 꽃가루 등 외부자극 요인의 증가로 인해 꽃가루 알레르기가 있는 경우 재채기, 콧물과 함께 눈이 가렵고 피부에 발진이 돋기도 합니다. 왕성한 피지선의 활동으로 여드름이 생기거나 악화되는 경우도 있으므로 피부에 자극을 주지 않도록 합니다.

봄철 우리아이 피부 처방전

청결한 겨울에 외부로부터 체온을 빼앗기지 않기 위해 거의 닫혀 있던 땀샘이 본격적인 활동을 벌이기 시작하고 땀구멍과 기름샘이 열리면서 땀과 기름이 활발하게 배출됩니다.

하지만 피부의 생명활동과 달리 외부 조건은 열린 피부에 그리 좋지 않습니다. 바람과 꽃가루, 그리고 황사 등 먼지에 연약한 아이피부는 그대로 노출됩니다.

피부를 자극하는 환경적인 요인이 자칫 봄철의 피부를 거칠어지게 만들 수 있으니 각별히 주의해야겠지요. 봄이라는 특수한 환경에서 연약한 피부를 보호하기 위해서는 무엇보다 청결에 신경을 써야 합니다.

봄 햇볕이 의외로 따갑기 때문입니다. 옛 속담에 며느리는 봄볕에 내보내고, 딸은 가을볕에 내보낸다는 말이 있습니다. 자외선을 피부에 직접 쬐이게 되면 강한 자극 요인으로 작용할 수 있으므로 주의해야 합니다. 또한 봄에는 여러 가지 꽃가루와 먼지가 공기 중에 날아다니다가 열려 있는 피부의 땀샘과 기름샘으로 침투하기 쉽기 때문에 여드름 같은 트러블이 발생하기도 합니다.

마지막으로 해를 거듭해 그 정도가 심해지는 황사와 건조한 바람은 봄철 아이피부의 최대 적이라고 할 수 있습니다. 손과 발에 보습제를 충분히 발라주고 터서 갈라지기 쉬운 입술 보호를 위해 립밤을 사용하는 것도 좋습니다.

립밤 · 연고 만들기

립밤(lip balm)과 연고, 풋밤 등은 모두 지용성재료를 기반으로 만들어지며, 부드러운 오일과 단단한 경화제(왁스 등)를 결합시킨 중간물질입니다. 립밤은 건조해 갈라지기 쉬운 입술을 보호하고, 연고는 호흡기순환이나 통증완화 등에 효과가 있습니다. 연고와 립밤은 식물성오일과 보습과 부드러움을 위한 식물성버터, 굳게 해주는 왁스(wax) 이렇게 3가지의 기본 재료에 에센셜오일을 넣어서 원하는 목적의 제품을 만들게 됩니다.

립밤과 연고의 재료별 특성

재료의 구분	구성비율 (%)	상태 및 역할	대표 재료
식물성오일(액상)	50~70	유연하게 하는 역할	호호바 · 스윗아몬드 · 아보카도오일 外 다수
식물성버터(버터)	20~30	보습, 완충 역할	세어버터, 코코아버터, 망고버터, 알로에버터
왁스류(고체)	10~25	굳게 하는 역할	밀랍, 칸데릴라 왁스, 카르나우바 왁스

도구

1 파이렉스 용기 2개

2 전자저울

3 핫플레이트(혹은 전자렌지)

4 스틱

5 립밤 혹은 연고 용기

6 온도계

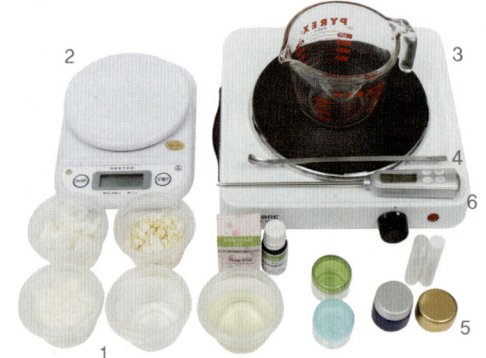

립밤·연고 레시피 따라하기

1 재료 계량하기 오일계열(경화재료 포함)들을 각각 계량하여 비커에 담습니다.

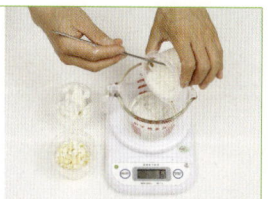

2 가열하기 ①의 재료들을 핫플레이트를 이용하여 약 65~70℃로 가열합니다. 이 때 밀랍이 완전히 녹았는지 확인합니다.

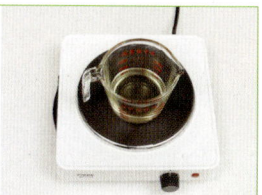

3 첨가물 넣기 재료들이 균일하게 녹은 후 55~60℃ 정도로 식으면 첨가물과 에센셜오일을 넣고 조금 더 저어줍니다.

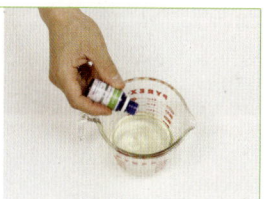

4 용기에 담기 녹인 재료들이 굳기 전에 ③의 재료를 립밤(연고) 용기에 부어 용기 안에서 굳힙니다.

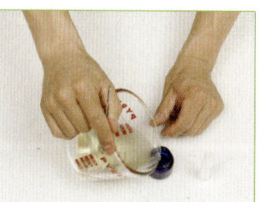

Special Point

* 립밤이나 연고는 60℃ 미만으로 내려가면 굳어지기 시작합니다. 에센셜오일의 휘발(손실)양을 감안하여 필요한 양보다 1.5배 정도의 오일을 더 넣어주어야 합니다.
* 3단계에서 향을 위해서 플러버오일을 첨가하거나 지용성 색소를 첨가할 수 있습니다.
* 대부분 립밤 용기는 10~30g 안팎이므로 용기에 맞춰 비율을 수정하여 만들면 됩니다.
* 세어버터 대용으로 망고버터나 알로에버터를 사용할 수 있습니다.

건조한 봄 필수 소품 만들기
레시피

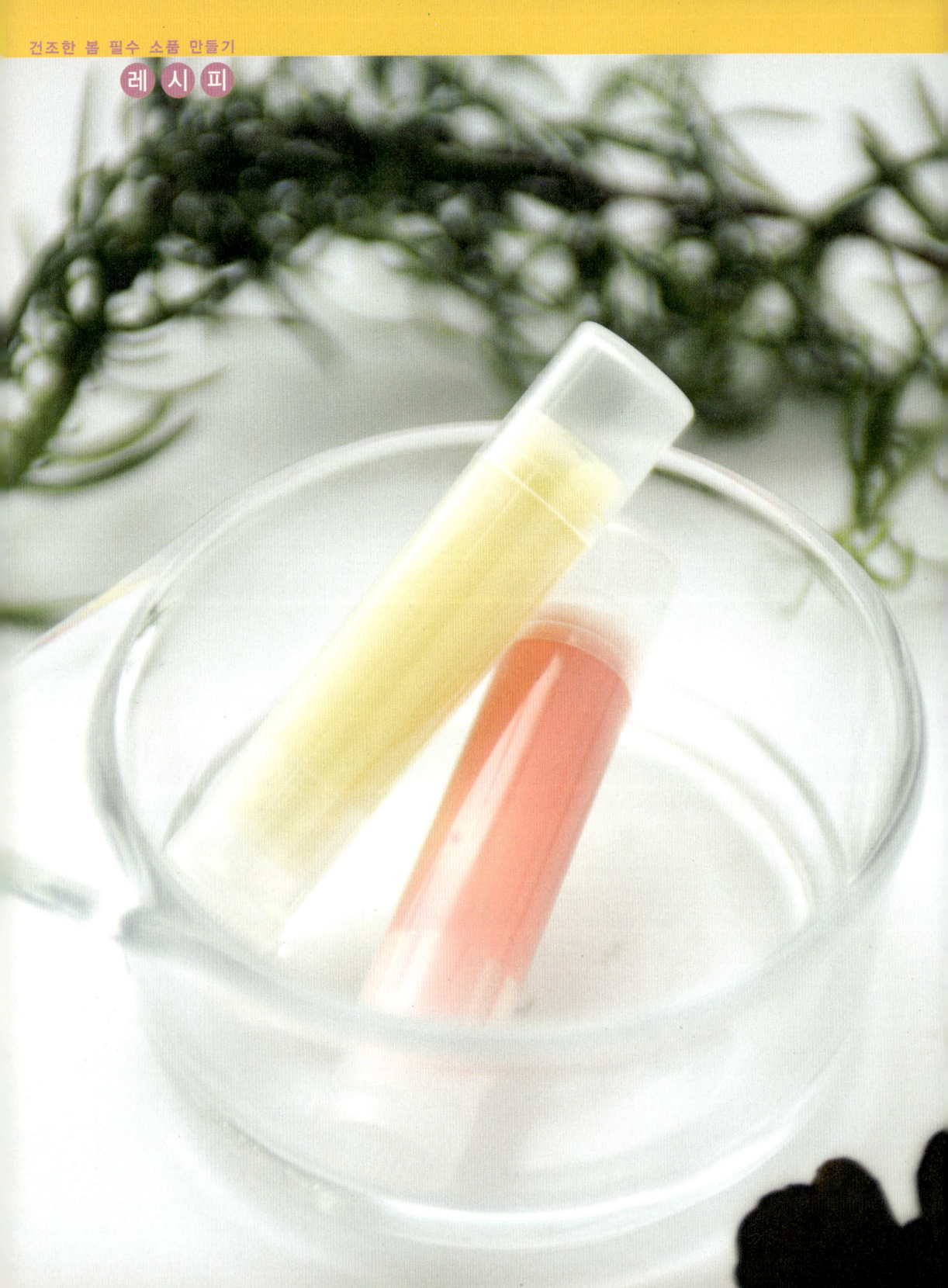

입술을 촉촉하게 지켜주는
세어버터 립밤

레서피 소개(100g 기준)

오일계열

햄프씨드오일	15g
스윗아몬드오일	30g

경화재료(버터와 밀랍)

세어버터	32g
밀랍	20g

에센셜오일과 첨가물

비타민E	1g
라벤더 에센셜오일	5방울
오렌지 에센셜오일	10방울
레몬 에센셜오일	10방울
스피아민트 에센셜오일	5방울

만드는 방법

① 오일계열의 재료와 밀랍과 세어버터를 계량합니다.
② 위의 재료들을 파이렉스 용기에 넣어 핫플레이트로 서서히 가열합니다.
③ 균일하게 녹으면 약간 식힌 다음 60℃ 정도에서 에센셜오일과 첨가제를 넣어줍니다.
④ 립밤 용기에 조심스레 담아서 식힙니다.

＊녹인 립밤베이스는 60℃ 이하로 내려가면 굳기 시작하는데, 굳기 전에 용기에 담아야 깔끔하게 마무리됩니다.

세어버터 립밤은 왜 좋을까요?

립밤(Lip Balm)과 연고, 풋밤 등은 모두 기름에 잘 녹는 지용성재료로 만들어집니다. 피부 전체가 아닌 특정부위를 목적으로 사용합니다. 립밤은 입술의 보호와 촉촉함, 보습 등을 목적으로 만들어지기 때문에 입술에 사용하기 적당한 재료들을 사용해야 하며, 특히 아이들을 위한 용품은 적은 양이지만 먹을 수도 있다는 전제하에 재료를 선택해야 하겠습니다.

재료는 식물성 오일과 버터를 선택했습니다. 또한 향(에센셜오일)도 너무 자극적이지 않으면서 가급적 달콤하고 상큼한 감귤(시트러스, citrus) 계열의 오일들을 골랐습니다. 건조해지기 쉬운 시기에 우리아이 입술을 늘 촉촉하고 윤기있게 지켜주세요.

건조한 봄 필수 소품 만들기
레 시 피

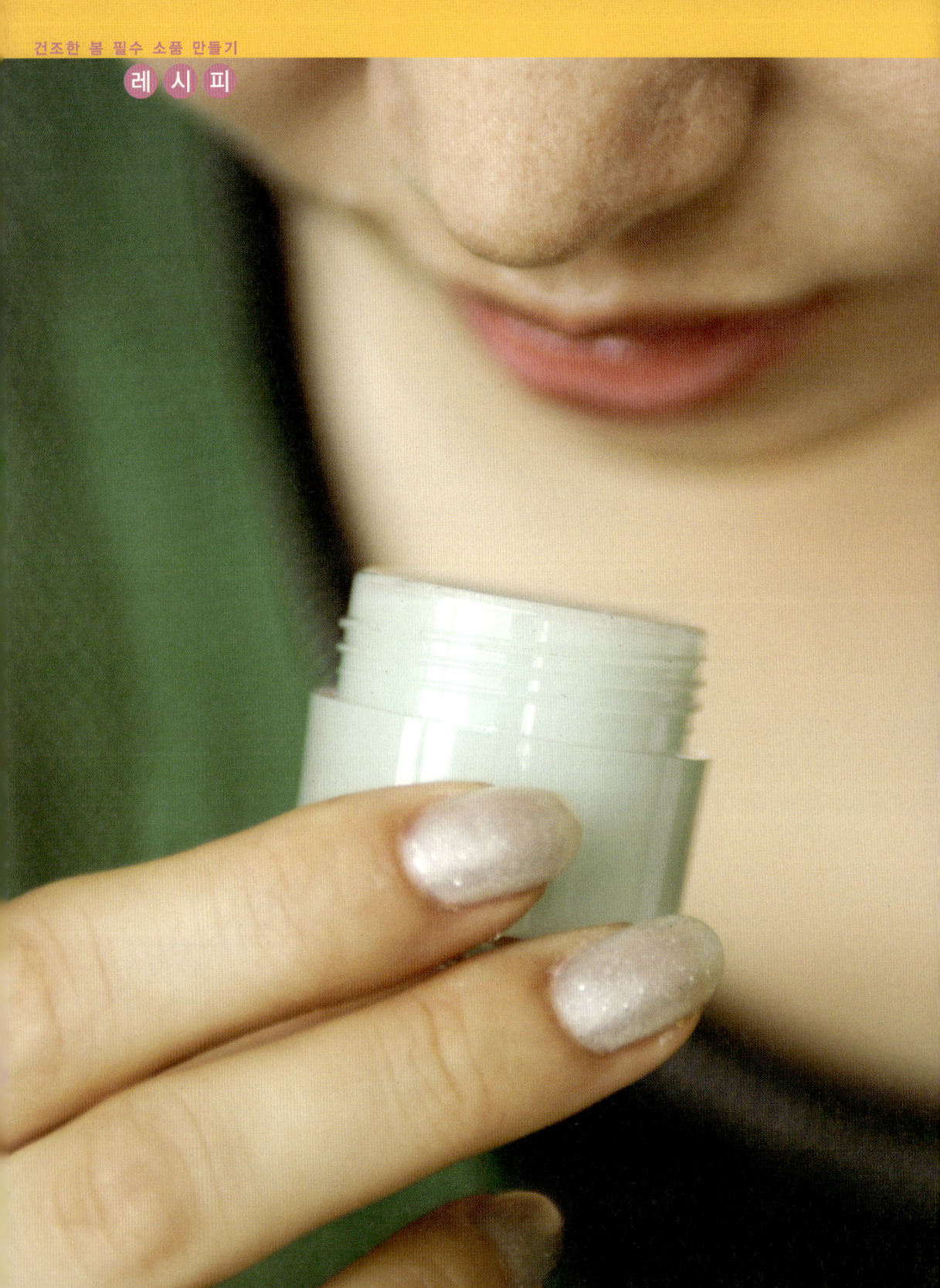

코막힘을 막아주는
유칼립투스 연고

레시피 소개(100g 기준)

오일계열

호호바오일	20g
스윗아몬드오일	20g
달맞이꽃종자오일	10g

경화재료(밀랍과 버터)

코코아버터	30g
밀랍	18g

에센셜오일과 첨가물

비타민E	1g
라벤더 에센셜오일	10방울
유칼립투스 에센셜오일	13방울
페퍼민트 에센셜오일	7방울

만드는 방법

① 오일계열의 재료와 밀랍과 식물성버터(코코아버터)를 계량합니다.
② 위의 재료들을 파이렉스 용기에 넣어 핫플레이트로 서서히 가열합니다.
③ 균일하게 녹으면 약간 식힌 다음 60℃ 정도에서 에센셜오일과 첨가제를 넣어줍니다.
④ 연고용기에 조심스레 담아서 식힙니다.

* 녹인 연고베이스는 60℃ 이하로 내려가면 굳기 시작하는데, 굳기 전에 용기에 담아야 깔끔하게 마무리됩니다.

유칼립투스 연고는 왜 좋을까요?

피부에 잘 스며드는 식물성오일들을 이용하여 천연의 연고베이스를 만들었습니다. 그 다음에 기능적인 도움을 위하여 에센셜오일들을 첨가합니다. 사용되는 유칼립투스(eucalyptus) 에센셜오일과 라벤더오일, 페퍼민트오일은 평소 코막힘이 심하거나 비염, 감기증상이 있는 분들에게 아주 좋습니다. 비염이나 감기 등으로 코가 막혀서 숨쉬기가 어렵고 잠을 제대로 못 자는 아이들의 코 밑이나 목 부위 등에 연고를 조금씩 발라주면 금세 편안하게 잠드는 것을 볼 수 있습니다.

건조한 봄 필수 소품 만들기
레시피

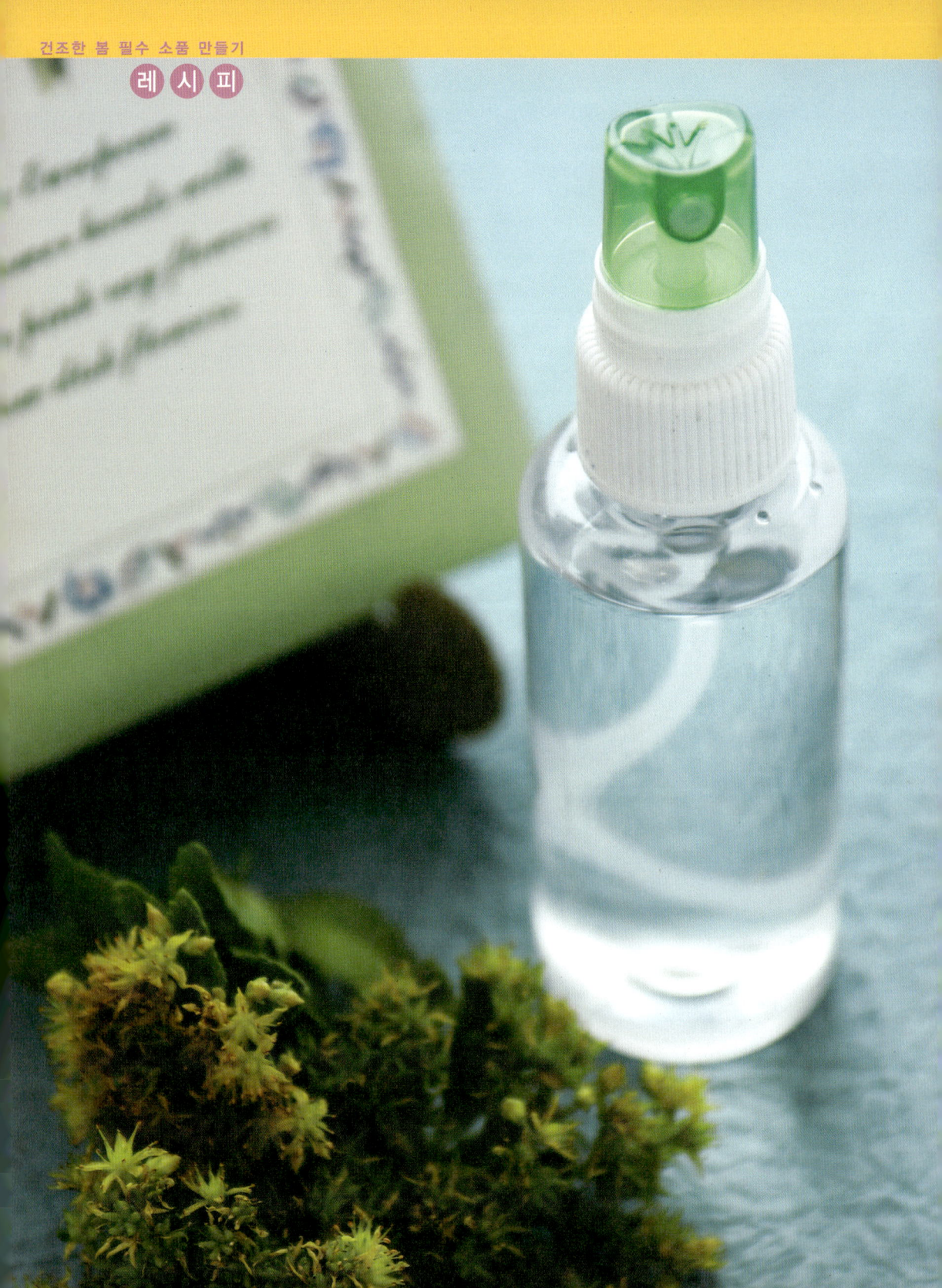

피부 재생을 도와주는
라벤더 스프레이

레시피 소개(100g 기준)

워터계열(수상)

정제수	60g

가용화제

에틸알코올	38g

에센셜오일

비타민E	1㎖
라벤더 에센셜오일	20방울
티트리 에센셜오일	5방울
캐모마일 에센셜오일	5방울

만드는 방법

① 워터계열의 수상재료(수용성)를 파이렉스 용기에 계량합니다.
② 에틸알코올에 에센셜오일을 포함한 오일계열 재료를 넣고 잘 저어서 고루 섞어줍니다.
③ ②의 재료에 ①의 재료를 서서히 부으면서 저어 섞습니다.
④ 준비한 스프레이 용기에 담고 스티커를 붙여 사용합니다.

라벤더 스프레이는 왜 좋을까요?

가장 간단한 재료로 만들 수 있는 스프레이입니다. 에센셜오일이 가진 효과를 피부에 뿌려준다고 생각하시면 됩니다. 앞에서도 여러 번 나왔지만 라벤더와 티트리, 캐모마일은 트러블이 있는 피부나 살균소독이 필요한 부분, 피부를 정상화시키는 데 가장 좋은 에센셜오일입니다. 누구나, 어느 피부에나 안심하고 사용할 수 있습니다.

Summer

끈적이는 여름 필수 소품 만들기

피부자극이 많은 여름, 청결에 주의하세요!
여름철에는 피부 자체의 생리기능은 활발해지지만 자외선이 강하고 기온이 높아 강한 자극에 노출되는 나쁜 조건이 계속됩니다. 피지와 땀의 분비가 많아 피부가 오염되기 쉽습니다. 또한 잦은 목욕과 샤워, 냉방시설로 인해 수분을 많이 빼앗기며 실내·외의 급격한 기온차이로 피부가 쉽게 민감해지기 쉽습니다. 피부가 약해지며 ph가 알칼리성으로 기울어 미생물에 대한 저항력이 약해집니다.

여름철 우리아이 피부 처방전

여름철에는 누구나 땀을 흘리지만 아토피 피부염을 가진 아이들에게 땀은 더욱 더 자극이 됩니다. 염분에 민감하게 반응하기 때문에 가능한 한 땀을 흘리지 않는 환경을 만들어주는 것이 좋으며, 옷도 땀 흡수가 잘 되는 옷으로 얇고 가볍게 입히는 것이 중요합니다.

외출 후에는 샤워를 통해 땀을 씻어줍니다. 그러나 너무 잦은 샤워는 스트레스를 유발할 수도 있으므로 땀을 조금 흘렸을 시에는 물수건으로 닦아주는 것이 좋습니다. 샤워 시에는 비누 없이 물로만 헹궈주는 것이 좋으며 땀이 차기 쉬운 팔꿈치 안쪽이나 무릎 안쪽, 겨드랑이, 목을 신경 써서 닦아주고 땀에 젖은 옷은 바로 갈아 입혀야 합니다.

여름철에는 땀이 흘러 먼지가 피부에 묻기 쉽습니다. 따라서 놀이터에서의 놀이는 자제시키는 것이 좋고, 먼지 묻은 손으로 얼굴을 비비거나 긁으면 세균 감염에 노출될 수 있으니 외출할 때는 반드시 물수건을 챙겨서 가지고 다니도록 합니다. 또 자주 손을 씻는 습관을 들이도록 합니다. 물 스프레이를 써서 얼굴의 열을 낮춰주고, 물수건으로 땀을 닦아내는 것도 좋습니다. 목욕 후 3분 이내에 보습제를 발라 피부를 촉촉하게 만들어 가려움을 덜어주어야 합니다.

끈적이는 여름 필수 소품 만들기
레시피

햇빛 자극을 막아주는
마카데미아넛 선크림

레시피 소개(100g 기준)

<u>오일계열(유상)</u>

호호바오일	15g
마카데미아넛오일	8g
로즈힙오일	8g
스윗아몬드오일	10g
에멀시파잉 왁스	7g (유화제)

<u>워터계열(수상)</u>

정제수	45g

TiO2(분산상)	5g
글리세린	3g

<u>에센셜오일과 첨가물</u>

자몽씨추출물	1g
비타민E	1㎖
라벤더 에센셜오일	20방울
캐모마일 에센셜오일	5방울
페퍼민트 에센셜오일	3방울

* 만드는 방법은 Ⅱ장 천연화장품 만들기의 크림·로션 만들기와 동일한 과정으로 진행됩니다.

만드는 방법

① 오일계열의 재료들을 계량하여 60~70℃ 온도가 될 때까지 가열합니다.
② 유화제(에멀시파잉 왁스)를 60~70℃ 온도로 완전히 녹을 때까지 가열합니다.
③ 워터계열(수상)의 재료들을 계량하여 온도가 65℃까지 가열해줍니다.
④ ①과 ②를 먼저 섞고 ③을 마저 섞어 빠른 속도로 주걱(교반봉)으로 저어줍니다.
⑤ 어느 정도 걸쭉해지기 시작하면 에센셜오일과 첨가물을 넣어 좀 더 저어줍니다.
⑥ 미리 소독된 준비된 용기에 담아 사용합니다.

> **마카데미아넛 선크림은 왜 좋을까요?**
>
> 자외선이 강렬하게 내려쬐는 햇빛에 어린이들은 무방비로 노출되기 쉽습니다. 마카데미아넛(macadamia nut)으로 만든 선크림을 피부에 잘 발라주면 피부 보호는 물론이고 자외선으로부터도 우리아이 피부를 건강하게 지켜 줄 것입니다. TiO2는 티타늄디옥사이드 또는 지당이라고도 불리며 FDA에서 승인된 UVA와 UVB의 파장에 모두 효과가 있는 천연의 자외선 차단재료입니다.

끈적이는 여름 필수 소품 만들기
레시피

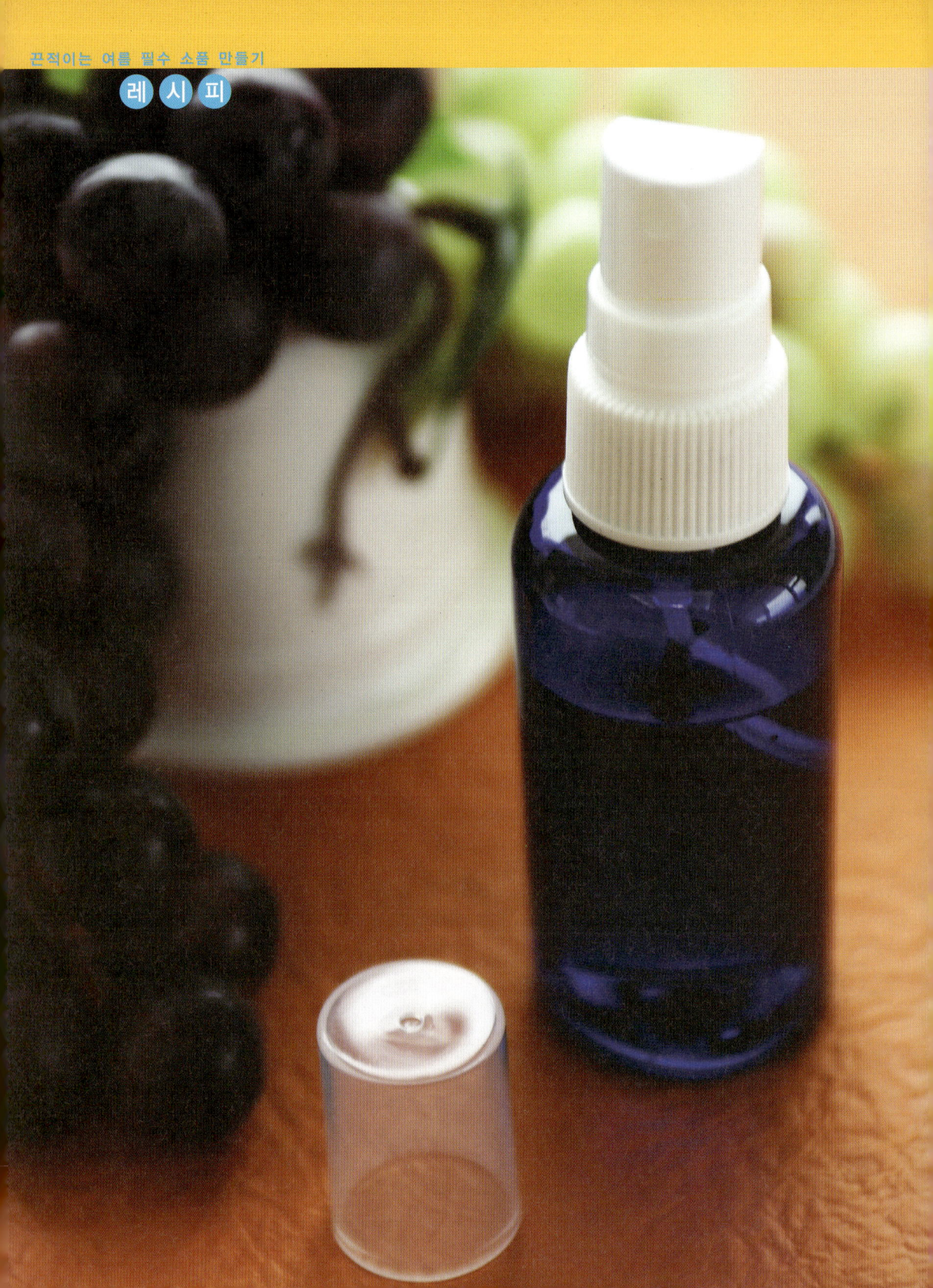

청량감을 더하는
선번용 스프레이

레시피 소개(100g 기준)

워터계열(수상)

라벤더 플로럴 워터	50g
알로에베라주스	10g

가용화제

에틸알코올	38g

에센셜오일과 첨가물

비타민E	1㎖
라벤더 에센셜오일	20방울
캐모마일 에센셜오일	10방울
페퍼민트 에센셜오일	5방울

만드는 방법

① 워터계열의 수상재료(수용성)를 파이렉스 용기에 계량합니다.
② 에틸알코올에 에센셜오일을 포함한 오일계열 재료를 넣고 잘 저어서 고루 섞어줍니다.
③ ②의 재료에 ①의 재료를 서서히 부으면서 저어 섞습니다.
④ 준비한 스프레이 용기에 담고 스티커를 붙여 사용합니다.

> **선번용 스프레이는 왜 좋을까요?**
>
> 알로에베라는 화상이나 햇볕에 탄 피부의 재생에 효과가 좋습니다. 라벤더(lavender) 플로럴워터와 알로에베라를 수상으로 하여 라벤더·캐모마일·페퍼민트 에센셜오일을 배합한 스프레이입니다. 특히 여름철에 사용하기 편하며 시원하고 청량감 있는 천연방향제로도 사용 가능합니다.

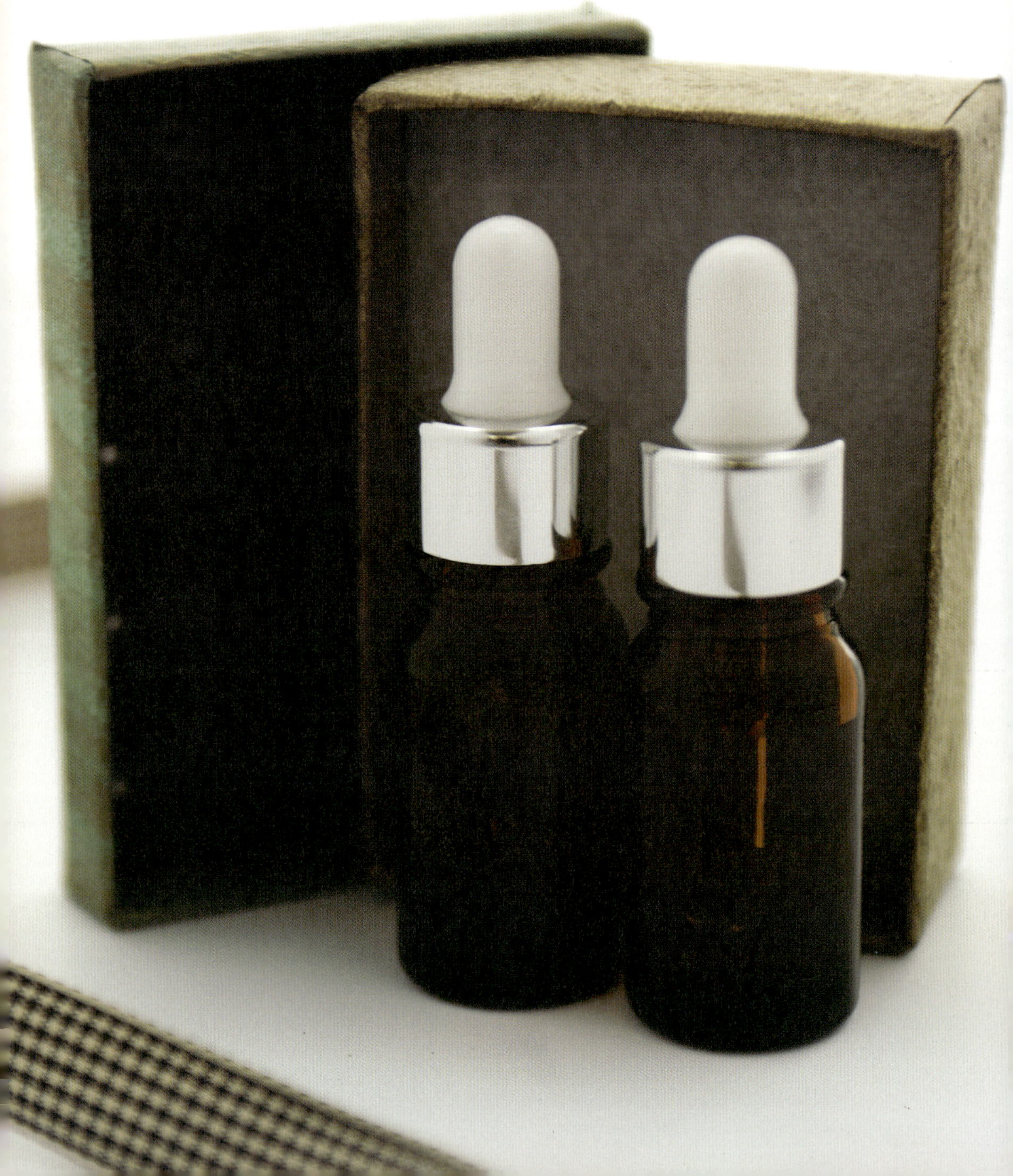

끈적이는 여름 필수 소품 만들기

피부 재생을 도와주는
카렌둘라 마사지오일

레시피 소개(100g 기준)

오일계열(식물성오일)

호호바오일	50㎖
카렌둘라오일	37㎖
참깨오일	10㎖

에센셜오일과 첨가물

비타민E	1㎖
라벤더 에센셜오일	25방울
캐모마일 에센셜오일	15방울

* 재료 중 참깨오일은 참기름이 아니라, 깨에서 냉각압착으로 추출한 Sesame Oil을 말합니다.

만드는 방법

① 식물성오일들을 계량합니다.
② 에센셜오일을 비롯한 첨가제들을 식물성오일에 넣고 고루 저어줍니다.
③ 사용하기 편한 병에 담아 스티커를 붙여 사용하면 됩니다.

카렌둘라 마사지오일은 왜 좋을까요?

식물성오일을 캐리어오일(carrier oil)이라고 부르는데 이는 에센셜오일이 피부의 모공 속에 잘 전달되도록 운반체 역할을 해주기 때문입니다. 에센셜오일이 가진 효과와 장점을 인체에 바로 전달해 주는 방법은 마사지입니다. 호호바, 카렌둘라(calendula) 오일 모두 상처나 문제성 피부에 치료효과를 지닌 오일이며, 라벤더와 캐모마일 오일은 상처의 살균 소독은 물론 피부를 재생시키는 능력이 뛰어납니다. 엄마 손이 약손인데 이왕이면 좋은 효과를 지닌 마사지오일로 만져주면 더 좋겠죠?

끈적이는 여름 필수 소품 만들기
레시피

벌레 안녕~!
시트로넬라 스프레이

레시피 소개(100g 기준)

워터계열(수상)

정제수	50g
님(neem, 천연살충제)	5g

가용화제

에틸알코올	38g

에센셜오일

라벤더 에센셜오일	20방울
제라늄 에센셜오일	10방울
시트로넬라 에센셜오일	20방울
페퍼민트 에센셜오일	10방울

만드는 방법

① 워터계열의 수상재료(수용성)를 파이렉스 용기에 계량합니다.
② 에틸알코올에, 에센셜오일을 포함한 오일계열 재료를 넣고 잘 저어서 고루 섞어줍니다.
③ ②의 재료에 ①의 재료를 서서히 부으면서 저어 섞습니다.
④ 준비한 스프레이 용기에 담고 스티커를 붙여 사용합니다.

시트로넬라 스프레이는 왜 좋을까요?

인도에서 오래 전부터 이용되어 온 님(neem)은 근래에 아토피나 여러 피부트러블을 치료하는 상품들에 접목되어 나오고 있는데, 천연살충제의 용도로도 많이 이용됩니다. 에센셜오일 중에서 시트로넬라(citronella)라는 향은 모기나 곤충들이 특히 싫어하는 향이며, 제라늄(geranium)오일도 모기 기피제로 알려져 있습니다. 산이나 강, 바다에 나갈 때 피부에 적당히 뿌려주면 모기들이 잘 달려들지 않습니다. 단, 눈가에는 뿌리지 않도록 주의하십시오.

Autumn

바람 찬 가을 필수 소품 만들기

건조증이 심해지니 보습상태를 체크하세요!

기온이 떨어지면서 유분과 수분의 밸런스가 쉽게 깨지는데 이러한 상태에서 건조한 가을 공기와 계속 접촉하게 되면 피부는 거칠어지고 쉽게 상하게 됩니다. 흔히 튼다고 해서 아이피부에도 각질이 올라오기 쉬운데요. 적절한 세안으로 불필요한 각질을 제거하고 보습을 통해 찬 공기로부터 피부를 보호해야 합니다.

가을에는 혈액순환과 신진대사가 원활치 않아 피지선의 분선의 분비가 떨어져 피부 건조가 더욱 심해집니다. 겨울이 시작되면 본격화 되는 건조증에 앞서 아이피부의 보습상태를 체크하고 충분히 촉촉한 피부를 만들어 주는 것이 필요합니다.

가을철 우리아이 피부 처방전

가을에는 비늘처럼 생긴 각질이 얼굴을 비롯해 허벅지나 종아리에 생기기 쉽습니다. 저녁식사 후에는 체온이 올라가면서 전신이 가려운 건조증세를 보이기도 합니다.

피부 건조증을 예방하기 위한 가장 좋은 방법은 목욕 습관을 바꾸는 것입니다. 목욕 시 아이들이 목욕탕 속에 오래 들어가 있는 것을 막고 목욕물의 온도는 38~40℃로 20분 이내에 목욕을 마치도록 합니다. 비누는 자극이 적은 것을 택해서 사용하고 때밀이 수건으로 피부를 문지르는 것은 오히려 피부 상태를 악화시킬 수 있으므로 자제하는 것이 좋습니다. 목욕 뒤에는 물기가 남아 있는 상태에서 보습제를 충분히 발라서 수분이 날아가지 않도록 보호해 줍니다.

아파트는 공간이 밀폐되어 난방이 잘 되는 반면 공기가 건조해지기 쉬우므로 가습기를 사용하거나 창문을 열어 환기시키는 것이 좋습니다.

바람찬 가을 필수 소품 만들기
레시피

감기몸살을 예방하는
캐모마일 연고

레시피 소개 (100g 기준)

오일계열 (식물성오일)

호호바오일	28g
스윗아몬드오일	25g

경화재료 (버터와 왁스)

코코아버터	27g
밀랍	19g

에센셜오일과 첨가물

비타민E	1㎖
라벤더 에센셜오일	15방울
캐모마일 에센셜오일	10방울
레몬 에센셜오일	5방울

만드는 방법

① 오일계열의 재료와 밀랍, 식물성버터(코코아버터)를 계량합니다.
② 위의 재료들을 파이렉스 용기에 넣어 핫플레이트로 서서히 가열합니다.
③ 균일하게 녹으면 약간 식힌 다음 60℃ 정도에서 에센셜오일과 첨가제를 넣어줍니다.
④ 연고 용기에 조심스레 담아서 식힙니다.

＊ 녹인 연고베이스는 60℃ 이하로 내려가면 굳기 시작하는데, 굳기 전에 용기에 담아야 깔끔하게 마무리됩니다.

캐모마일 연고는 왜 좋을까요?

아이들은 건조한 계절에 면역력이 떨어지면 감기에 걸리기 십상입니다. 캐모마일과 라벤더 오일이 첨가된 연고로 우리 아이들을 건강하게 지켜주세요. 유아나 어린이에게 가장 안전하게 사용이 가능한 에센셜오일은 라벤더와 캐모마일오일입니다. 소아과에 가장 잘 맞는 오일들이죠. 이 연고는 감기 예방차원에서 수시로 코밑이나 목 등에 조금씩 발라줘도 좋고 감기 등을 앓을 때에 발바닥이나 몸에 발라줘도 좋습니다.

바람찬 가을 필수 소품 만들기
레시피

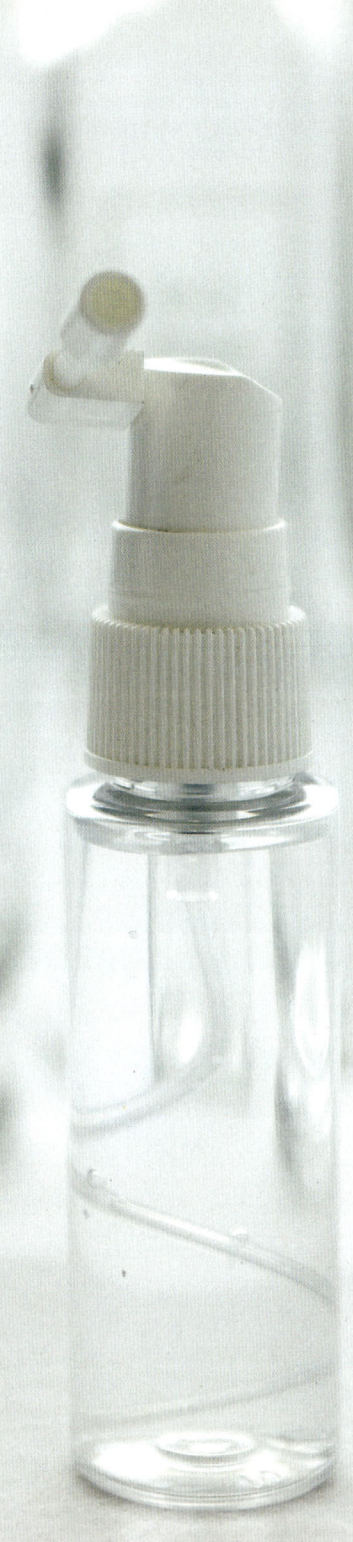

건조한 호흡기를 위한
페퍼민트 스프레이

레시피 소개(100g 기준)

워터계열(수상)	
정제수	60g

가용화제	
에틸알코올	38g

에센셜오일과 첨가물	
유칼립투스 에센셜오일	8방울
페퍼민트 에센셜오일	10방울
버가못 에센셜오일	8방울

만드는 방법

① 정제수를 파이렉스 용기에 계량합니다.
② 에틸알코올에 에센셜오일을 포함한 오일계열 재료를 넣고 잘 저어서 고루 섞어줍니다.
③ ②의 재료에 ①의 재료를 서서히 부으면서 저어 섞습니다.
④ 준비한 스프레이 용기에 담고 스티커를 붙여 사용합니다.

페퍼민트 스프레이는 왜 좋을까요?

외출시나 바깥에 나갔는데 감기나 비염 등으로 코가 막히고 호흡기, 순환기 계통에 문제가 생기면 다른 일에 집중하기가 쉽지 않습니다. 유칼립투스와 페퍼민트오일 등은 코막힘이나 비염 등에 좋습니다. 코 밑에 가볍게 뿌려주면 금방 시원해지며 코가 뻥 뚫리는 효과를 경험하게 됩니다. 건조한 계절에 아이들 옆에 꼭 준비해 두세요. 단, 페퍼민트오일은 눈에는 뿌리지 않도록 주의합니다.

Winter

꽁꽁 어는 겨울 필수 소품 만들기

실내외 기온차로 피부가 아파요!
실내외 기온차가 심한 겨울에는 피부 역시 기온변화로 인한 자극을 받게 됩니다. 건조한 날씨와 찬바람 때문에 쉽게 트게 되며, 지나친 실내 난방으로 수분이 증발되어 피부가 건조해지고 거칠어집니다. 급격한 온도차로 피부가 자주 빨갛게 되며 낮은 기온과 차가운 바람으로 피지와 땀의 분비가 저하되어 피부의 보습력과 유연성이 떨어집니다. 혈액순환과 피부의 신진대사 기능도 저하되므로 피부가 건성화됩니다. 겨울철 피부관리는 마사지가 가장 효과적이며 다른 계절보다 보습을 강화해주어야 합니다.

겨울철 우리아이 피부처방전

봄과 여름을 거치면서 피지와 땀의 분비량은 차츰 증가하고, 가을이 되면서 급격히 감소하여 겨울까지 지속됩니다. 그러나 피지 분비량보다는 땀 분비량의 변화가 더 심한데 보통 여름철에는 건성피부도 지성이 되기 쉽고, 겨울철에는 지성피부도 건성이 되기 쉽습니다. 아이들이 찬바람을 맞아가며 몇 시간씩 밖에서 놀다보면 손과 볼이 트기 쉽습니다. 아파트와 같은 중앙난방시스템은 실내 습도를 낮춰 건조하게 만들기 때문에 피부건조증이 있는 어린이들은 가려움증이 심해져 고생을 하는 경우도 있습니다.

이러한 아이들의 겨울철 피부 가려움증의 대부분은 '아토피성 피부염' 입니다. 아토피성 피부염은 어릴 때부터 잘 관리해 주지 않으면 합병증이 생길 수 있으므로 주의해야 합니다.

얼굴뿐 아니라 몸 군데군데에 하얀 각질이 일어나기도 하는데 아이들은 참을성이 없어 마구 긁어대므로 빨리 발견해서 치료해주는 것이 중요합니다.

건조한 겨울에는 가습기 등을 사용해 실내습도를 높이는 것이 좋습니다. 그리고 목욕습관을 조절하는 것이 좋습니다. '때목욕' 을 자제하고 매일하는 탕욕이나 샤워는 짧은 시간에 마치는 것이 좋습니다. 물의 온도는 뜨겁지 않고 따뜻한 정도가 좋습니다.

비누는 순한 것을 사용하거나 아이피부가 아토피가 심한 경우라면 비누를 사용하지 않고 그냥 물로만 씻는 것도 괜찮습니다. 그리고 거품 목욕은 피하는 것이 좋습니다. 샤워 후 수건으로 몸을 가볍게 두드리면서 말립니다.

목욕 후 물방울이 군데군데 남아있는 상태에서 베이비오일이나 로션을 발라주면 좋습니다.

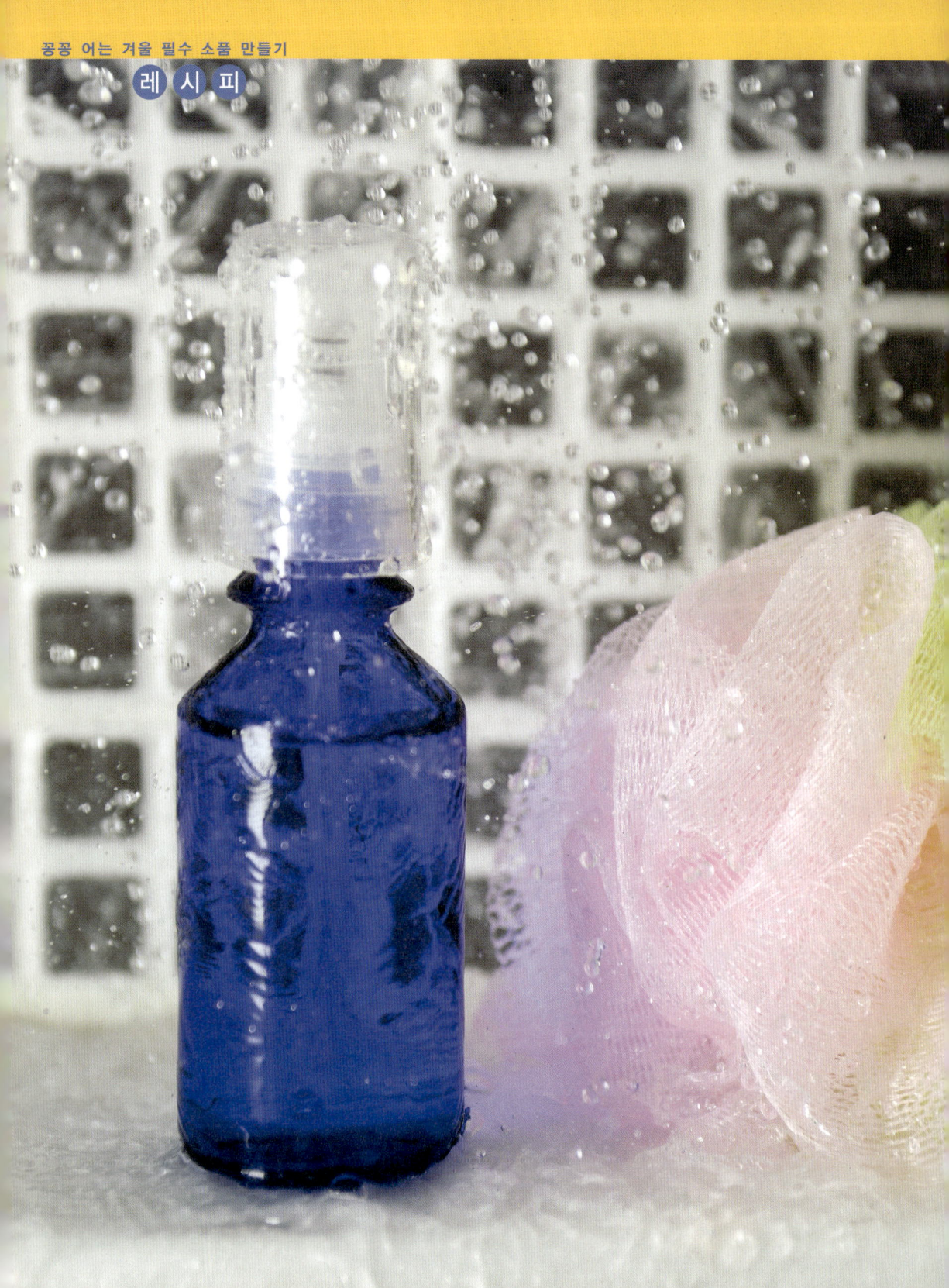

꽁꽁 어는 겨울 필수 소품 만들기
레 시 피

동상 방지를 위한
아보카도 마사지오일

레시피 소개(100g 기준)

오일계열(식물성오일)

아보카도오일	50g
카렌둘라오일	24g
로즈힙오일	20g

에센셜오일과 첨가물

비타민E	2㎖
세라마이드	2㎖
라벤더 에센셜오일	20방울
스윗오렌지 에센셜오일	10방울
패출리 에센셜오일	5방울

* 마사지오일은 대부분 오일계열(지용성) 재료이므로 워터계열의 재료는 첨가하지 않습니다.

만드는 방법

① 식물성오일들을 계량합니다.
② 에센셜오일을 비롯한 첨가제들을 식물성오일에 넣고 고루 저어줍니다.
③ 사용하기 편한 병에 담아 스티커를 붙여 사용하면 됩니다.

아보카도 마사지오일은 왜 좋을까요?

엄마와 아빠가 사랑하는 자녀에게 전해주는 사랑의 손길은 그 자체의 스킨십만으로도 훌륭한 약이 되어 아이의 몸과 마음을 건강하게 해 줄 것입니다. 이왕이면 여기에 간단하게 만들 수 있는 마사지 오일로 만져주면 금상첨화겠습니다. 여러 비타민이 많은 아보카도오일과 카렌둘라오일에 마음을 따뜻하게 해주는 오렌지오일, 패출리오일을 섞어 만든 마사지오일 블렌딩 레시피입니다. 동상 예방뿐 아니라 겨울철 아이들의 튼 손이나 거칠어진 피부 어디에도 적용이 가능합니다.

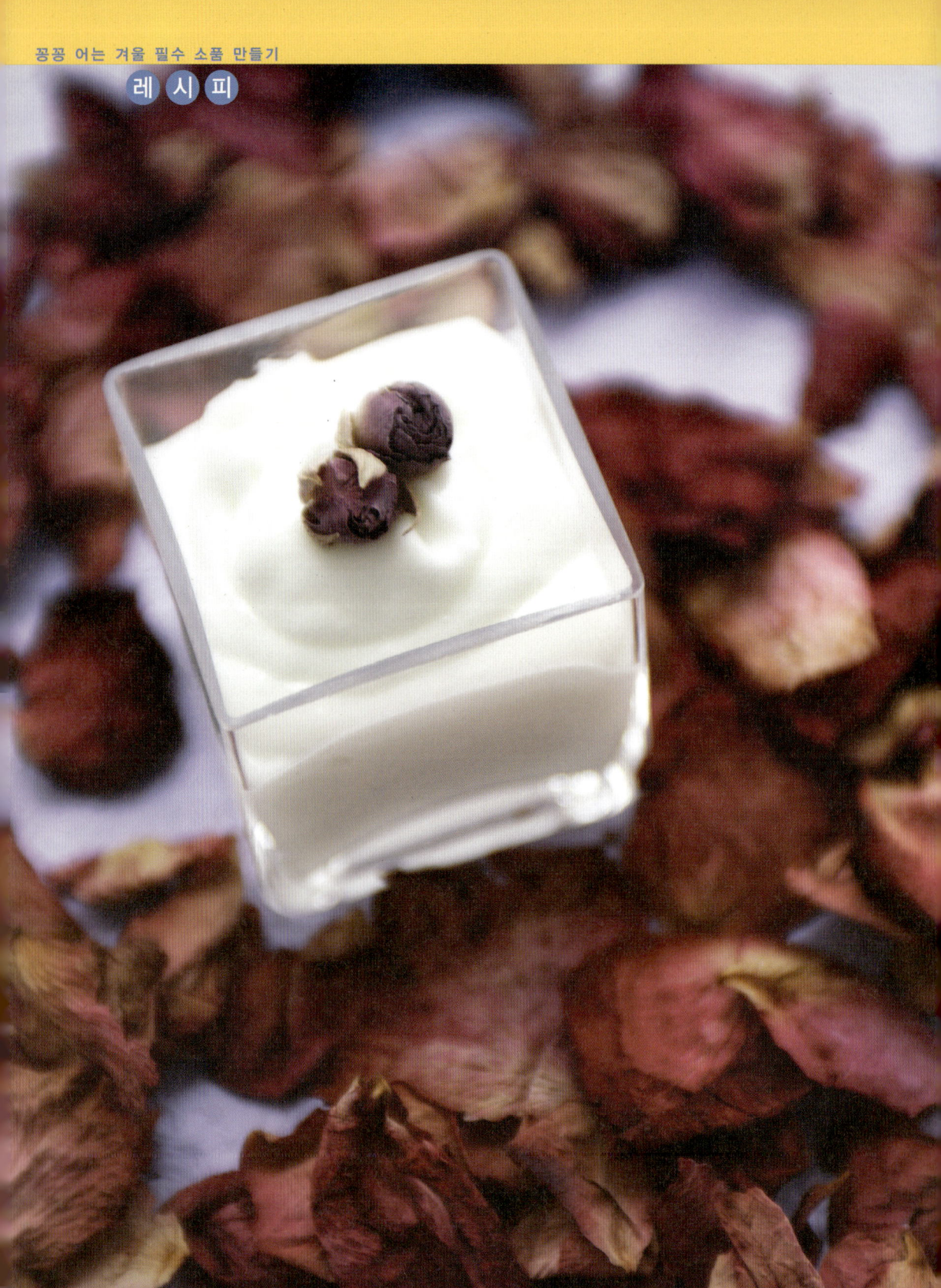

꽁꽁 어는 겨울 필수 소품 만들기
레 시 피

건조한 피부에 좋은 알로에 바디버터

레시피 소개(100g 기준)

오일계열(유상)	
로즈힙 오일	10g
세인트존스워트 오일	8g
알로에버터	8g
세어버터	6g
에멀시파잉 왁스	5g
올리브유화 왁스	2g
워터계열(수상)	
정제수	42g

알로에베라주스	10g
히알루론산	3g
에센셜오일과 첨가물	
자몽씨추출물(GSE)	3g (수상)
비타민E	2㎖ (유상)
스쿠알란	2㎖ (유상)
라벤더 에센셜오일	15방울
버가못 에센셜오일	3방울
로즈우드 에센셜오일	2방울

* 만드는 방법은 II장 천연화장품 만들기의 로션·크림 만들기를 참조하세요.

만드는 방법

① 워터계열의 재료를 계량하고 온도를 65℃ 정도로 가열합니다.
② 오일계열의 재료와 유화제를 계량하여 65℃ 정도까지 천천히 가열합니다.
③ ①, ②의 온도가 65℃ 정도 되면 두 재료를 한 곳에 넣고 섞어 빠른 속도로 저어줍니다.
④ 어느 정도 걸쭉한 점도가 되면, 첨가물을 넣고 조금 더 저어 고루 섞어줍니다.
⑤ 마지막으로 에센셜오일을 넣고 1~2일 정도 경과 후 냉장고에 보관해 사용합니다.

> **알로에 바디버터는 왜 좋을까요?**
>
> 건조하고 갈라진 피부, 정맥류가 드러나는 피부 등에 바르기 좋은 바디버터입니다. 부드럽고 보습력이 좋은 알로에버터와 세어버터, 상처치유 효과가 있는 로즈힙과 세인트존스워트오일(St. John's wort oil), 유연과 부드러움을 주는 비타민E, 스쿠알란을 첨가한 바디버터입니다. 목욕 후 또는 아무 때나 건조한 피부에 크림처럼 발라주시면 됩니다.

꽁꽁 어는 겨울 필수 소품 만들기
레 시 피

아토피 피부염에 좋은
카렌둘라 연고

레시피 소개(100g 기준)

오일계열

카렌둘라 오일	16g
달맞이꽃종자오일	20g
카멜리아오일	10g

경화재료(버터와 왁스)

세어버터	28g
밀랍	20g

에센셜오일과 첨가물

비타민E	2g
세라마이드	3g
라벤더 에센셜오일	20방울
캐모마일 에센셜오일	8방울
티트리 에센셜오일	10방울

만드는 방법

① 오일계열의 재료와 밀랍, 식물성버터(세어버터)를 계량합니다.
② 위의 재료들을 파이렉스 용기에 넣어 핫플레이트로 서서히 가열합니다.
③ 균일하게 녹으면 약간 식힌 다음 60℃ 정도에서 에센셜오일과 첨가제를 넣어줍니다.
④ 연고 용기에 조심스레 담아서 식힙니다.

＊녹인 연고베이스는 60℃ 이하로 내려가면 굳기 시작하는데, 굳기 전에 용기에 담아야 깔끔하게 마무리됩니다.

> **│ 카렌둘라 연고는 왜 좋을까요? │**
>
> 카멜리아오일과 달맞이꽃종자오일, 카렌둘라오일, 세라마이드는 모두 아토피와 민감성피부, 상처난 피부에 효과가 좋습니다. 보습이 잘되고 상처를 진정시켜 가렵지 않게 만들어 줍니다. 여기에 상처에 도움이 되는 라벤더와 캐모마일 에센셜오일이 배합되어 가려워 긁는 우리아이에게 좋은 선물이 될 것입니다. 물론 성인들도 사용가능합니다. 앞장에서 나온 아토피 크림이나 로션 등은 피부 전체에 고루 발라줄 수 있지만, 연고는 넓은 부위가 아니라 작은 상처나 부분에만 발라주셔야 합니다.

꽁꽁 어는 겨울 필수 소품 만들기
레시피

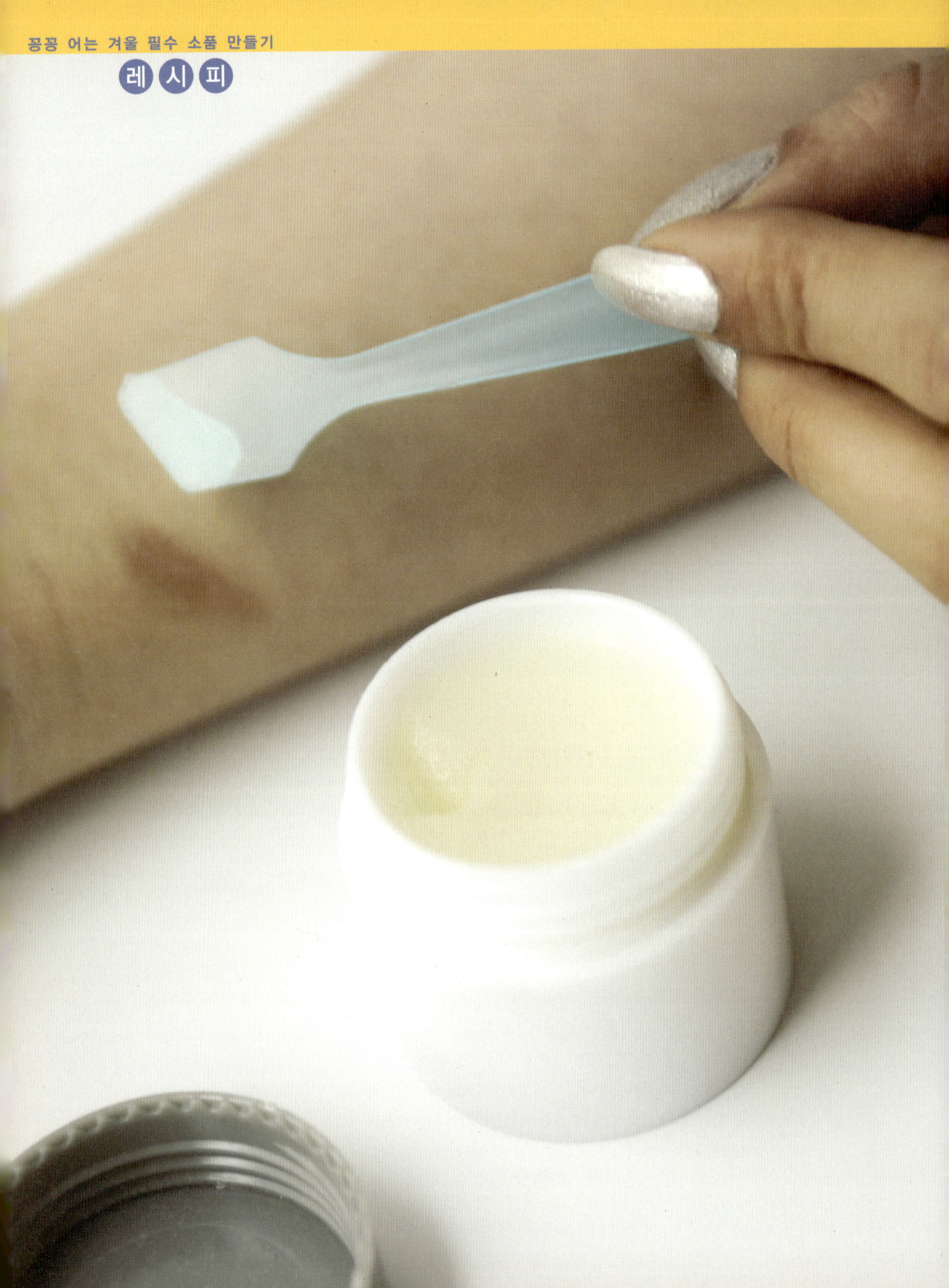

상처와 타박상에 효과있는
외상용 라벤더 연고

레시피 소개(100g 기준)

오일계열

호호바오일	25g
애니카오일	15g
카렌둘라오일	10g

경화재료(버터와 왁스)

코코아버터	30g
밀랍	20g

에센셜오일과 첨가물

비타민E	1g
라벤더 에센셜오일	25방울
티트리 에센셜오일	10방울

만드는 방법

① 오일계열의 재료와 밀랍, 식물성버터(코코아버터)를 계량합니다.
② 위의 재료들을 파이렉스 용기에 넣어 핫플레이트로 서서히 가열합니다.
③ 균일하게 녹으면 약간 식힌 다음 60℃ 정도에서 에센셜오일과 첨가제를 넣어줍니다.
④ 연고 용기(립밤 용기)에 조심스레 담아서 식힙니다.

* 녹인 연고베이스는 60℃ 이하로 내려가면 굳기 시작하는데, 굳기 전에 용기에 담아야 깔끔하게 마무리됩니다.

라벤더 연고는 왜 좋을까요?

식물성 오일 중에서 카렌둘라(calendula)와 애니카(arnica)오일 등은 상처 치료에 도움을 줍니다. 라벤더(lavender)와 티트리오일은 피부 재생 및 상처의 살균과 소독을 해주는 오일입니다. 자주 넘어져서 여기저기 깨지고 상처난 우리아이 피부에 스테로이드가 없는 천연연고로 부작용 없이 말끔하게 낫게 해 주세요.

✱ 휴식을 찾아주는 천연방향제 만들기

천연방향제는 앞장에서 다룬 스킨제조와 상당히 유사하지만, 피부에 직접 닿는 화장품이 아니므로 에틸알코올을 사용하여 더 간편하게 만들 수 있습니다. 이는 알코올 자체에 방부·살균력이 있기 때문에 방부제 등을 추가로 넣지 않아도 되며, 알코올이 가용화제의 역할을 겸해주기 때문입니다. 아이들이 생활하는 곳곳마다 천연방향제를 놓으면 아로마테라피 효과를 얻을 수 있을 뿐만 아니라 건강과 안전을 유지할 수 있습니다. 천연방향제를 조금 응용하면 천연향수를 만들 수 있는데, 향료의 첨가량에 따라 구분됩니다. 향수를 만들 때는 해당하는 레시피에서 에센셜오일의 양을 2~3배 정도 더 첨가하여 한 달 정도 건조하고 시원한 곳에서 숙성시키면 됩니다.

휴식을 찾아주는 천연방향제 만들기 레시피

도구

1 파이렉스 용기
2 플라스틱 비커
3 스틱 4 스프레이 용기
5 전자저울

재료

정제수(물), 에센셜오일,
에틸알코올(순도 95%이상), 덱스트린

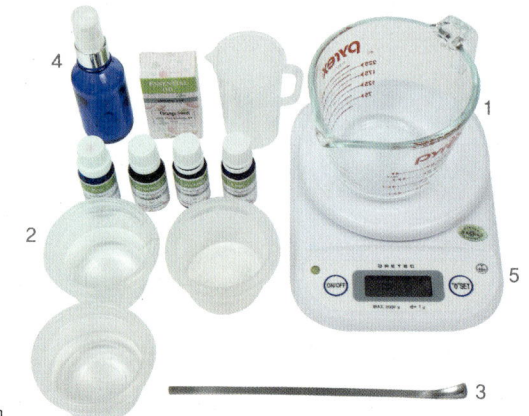

1 재료 계량하기 워터계열의 수상재료(수용성)를 파이렉스 용기에 계량합니다.

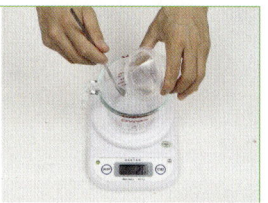

2 에틸알코올 계량하기 에틸알코올을 플라스틱 비커에 계량합니다.

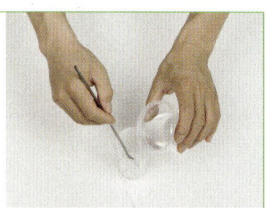

3 에센셜오일 섞기 에틸알코올에 에센셜오일을 넣고 잘 저어서 고루 섞어줍니다.

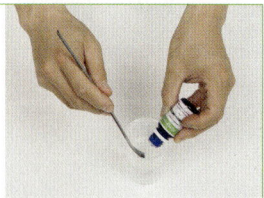

4 에센셜오일 첨가하기 ①의 재료에 ③을 서서히 부으면서 저어 섞습니다. 이 때, 오일성분이 위로 분리되지 않아야 합니다.

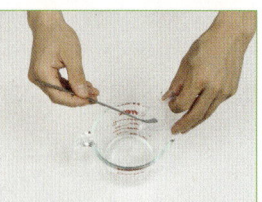

5 용기에 담기 준비한 스프레이 용기에 담고 스티커를 붙여 사용합니다.

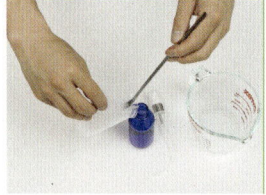

Special Point

* 제품에 에틸알코올(에탄올)이 30% 이상 되면 별도 방부 대책이 없어도 됩니다.
* 향의 강도가 약하면 에센셜오일을 약간 더 첨가해도 무방합니다.

휴식을 찾아주는 천연방향제 만들기
레시피

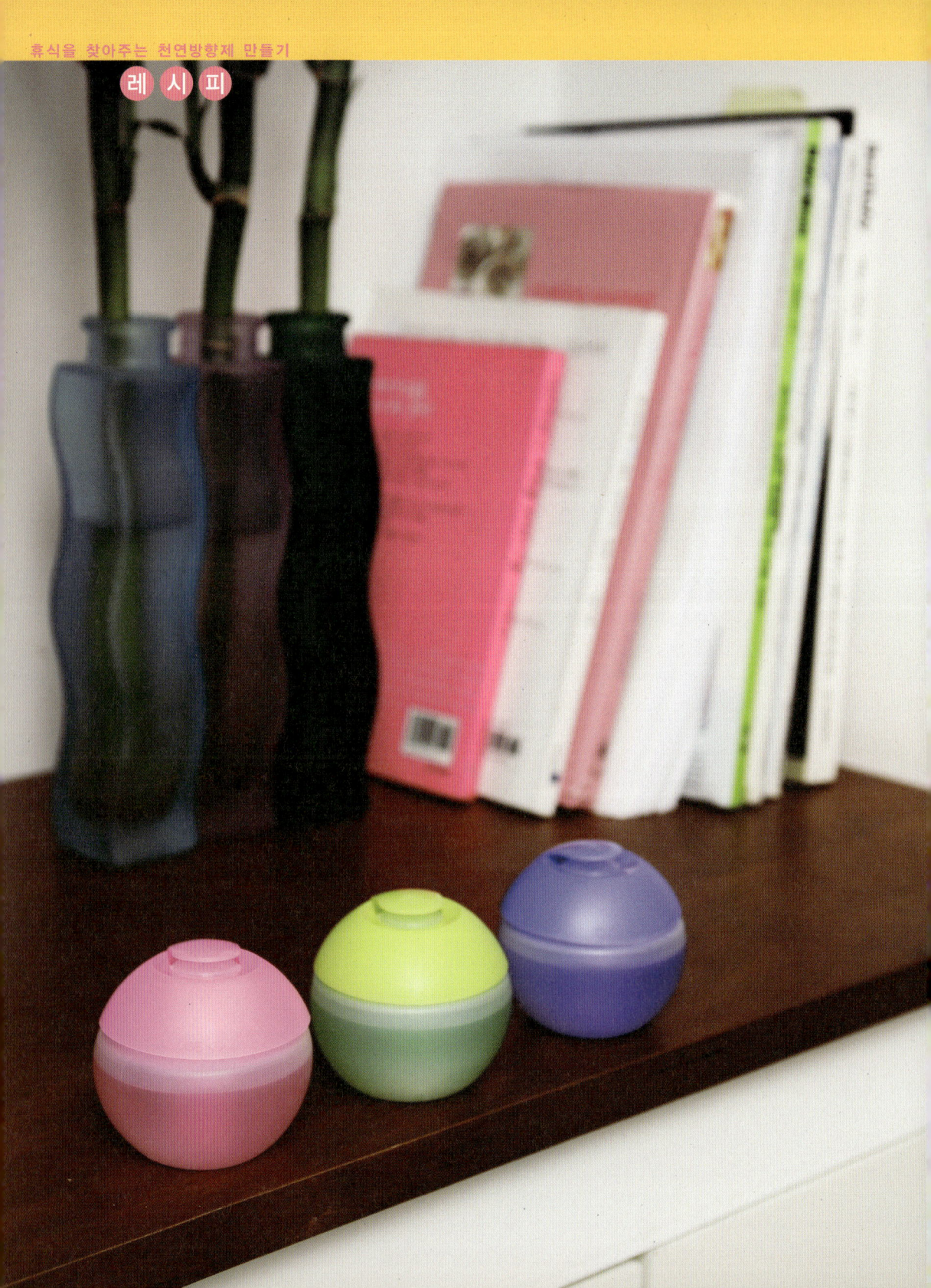

공부방에 좋은 로즈마리 방향제

레시피 소개(100g 기준)

워터계열(수상)
정제수	60g

가용화제
에틸알코올	38g

에센셜오일
페퍼민트 에센셜오일	12방울
로즈마리 에센셜오일	10방울
레몬 에센셜오일	7방울

만드는 방법
① 정제수를 파이렉스 용기에 계량합니다.
② 에틸알코올에 에센셜오일을 포함한 오일계열 재료를 넣고 잘 저어서 고루 섞어줍니다.
③ ②의 재료에 ①의 재료를 서서히 부으면서 저어 섞습니다.
④ 준비한 스프레이 용기에 담고 스티커를 붙여 사용합니다.

로즈마리 방향제는 왜 좋을까요?

페퍼민트와 로즈마리, 레몬 등의 에센셜오일은 모두 집중력을 강화시켜 주는 효과가 있습니다. 학생들의 공부방이나 집중력이 요구되는 장소에 사용하면 가장 좋은 효과를 보실 수 있습니다. 페퍼민트와 레몬향은 시원하면서도 상큼한 향이므로 차량 운전시 집중력 강화를 위한 용도로도 좋습니다.

휴식을 찾아주는 천연방향제 만들기
레시피

따뜻하고 아늑한 거실을 위한
오렌지 방향제

레시피 소개(100g 기준)

워터계열(수상)

정제수	60g

가용화제

에틸알코올	38g

에센셜오일

스윗오렌지 에센셜오일	15방울
버가못 에센셜오일	10방울
라벤더 에센셜오일	10방울

만드는 방법

① 정제수를 파이렉스 용기에 계량합니다.
② 에틸알코올에 에센셜오일을 포함한 오일계열 재료를 넣고 잘 저어서 고루 섞어줍니다.
③ ②의 재료에 ①의 재료를 서서히 부으면서 저어 섞습니다.
④ 준비한 스프레이 용기에 담고 스티커를 붙여 사용합니다.

오렌지 방향제는 왜 좋을까요?

스윗오렌지 에센셜오일은 사람의 마음을 따뜻하게 해줍니다. 또한 버가못은 우울하거나 기분이 좋지 않을 때 사람의 마음을 편안하고 안정감 있게 도와줍니다. 라벤더도 역시 마음의 평정과 안정감으로 가장 좋은 오일이죠. 이러한 에센셜오일의 배합으로 따뜻하고 안정감이 느껴지는 스윗홈(sweet home)을 가꿔보시기 바랍니다.

휴식을 찾아주는 천연방향제 만들기
레시피

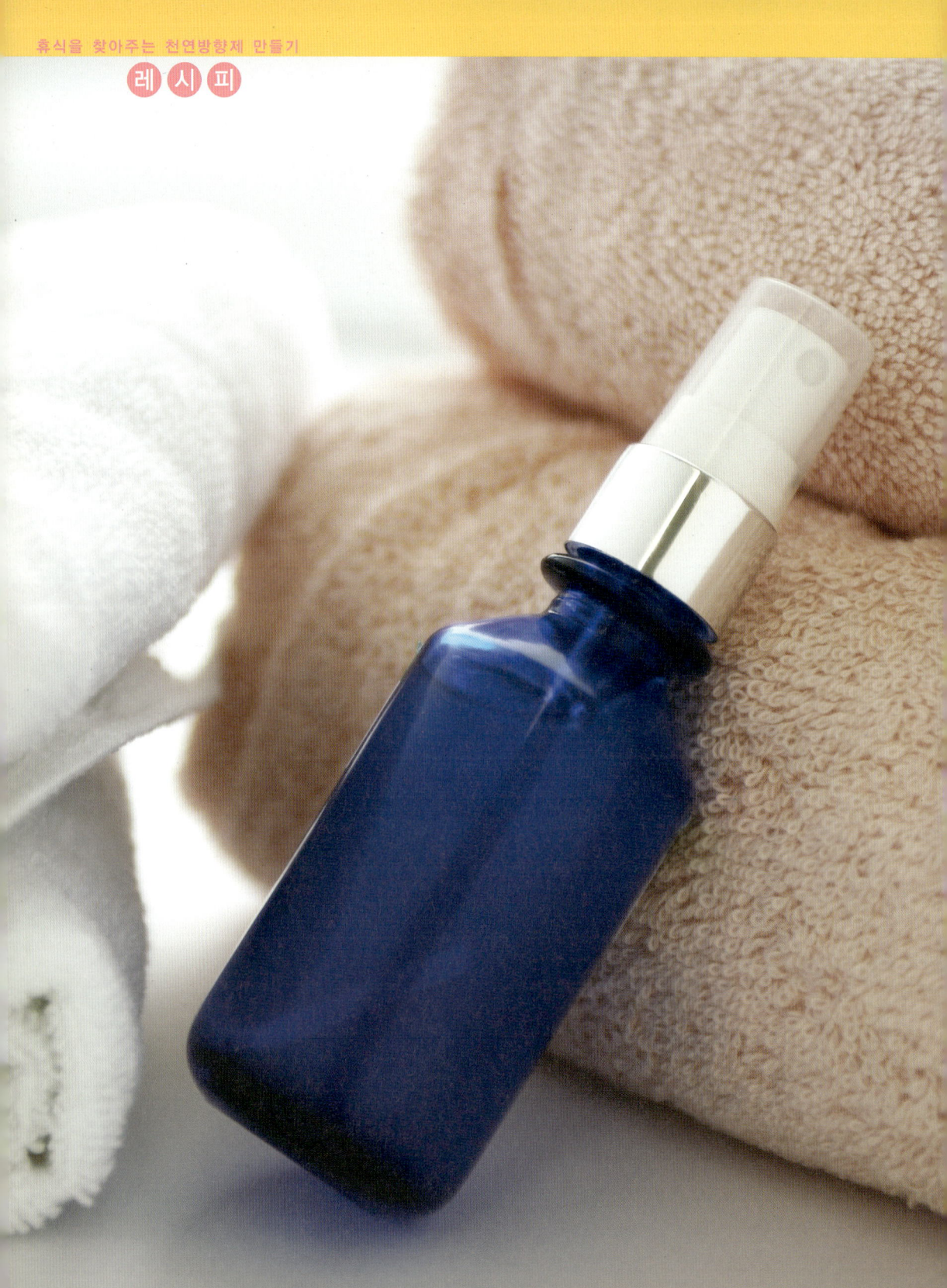

침대와 신발장 구석구석
살균용 레몬그라스 방향제

레시피 소개(100g 기준)

워터계열(수상)

정제수	55g
덱스트린	5g

가용화제

에틸알코올	38g

에센셜오일

레몬그라스 에센셜오일	10방울
페퍼민트 에센셜오일	10방울
레몬 에센셜오일	10방울
라벤더 에센셜오일	5방울
유칼립투스 에센셜오일	5방울

만드는 방법

① 정제수를 파이렉스 용기에 계량하고 덱스트린을 넣어서 녹입니다.

② 에틸알코올에 에센셜오일을 포함한 오일계열 재료를 넣고 잘 저어서 고루 섞어줍니다.

③ ②의 재료에 ①의 재료를 서서히 부으면서 저어 섞습니다.

④ 준비한 스프레이 용기에 담고 스티커를 붙여 사용합니다.

레몬그라스 방향제는 왜 좋을까요?

레몬그라스(lemongrass)와 페퍼민트 에센셜오일은 상큼함을 느끼게 해주고 살균효과도 뛰어난 오일입니다. 방안이나 거실 등의 가정용품, 침구나 소파, 커튼 등에 뿌려서 실내공기를 기분좋게 만들어주고 살균까지 천연의 향으로 처리되니 일석이조의 효과가 있답니다. 덱스트린(분말)은 탈취효과가 뛰어난 성분의 천연재료입니다. 침대와 신발장 등에 활용이 가능합니다.

휴식을 찾아주는 천연방향제 만들기

레 시 피

졸음방지와 탈취 효과가 뛰어난
차량용 페퍼민트 방향제

레시피 소개(100g 기준)

워터계열

정제수	55g
덱스트린	5g

가용화제

에틸알코올	38g

에센셜오일

레몬그라스 에센셜오일	10방울
페퍼민트 에센셜오일	15방울
유칼립투스 에센셜오일	3방울
버가못 에센셜오일	5방울

만드는 방법

① 정제수를 파이렉스 용기에 계량한 후 덱스트린을 녹입니다.
② 에틸알코올에 에센셜오일을 포함한 오일계열 재료를 넣고 잘 저어서 고루 섞어줍니다.
③ ②의 재료에 ①의 재료를 서서히 부으면서 저어 섞습니다.
④ 준비한 스프레이 용기에 담고 스티커를 붙여 사용합니다.

｜페퍼민트 방향제는 왜 좋을까요?｜

여름철의 즐거운 휴가길, 가을철 단풍여행, 겨울철 스키여행, 온 가족이 들뜬 마음으로 차량에 탔을 때 기분이 좋아지는 천연방향제를 소개합니다. 차량 내 여기저기 뿌려주시면 차내의 묵은 냄새를 없애주기도 하지만, 운전자의 집중력을 높여주고 청량감을 갖게 해주어 졸음방지에 큰 도움이 됩니다. 기분 좋은 안전운전, 이제 천연방향제로 해결하세요. 단, 눈에는 뿌리시면 절대 안 됩니다.

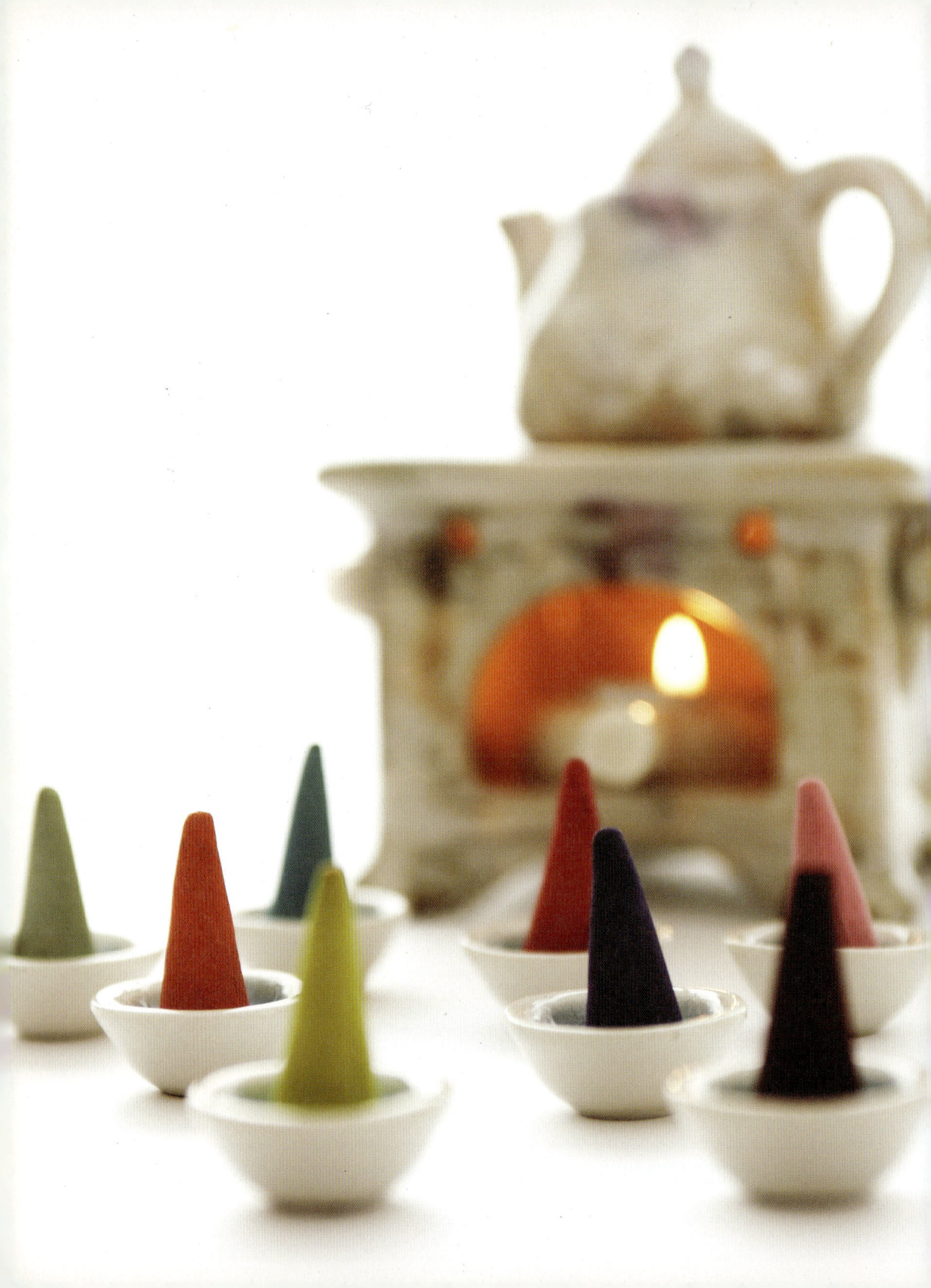

V
엄마아빠를 위한 보너스

내 아이가 쓸 수 있는 화장품과 비누에 초점을 맞추다보니 엄마, 아빠에 대한
배려가 좀 부족한 듯하여, 본 장에서는 엄마, 아빠, 그리고 가족을 위한
천연비누와 천연화장품 만들기를 보너스로 소개해드립니다.
이미 앞 장에서 소개된 '레시피 따라하기' 과정은 간략하게 설명하도록 하겠습니다.

엄마아빠를 위한 보너스
레시피

고운 손을 지켜주는
코코넛 주방세제

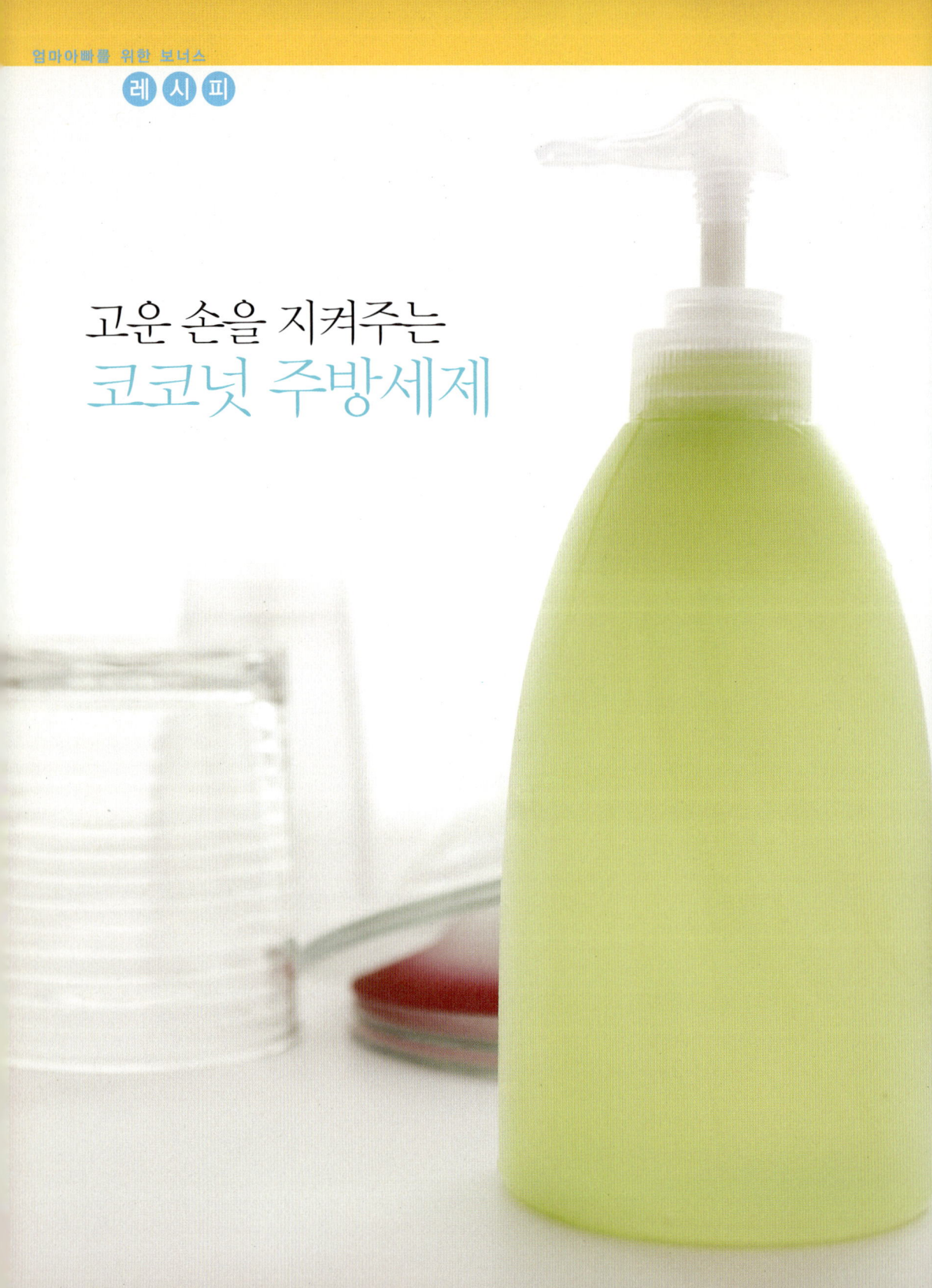

레시피 소개

1) 비누젤 만들기 재료

유지

코코넛오일	350g
스윗아몬드오일	50g
피마자오일	50g
라놀린	60g

가성가리용액(알칼리)

가성가리(KOH)	118g
정제수(물)	294g

보습성분

베타인	50g
정제수	60g

2) 젤 희석시 첨가재료(젤 100g 기준)

정제수	80g
유카추출물	10g
데실글루코오스	10g
히알루론산	3g
자몽씨추출물	3g
비타민E(토코페롤)	1g
라벤더 에센셜오일	10방울
레몬 에센셜오일	10방울
티트리 에센셜오일	5방울
페퍼민트 에센셜오일	5방울
색소(필요시)	적당량

(1) 비누젤 만드는 과정

① 레시피에 나온 대로 정제수에 가성가리를 녹입니다.
② 유지를 계량하여 약 65℃ 정도로 약간 가열합니다.
③ 온도가 약 60~75℃ 내외가 되면 유지에 ①의 재료를 섞어 계속 저어서 비누를 만듭니다.
④ 베타인을 뜨거운 물에 녹여 트레이스에 넣고 걸쭉하게 될 때까지 좀 더 저어줍니다.

(2) 비누젤을 희석해 물비누를 만드는 과정

⑤ 하루 이상 경과된 젤을 덜어내어 희석할 물을 덥혀 젤과 섞어 잘 으깨어 녹여줍니다.
⑥ 이 과정 중에 물이 차가워지면 전자레인지 등을 이용하여 수시로 덥혀줍니다.
⑦ 고루 으깨어 균일하게 녹인 후, pH9.5 이상이면 구연산 등을 녹여 첨가합니다.
⑧ pH가 9.5 이하로 되면 첨가물과 에센셜오일을 첨가하여 섞어줍니다.
⑨ 펌핑용기에 담아 사용하면 됩니다.

| 코코넛 주방세제는 왜 좋을까요? |

엄마들은 하루에도 몇 번씩이나 물에 손을 담그고 설거지를 해서 고운 손이 망가지거나 거칠어지고, 심지어 습진 등에 걸리기도 합니다. 천연재료가 들어있다고 하는 여러 주방세제를 써 봐도 그리 좋아지지는 않습니다. 그렇다고 설거지를 안 할 수도 없고, 이런 분들에게 화학성분이 배제된 천연주방세제는 희소식임에 분명합니다. 피부자극이 거의 없어 손을 지켜주며, 분해도가 높아 환경오염도 줄여주는 코코넛오일을 이용한 주방세제를 직접 만들어 사용해 봅시다.

엄마아빠를 위한 보너스
레시피

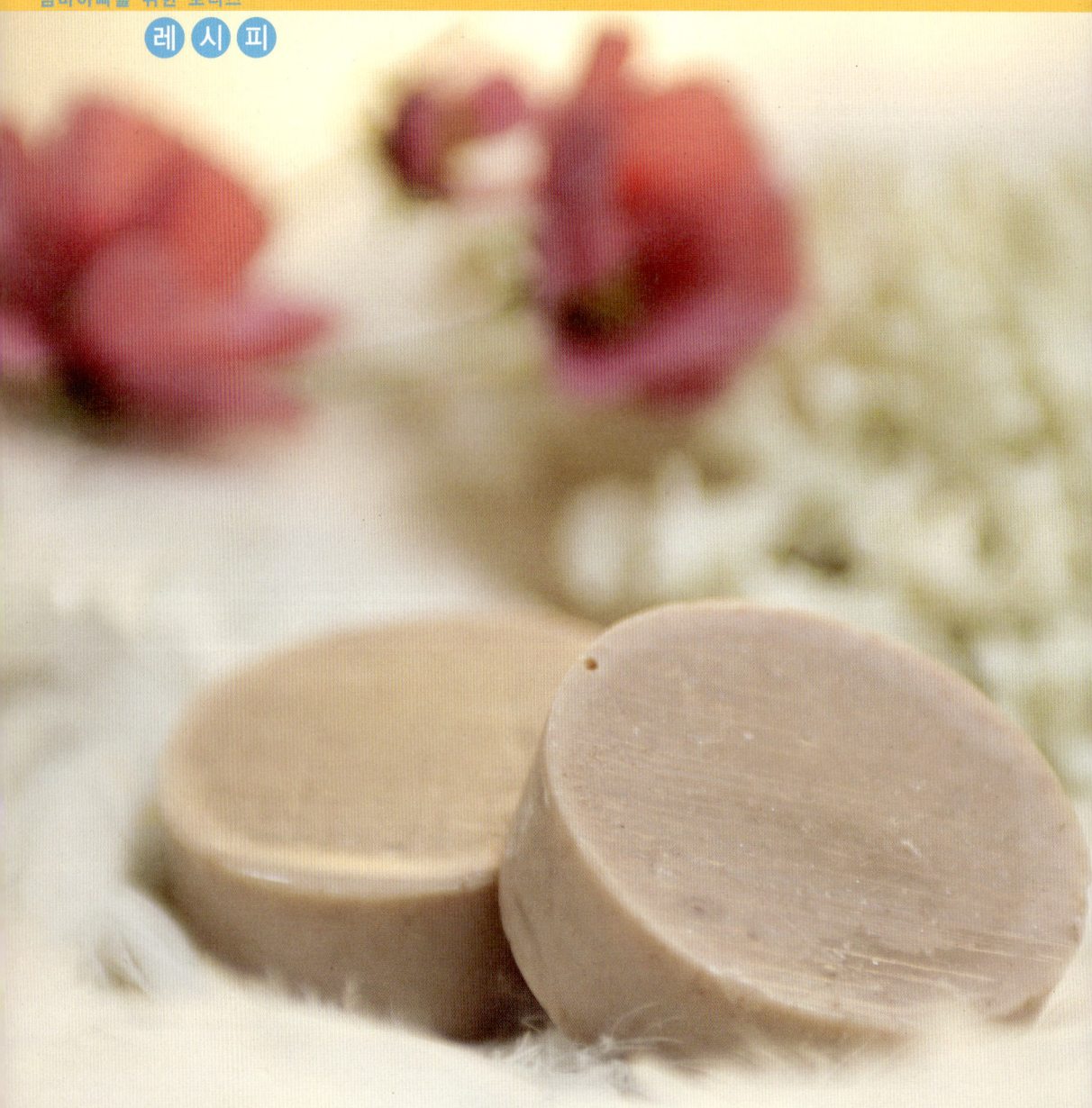

깨끗하고 하얀 얼굴을 위한
화이트닝 한방비누

레시피 소개

가성소다 수용액
정제수(물)	250g
가성소다	107g(5% dc)

유지와 밀랍
올리브오일	200g
코코넛오일	200g
팜오일	200g
살구씨오일	100g
녹차씨오일	50g

에센셜오일과 첨가물
제라늄 에센셜오일	2㎖
라벤더 에센셜오일	8㎖
서시옥용산분말	6g
진주분말	5g
녹차분말	4g

* 만드는 방법은 I장의 천연비누 만들기의 100%천연비누 만들기를 참조하세요.

만드는 방법
① 정제수에 가성소다를 녹여 뜨거워진 용액을 45℃로 식혀둡니다.
② 유지를 계량하여 45℃로 온도를 맞춘 다음 ①의 재료를 섞어 계속 저어 비누를 만듭니다.
③ 트레이스가 도달하면 첨가물과 에센셜오일을 넣어 약간 더 저어줍니다.
④ 비누틀에 조심스레 붓고 1~2일 지난 후 틀에서 빼내 사용하기 적당한 크기로 자릅니다.
⑤ 건냉소에서 4주 이상 건조시켜 사용합니다.

화이트닝 한방비누는 왜 좋을까요?

천연비누는 다양한 한방재료와 첨가물들을 거의 제한 없이 사용할 수 있는 장점이 있습니다. 본 레시피에서는 엄마들의 가장 큰 고민거리인 기미, 주근깨, 검버섯 등을 없애줄 수 있는 비누를 만들어보겠습니다. 서시옥용산은 중국 대표 미인 중 한 사람인 서시의 얼굴처럼 하얗게 만들어준다는 한방재료들의 처방입니다. 또한 미백에 효과가 좋은 진주분말과 녹차오일, 녹차분말을 첨가하여 깨끗한 얼굴, 하얀 얼굴을 꿈꾸는 모든 엄마들의 소원대로 한번 만들어봅시다.

엄마아빠를 위한 보너스
레 시 피

편안한 휴식을 약속하는
클라리세이지 마사지오일

레시피 소개(100g 기준)

오일계열(식물성오일)

호호바오일	72g
햄프씨드오일	15g
로즈힙오일	10g

에센셜오일과 첨가물

비타민E	1㎖
세라마이드	1㎖
라벤더 에센셜오일	15방울
클라리세이지 에센셜오일	8방울
스윗마조람 에센셜오일	2방울

만드는 방법

① 식물성오일들을 계량합니다.
② 에센셜오일을 비롯한 첨가제들을 식물성오일에 넣고 고루 저어줍니다.
③ 사용하기 편한 병에 담아 스티커를 붙여 사용하면 됩니다.

클라리세이지 마사지 오일은 왜 좋을까요?

가끔 영화에 마사지를 받다가 어느 새 편안하게 스르르 잠이 드는 그런 장면들이 등장합니다. 마사지는 에센셜오일의 종류에 따라 심신을 자극(긴장)시키기도 하고 또는 심신을 편안하게 안정을 시켜주기도 합니다. 본 레시피는 몸도 마음도 편안해지고 친밀감이 높아지는 레시피입니다. 가족 간에 사용하면 더 좋겠죠. 특히 불면증으로 고생하는 분들이나 피로감을 많이 느끼시는 분들에게는 아주 좋은 선물이 될 것입니다. 또한 아이들의 잠자리에서 수시로 마사지 해주면 엄마의 사랑의 마음이 고스란히 자녀들에게 전달이 될 것입니다. 단, 유아들을 위해 만들 때는 레시피의 에센셜오일 양을 반만 넣어주세요.

엄마아빠를 위한 보너스
레시피

눈가의 나이를 잊게 하는
코엔자임Q10 아이크림

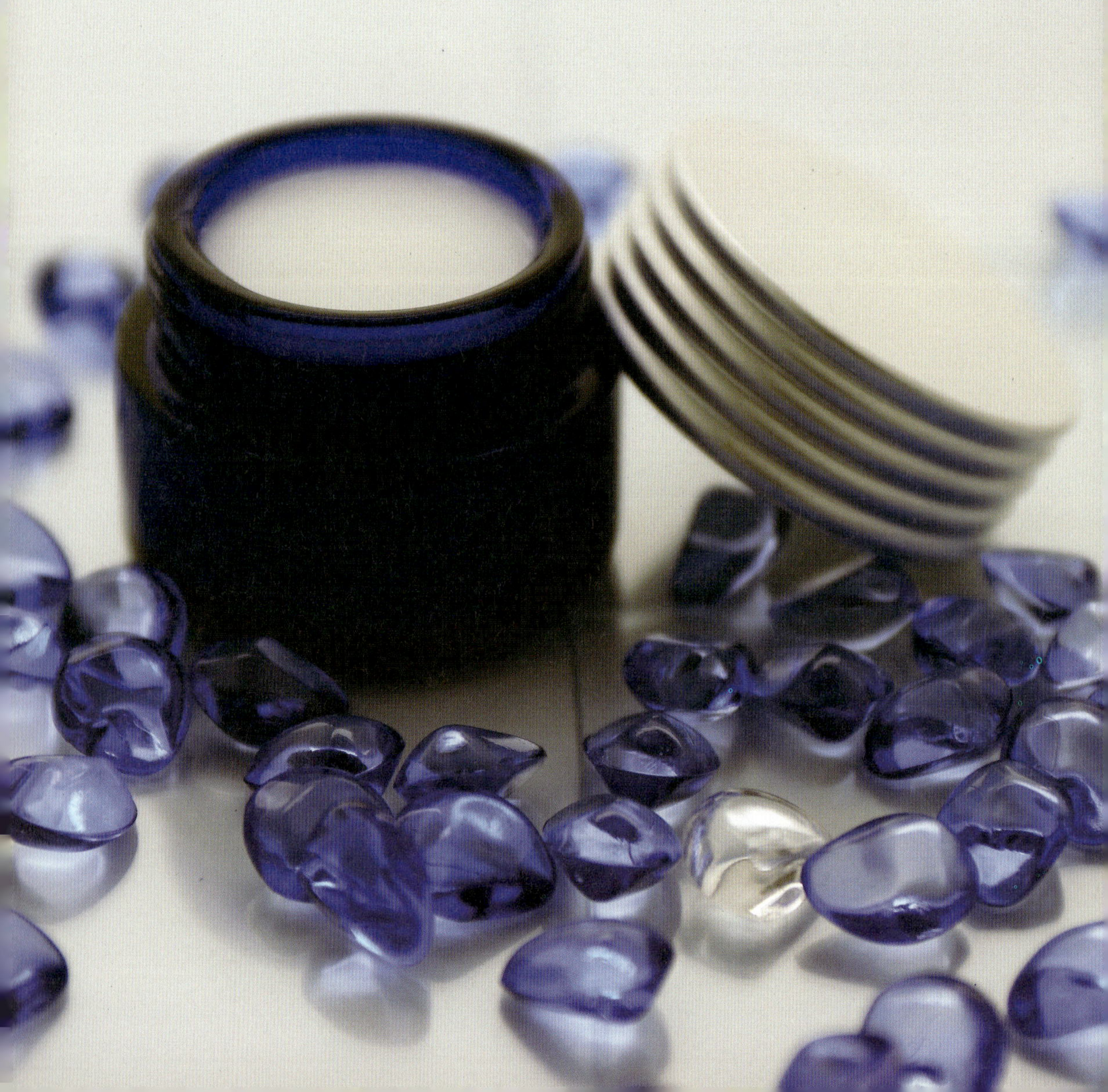

레시피 소개(100g 기준)

오일계열

로즈힙 오일	13g
햄프씨드 오일	10g
밍크오일	8g
코엔자임Q10(지용성)	2g
에멀시파잉 왁스(유화제)	7g

워터계열

로즈워터	30g
이소플라본	5g
코엔자임Q10(수용성)	8g
서시옥용산추출물	2㎖
마린콜라겐	5㎖

첨가물

자몽씨추출물(GSE)	2g
히알루론산	5㎖
비타민E	1㎖
스쿠알란	1㎖

에센셜오일

라벤더 에센셜오일	5방울
로즈 에센셜오일	2방울
프랑킨센스 에센셜오일	2방울
재스민 에센셜오일	2방울
네롤리 에센셜오일	2방울

* 만드는 방법은 Ⅱ장의 천연화장품 만들기의 크림·로션 만들기를 참조하세요.

만드는 방법

① 워터계열의 재료를 계량하고 온도를 65℃ 정도로 가열합니다.
② 오일계열의 재료와 유화제를 계량하여 65℃ 정도까지 천천히 가열합니다.
③ ①, ②의 온도가 65℃ 정도 되면 두 재료를 한곳에 넣고 섞어 빠른 속도로 저어줍니다.
④ 어느 정도 걸쭉한 점도가 되면, 첨가물을 넣고 조금 더 저어 고루 섞어줍니다.
⑤ 마지막으로 에센셜오일을 넣고 1~2일 정도 경과 후 냉장고에 보관해 사용합니다.

코엔자임Q10 아이크림은 왜 좋을까요?

코엔자임Q10은 최근 화장품의 재료 중 가장 각광받는 재료입니다. 코엔자임Q10이 첨가된 화장품은 일반 화장품보다 가격이 훨씬 비싸며, 피부탄력과 주름제거, 미백에 좋은 효과가 있다고 알려져 있습니다. 또한 이소플라본과 로즈, 네롤리, 재스민 등의 에센셜오일 등을 배합하여 30대 이후 엄마들의 가장 큰 고민인 눈가의 주름을 없애주고 피부를 더욱 탄력있게 만들어 줄 것입니다.

엄마아빠를 위한 보너스
레시피

피부재생을 도와주는
마스크 팩

레시피 소개

일반 피부 타입

핑크 클레이	5g
증류수	7.5㎖
라벤더 에센셜오일	1방울

생기 없는 피부 타입

옐로우 클레이	5g
로즈 워터	7.5㎖
제라늄 에센셜오일	1방울

민감성 피부 타입

핑크 클레이	5g
로즈 워터	7.5㎖
저먼캐모마일 에센셜오일	1방울

도구

플라스틱비커, 전자저울, 종이컵, 스틱, 거름망, 용기

사용 방법

① 사용 용량을 측정한 후 용기에 물 또는 플로럴 워터를 넣어 반죽합니다.
② 피부에 고루 발라줍니다.
③ 피부에 바른 뒤 약 10~15분 후 세안합니다.
④ 화장수로 피부를 정돈합니다.

마스크 팩은 왜 좋을까요?

마스크 팩은 피부 내 노폐물 제거와 독소배출을 통해 피부활력을 높여주고 혈행을 촉진시켜 줍니다. 또한 피부에 오일이 잘 스며들게끔 정화 작용을 하며, 손상된 피부나 문제성 피부에 활력을 주고 피부 재생, 영양공급, 피부 색깔이나 탄력을 증진시키는 효과가 있습니다. 클레이에 물 또는 플로럴 워터, 요구르트 등을 혼합해서 사용하거나 야채나 과일을 함께 믹서해서 사용해도 좋습니다.

엄마아빠를 위한 보너스
레시피

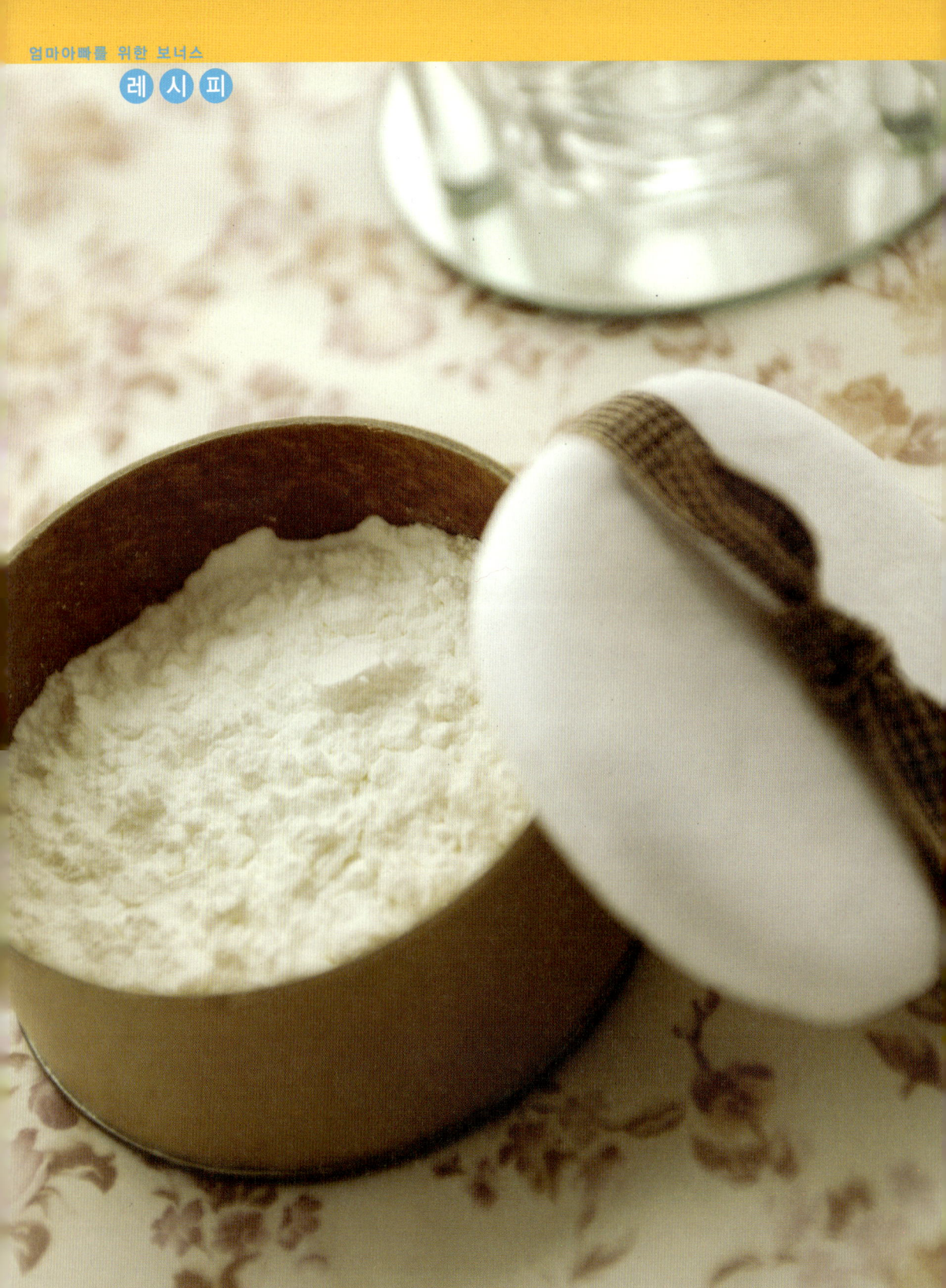

뽀송뽀송 아기피부를 위한
천연파우더

레시피 소개(50g 기준)

탈크(talcs)	25g
옥수수 전분	25g
라벤더 에센셜오일	7방울
팔마로사 에센셜오일	3방울

도구
플라스틱비커, 전자저울, 종이컵, 스틱, 거름망, 파우더 용기, 퍼프(분첩)

만드는 방법
① 탈크와 옥수수전분을 계량합니다.
② 에센셜오일과 필요한 액상재료를 ①의 재료에 떨어뜨립니다.
③ 분말상을 거름망을 통과시켜 에센셜오일과 액상이 고루 분말에 분산되게 합니다.
④ 용기에 담아두고, 필요한 양만큼 분첩으로 찍어서 피부에 발라줍니다.

천연파우더는 왜 좋을까요?

목욕이나 샤워 후 아이들에게 발라주면 뽀송뽀송한 피부를 만들어줍니다. 특히 유아용 땀띠나 겨드랑이, 상처 등에 바르면 효과가 좋은데 예방차원에서도 조금씩 발라주도록 합니다. 땀띠가 나면 너무 많이 바르지 말고 조금씩 발라주는 것이 좋습니다. 주의사항은 땀띠가 나면 파우더와 연고를 겹쳐서 사용하지 마시고 둘 중 하나만 선택하여 사용하셔야 합니다.

엄마아빠를 위한 보너스
레시피

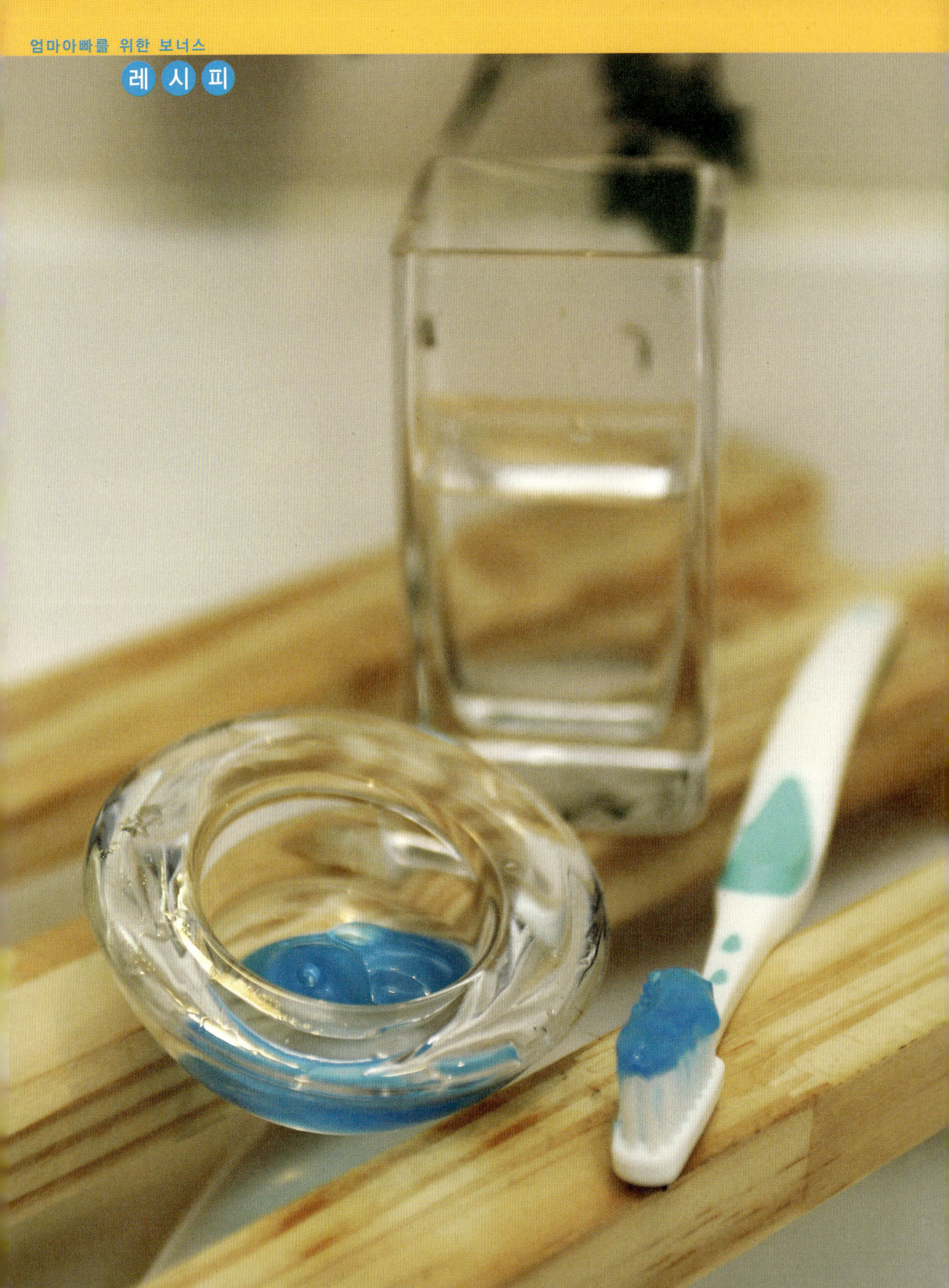

20세 치아를 80세 까지!
스피아민트 치약

레시피 소개(100g 기준)

호분(탄산칼슘)	40g
카오린(kaolin)	20g
고운 소금	2g
글리세린	30g
유카추출물	8g
스피아민트 에센셜오일	6방울
페퍼민트 에센셜오일	4방울
레몬 에센셜오일	5방울

만드는 방법

① 각각의 재료들을 계량합니다.
② 글리세린에 탄산칼슘과 카오린, 고운소금들을 넣어 고루 섞어줍니다.
③ 에센셜오일을 첨가한 다음 용기에 담아 사용하면 됩니다.

천연치약은 왜 좋을까요?

우리가 사용하는 치약에는 생각보다 훨씬 강한 화학 성분들이 포함돼 있습니다. 샴푸에 주로 사용되는 황산나트륨염(SLS)이 치약에 있어서 풍부한 거품을 내 주는데, 미국 어느 논문에 의하면 구강염의 70%가 치약 내에 있는 이 황산나트륨으로 인해 발생한다고도 합니다. 건강한 치아를 위해 황산나트륨염(SLS)이 없는 천연치약을 만들어 사용해 봅니다.

천연비누·화장품 만들기 INDEX

1. 천연비누·화장품 만들기 용어 풀이
2. 천연비누·화장품 만들기 원료 설명
3. 오일계열의 종류와 기능
4. 에센셜오일의 종류와 기능

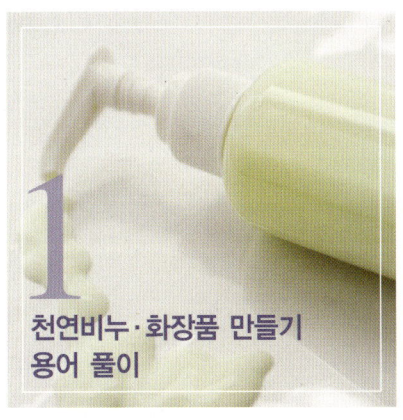

1 천연비누·화장품 만들기 용어 풀이

가성가리(KOH, potassium hydroxide)
화학명은 수산화칼륨(KOH). 지방산 유지와 알칼리를 섞어주면 비누가 되는데 이중 액체 비누를 만들 때는 가성가리를 알칼리로 사용한다. 조그마한 알갱이 상태이므로 물에 완전히 녹여서 유지와 반응을 시킨다.

가성소다(NaOH, sodium hydroxide)
화학명은 수산화나트륨(NaOH). 저온법으로 비누를 만들 때 유지와 함께 쓰는 필수재료. 지방산 유지와 알칼리를 섞어 일반적인 비누(고체 비누)를 만들 때 알칼리로 이 가성소다를 사용한다. 가성소다에 물을 섞은 용액을 우리말로 양잿물이라고 부른다.

가용화제(可溶化劑, solubilizer)
서로 용해되지 않는 두 물질에 다른 물질을 첨가하여 녹게 만드는 현상을 가용화라고 하고 중간물질을 가용화제라고 부른다. 천연화장품을 만들 때 가용화제는 일반적으로 피마자에서 추출한 폴리옥시에틸렌경화피마자유나 올리브에서 추출한 올리브리퀴드라는 제품을 사용한다.

계면활성제(界面活性劑, surfactant)
계면활성제는 물과 친한 친수성 부분과 기름과 친한 친유성 부분을 한 구조 안에 동시에 가지고 있으므로 계면의 모든 성질을 여러 형태로 변화시킨다. 계면활성제에는 유화·가용화·침투·습윤·젖음·분산·세정 등의 작용 외에도 보습·살균·윤활·정전기 방지·유연·소포작용 등이 있다. 일반적으로는 계면활성제는 물로 용해한 경우 이온으로 해리되는 음이온·양이온·양쪽성 계면활성제와 이온으로 해리되지 않는 비(非)이온 계면활성제로 크게 나눌 수 있다.

과잉유지(過剩油脂)
가성소다와 비누를 교반시켜 비누를 만들 때 유지의 100%를 모두 비누로 만들지 않고 유지의 일부분을 남겨 비누를 부드럽게 하는 방법을 말한다. 가성소다를 줄이는 방법(디스카운트)과 트레이스 뒤 유지를 추가로 비누에 첨가하는 방법이 있다.

구연산(citric acid)
피부와 모발에 사용되는 제품의 산도 조절제. 오렌지 계열의 과일에서 합성 또는 자연적으로 추출되며, 화장품 업계에서 가장 많이 사용하는 산(酸)으로 방부제로 이용되기도 한다. 비누 만들기에서는 알칼리 성분을 중성에 가깝도록 만들어주는 중화제로 이용된다.

과지방제(過脂肪劑, super fatting agent)
샴푸·린스·비누에 배합되는 유성 성분을 말한다. 과도한 탈지(脫脂)와 수분 증발을 억제시켜 피부, 모발에 촉촉함을 주고 빗질 등 기계적 마찰에 대한 보호작용을 해 모발에 자연스러운 광택을 준다. squalane, lanolin, 유동 파라핀, 지방산, 고급알코올, 에스테르류 외에 실리콘, 지방산 알카놀아미드 등이 사용되고 있다.

금속이온봉쇄제(chelating agent)
화장품에 금속 이온이 혼입되면 화장품의 산패, 변질, 변색 등의 원인이 되기도 한다. 이 금속 이온을 봉쇄할 목적으로 사용되는 물질이 금속이온봉쇄제이다. 에틸렌디아민4초산(EDTA)의 나트륨염(예를 들면 에데트산 2나트륨)이 가장 일반적이다.

디스카운트(discount)

가성소다를 비누화값에 따라 계산한 후, 계산된 가성소다의 양을 일부 줄이는 방법이다. 그러면 비누 내에 가성소다와 반응에 참여하지 않은 지방산이 남게 되는데 이를 과잉유지라 한다.

디스카운트의 목적은 재료 계량시 오차 발생 등의 가능성을 염두에 둔 것이지만 과잉유지가 있으면 비누를 사용할 때 피부가 더 부드러워지고 촉촉한 느낌을 주므로 일부러 가성소다의 디스카운트를 하기도 한다. 과잉유지와 방법은 다르지만 의미상 같다고 보면 된다.

레시피(recipes)

주로 요리에서 사용되는 용어로 독특한 요리법이나 조리방법, 배합방법 등을 총칭하는 말이다. 비누나 화장품에서는 어떤 원재료들을 어떤 배합 비율로 만들어서 원하는 상품을 만들지에 대한 용어로 사용된다.

방부제(防腐劑, preservative)

비누나 화장품이 제조되어 소비자 손에 넘어가 소비자의 사용이 끝나기까지 불가피하게 또는 우발적으로 혼입되는 미생물에 의해 일어나는 제품의 변질·변취·곰팡이 발생 등을 방지하고 그 제품의 품질을 유지할 목적으로 배합하는 물질이다. 화장품에 사용되고 있는 방부제에는 안식향산, 살리실산, 디히드로초산, 솔빈산, 파라옥시안식향산 에스테르, 트리크로산, 트리클로로칼바니리드, 에탄올 등이 있으며 에탄올을 제외한 대부분의 성분이 표시 성분으로 정해져 있다.

보습제(保濕劑, humectant)

수분은 피부의 건조를 막고 생기를 주는 데 중요한 역할을 한다. 피부 및 모발에 수분을 주고 유지시킬 목적으로 크림·유액(乳液)·모발 제품 등에 사용되는 흡습성 높은 수용성 물질을 보습제라고 부르고 있다. 이러한 물질은 또 제품의 보존, 제품 사용 중 수분의 증발 방지, 제품의 안정성 유지에 크게 기여한다. 글리세린, 프로필렌글리콜, 솔비톨(sorbitol), 1,3-부틸렌글리콜, 폴리에틸렌글리콜, 요소(尿素), 유산(乳酸) 나트륨, 피로리돈카르본산 나트륨, 폴리펩티드 등이 일반적으로 사용되고 있다.

비누(soap)

고급지방산 알칼리염을 가리키고, 가장 예전부터 사용되고 있는 대표적인 음이온 계면활성제이다. 비누의 용도는 세정작용이 주목적이며, 고형비누, 세안크림 및 유화·분산 작용을 이용한 바니싱크림, 로션, 유액 등이 있다.

비누화값(SAP, saponification value)

유지 1g을 비누로 만들 수 있는 가성가리의 mg수. 가성가리와 가성소다는 1.4의 배수관계에 있다. 비누화값표에 비누화값이 267로 나와 있다면 267mg=0.267g이므로 해당 유지 1g을 비누로 만드는 데 0.267g의 가성가리가 필요하다는 뜻이다. 이때 가성소다의 비누화값은 267/1.4=190이다.

비누화율(saponification rate)

비누화값과 관계되는 말로 유지를 모두 비누로 만들 경우 비누화율은 100%다. 그러나 가성소다의 안전율과 비누의 부드러움을 위해 가성소다 양을 보통 조금씩 줄이게 되는데 이럴 경우 줄어든 가성소다의 양만큼 비누화율은 적어진다. 가성소다를 10% 줄인 것을 '디스카운트 10%'라고 하며, 비누화율은 90%가 된다. 동시에 과잉유지도 10%가 남게 된다.

비타민(vitamin)

화장품의 특수 성분으로서 비타민류가 차지하는 역할은 매우 크다. 거친 피부, 여드름, 비듬, 양모, 육모 등에 대한 효과를 나타내어 각종 비타민 및 그 유도체(誘導體)가 배합되고 있다. 화장품에 널리 배합되고 있는 비타민은 비타민A·B2·K·C·E, 판토텐산 등이다.

산화방지제(酸化防止劑, antioxidant)

화장품에는 천연유지, 왁스류, 광물유(鑛物油), 합성 에스테르, 향료, 고분자 물질을 원료로 하는 것이 많지만 이들 원료는 공기 중 분자형태의 산소를 흡수하여 자동산화를 일으키고 산패된다. 산패에 의한 생성물은 화장품의 산패취, 자극의 원인이 되기 때문에 산패를 억제하기 위해 산화방지제를 첨가한다. 대표적인 것으로는 BHA(부틸히드록시아니솔), BHT(부틸히드록시톨루엔), 몰식자산 에스테르, 토코페롤 등이 있다.

색소(色素, pigment)

화장품에는 상품의 이미지를 높이고, 피부 표면의 미화(美化), 용모를 정돈하는 목적으로 색소가 사용된다. 화장품용의 색소는 크게 유기계 타르(tar) 색소, 무기 안료, 천연 색소가 있다. 타르 색소에 대해서는 화장품법과 약사법(藥事法)에 품질, 사용 분류가 정해져 있고(법정색소), 무기 안료에 관해서는 화장품 원료 기준으로 사용할 수 있는 것이 제한되어 있다. 색소 중 안료(顔料, pigment)는 물 또는 오일 등의 용제(溶劑)에 용해되지 않는 유색 분말을 말하며, 염료(染料, dye)는 물 또는 용제에 녹여 염착(染着)의 기능을 갖고 있는 화합물을 말한다.

샴푸(shampoo)

두피 및 모발을 깨끗하게 유지하기 위한 세정제로서 모발을 윤기가 있는 아름다운 상태로 유지하는 화장품이기도 하다. 샴푸를 형상부터 분류하면 투명액·크림·겔·분말 등으로 나눌 수 있고, 성분적으로는 비누 타입·합성세제 타입·양자 혼합 타입이 있으며 또한 약사법상에서는 의약외품(醫藥外品) 및 화장품으로 분류된다. 샴푸는 기포세정제로서 사용되는 계면활성제가 주성분이고, 그 외에 기포안정제·증점제(增粘劑)·과지방제·살균방부제(殺菌防腐劑)·펄(pearl)제·비듬제거제 등으로 이루어져 있다.

선번(sunburn)

피부에는 태양 광선을 반사·산란 및 흡수하는 기능이 있지만, 강한 태양 광선에 장시간 방치하면 피부가 갖고 있는 보통의 방어력으로는 저항할 수 없어 급성 염증이 일어나 홍반(紅斑)이나 수포(水泡)가 생긴다. 이것은 태양 광선에 의해 일어나는 일종의 화상이며 선번이라고 부른다.

CP(저온법, cold process)

지방산과 가성소다에 열을 가하지 않고 온도만 맞추어 준 상태에서 비누화(교반)를 시키는 방법. 가정에서 직접 비누를 만들 때 쓰는 대표적인 방법이다.

아미노산(amino acid)

아미노기를 갖는 카르복시산(carboxylic acid)을 아미노산이라 부르며 단백질의 구성 성분으로서 피부 각질층에 존재하여 피부의 pH와 수분을 조정하는 완충 역할을 한다. NMF의 40%가 아미노산이다.

에멀션(emulsion, 유화)

에멀션은 서로 혼합하지 않는 두 개의 액체가 하나는 작은 액적이 되어 다른 액체 내에 분산된 것이라고 정의되어 있다. 이 작은 액적 쪽을 내상이라고 하고 작은 액적을 분산시키는 상대를 외상이라고 한다. 물과 오일에서 에멀션을 만들 때 내상을 물로 하거나 오일로 하는가에 따라 다른 에멀션이 얻어진다. 내상이 오일인 경우를 O/W형 에멀션이라 하고 물이 오일에 분산한 계(系)를 W/O형 에멀션이라 한다.

에스테르(ester)

에스테르는 지방산과 알코올과의 탈수 반응에 의해 얻어지는 화합물이다. 오일 성분, 계면활성제, 자외선차단제 등 합성에 응용되고 있다. 에스테르 오일은 화장품에서 폭넓게 사용되고 있다.

에이치엘비
(HLB, hydrophilic liphophilic balance)

HLB는 미국의 Atlas Powder Co.(현재 I.C.I)회사가 자사 상품인 비이온 계면활성제를 사용한 시험에서 경험적으로 산출해낸 것이다. 즉, 비이온 계면활성제의 친유기와 친수기의 밸런스를 숫자로 표현한 것이다. HLB의 수치가 높을수록 친수성이 강하며 물처럼 묽은 상태가 된다. 보통 HLB의 범위가 3 이하면 소포제, 4~6 사이이면 W/O유화제, 7~9 사이는 습윤제, 8~18은 O/W유화제, 13~15는 세정제, 15~18은 가용화제로 분류한다.

MP(녹여붓기법, melt & pour)
공장에서 1차 비누소지 공정을 거쳐 나온 비누 원재료(글리세린 비누베이스)를 녹여서 틀에 부어 만드는, 가장 간단한 비누 만들기 방법이다.

유연제(柔軟劑, emollient)
피부표면에 수분을 유지하는 작용(에몰리엔트 효과)을 가진 물질을 유연제(柔軟劑)라고 한다. 피부의 유연제로는 다가 알코올이 가장 많이 사용되고 있다. 보통 피부는 20~24%, 각질층은 10~20% 정도 수분을 포함하고 있는데, 수분이 감소하면 피부가 거칠어진다. 따라서 항상 촉촉하고 부드러운 피부로 유지하기 위해서는 수분이 필요하고 표피의 수분 유지에 다가 알코올인 프로필렌 글리콜, 디프로필렌 글리콜, 글리세린, 디글리세린, 1,3-부틸렌글리콜, 소르비톨, 폴리에틸렌 글리콜 등이 사용된다. 또한 수분의 증발을 막으면 수분을 유지할 수 있기 때문에 오일도 유연제의 역할을 한다.

유지(油脂, oil & fat)
동식물을 추출했을 때 상온에서 액체인 상태를 기름(油, oil)이라 하며, 고체인 상태를 지방(脂, fat)이라고 한다. 이 두 가지를 합쳐 유지라고 한다. 보통 식물성은 오일, 동물성은 지방인데, 팜유와 코코넛은 식물성 지방이라 한다.

유화제(乳化劑, emulsifier)
유화라는 것은 하나의 액체(분산상)가 분산상에 섞이지 않는 다른 액체(연속상)에 작은 액적(입자) 상태로 분산시킨 것이며 생성된 분산계를 에멀션이라고 한다. 대부분의 경우 에멀션은 물과 오일로 이루어져 있으며, 안정적인 에멀션을 얻기 위해서는 안정제를 가해야만 한다. 이러한 에멀션 안정화를 위해 가해지는 제3의 물질을 유화제라고 한다. 에멀션 제조를 용이하게 하면서 에멀션을 안정화시키는 물질로서 일반적으로는 계면활성제가 이용되고 있다.

자연보습인자(natural moisturizing factor)
피부의 각질층에서 액체 및 기체의 방출·흡수·침투·유지작용을 유지하는 물질로서 케라틴(58%)·리포이드(11%)·흡습 수용성(吸濕水溶性) 물질(30%) 중 어느 것이 결핍해도 피부는 종종 장애를 일으킨다. 각질층이 유연성을 갖기 위해서는 그 중에서도 흡습 수용성 물질의 작용에 의해 적당량의 수분(15~20%)이 유지되어야 하며 리포이드의 부족에 의한 것은 아니다. 건조성의 거친 피부는 이 흡습 수용성 물질의 부족이 원인으로 되어 있다. 이 물질을 NMF(자연 보습 인자)라고 부르고 있다.

자외선차단지수(SPF, sun protect factor)
기능성화장품 중 자외선관련 제품에 사용하고 색조화장품에서도 수치를 사용한다. SPF는 태양광선 중 자외선에 의해 피부에 홍반이 생길 때까지의 시간을 1이라 할 때, 화장품을 사용하고 피부에 홍반이 생길 때까지의 시간이 몇 배가 되는가를 표시한 것이다.

에센셜오일(精油, essential oil)
천연 식물성 향료의 주체가 된다. 수증기 증류, 압착 등의 방법에 의해 향기를 갖는 성분을 포함하는 식물의 꽃, 꽃봉울, 잎, 줄기, 나무껍질, 과실, 종자, 뿌리, 풀 등에서 얻는 휘발성 액체다.

컨디셔닝제(conditioner)
샴푸는 일반적으로 모발을 세정하면 기능을 완수하는 셈이지만, 반면에 두피에서 자연적으로 분비되는 피지 성분을 과잉(過剩)으로 제거해버려 샴푸 후 모발이 푸석거리거나 빗질이 어려운 경우가 있다. 이와 같은 것을 방지할 목적으로 샴푸 중에 첨가되는 성분을 컨디셔닝제라고 하는데, 보습제·에몰리엔트제·과(過)지방제 등이 포함된다.

케라틴(keratin)
각질(角質)이라고도 한다. 극히 물에 녹기 어려운 안정된 단백질이다. 피부에 존재하는 단백질 중 가장 중요한 섬유성 경(硬)단백질로서 물리화학적으로 저항성이 강한 물질이다. 케라틴에는 연(軟)케라틴과 경(硬)케라틴이 있으며, 연케라틴에는 모발(털)이 있고 손톱의 케라틴은 경케라틴에 속한다.

클레이팩(clay pack)

전분, 벤토나이트, 탈크(talc), 카오린, 산화티탄, 산화아연 등에 특수 성분으로서 비타민류, 프라센타 추출물, 알부민, 효소, 수렴제, 유지류, 습윤제, 계면활성제 등을 배합하고 소량의 물을 넣어 진흙상으로 팩을 만들고 얼굴 또는 신체에 도포한다. 두껍게 도포하여 20분 정도 방치한 후 미지근한 물로 팩을 씻어 낸다. 이러한 팩은 오염을 흡착하고 물리적으로는 피부에 대하여 청정작용을 한다. 또한 특수 성분으로 비타민, 단백질, 레시틴, 콜레스테롤 등이 풍부하게 함유되어 있다. 계란 노른자, 우유, 과즙, 꿀 등도 자주 사용되고 있다.

트레이스(trace)

비누에 자국이 생기는 시점을 말한다. 비누를 20분 정도 저어준 다음 수프처럼 걸쭉해지는 정도가 됐을 때 주걱으로 비누 용액을 묻혀 들어보자. 비누 용액 위에 자국이 뚜렷이 생기게 되는 때가 트레이스 시점으로, 지방산과 알칼리의 교반이 이루어져 더 이상 분리되지 않고 비누로 바뀌는 시점이다. 비누화 종점이라고도 한다. 팜, 코코넛, 피마자, 라드, 미강유 등은 트레이스가 빠르며, 올리브오일은 트레이스 시간이 길다.

피에이치(pH)

수소이온의 몰(mole) 농도 역수의 상용대수이다. pH7 미만의 수용액은 산성이며 pH7 초과의 수용액은 알칼리성이고 pH7의 수용액은 중성이다. pH의 값을 측정하는 데는 pH meter, pH 시험지, pH 지시약이 사용된다.

항균제(抗菌劑, anti-microbial)

화장품이 미생물 작용에 의해 변패(變敗)되거나 외관이 손상되는 것을 방지하기도 하고, 피부표면을 살균, 소독할 목적으로 사용된다. 항균제를 배합하는 경우 배합된 항균제와 다른 원료와의 상호작용에 의해 불활성화 되는 일이 있기 때문에 유의할 필요가 있다. 예를 들면 파라옥시 안식향산에스테르와 비이온 계면활성제와의 상호작용 등이 있다. 화장품으로 사용할 수 있는 항균제는 화장품 원료 기준에 그 품목과 규격이 정해져 있다.

항산화제(抗酸化劑) → 산화방지제(酸化防止劑)

향료(perfume)

향기가 뛰어나고 일상생활에 도움이 되며 보건 위생상 유익한 냄새 물질을 향료라고 총칭하고 있다. 향료에는 동물성 향료, 식물성향료, 합성향료가 있으며 향수는 이들 향료를 10종~수십 종 혼합하고 에탄올에 녹이며 보류제(保留劑)를 가하여 만든 것이다. 향료의 함량은 보통 15~20%이다.

화장수(skin, skin lotion)

화장수는 일반적으로 투명 또는 반투명의 액상을 나타내는 화장품으로 보통 세안료 등으로 피부에 부착된 오염을 충분히 제거한 후 피부의 각질층에 수분이나 보습성분을 공급하고 피부의 생리작용을 정돈할 목적으로 사용된다. 화장수의 목적, 기능은 기본적으로는 보습과 유연이지만 세정 효과나 수렴 효과도 있다.

화장품 원료기준(장원기)

화장품은 피부 및 모발에 직접 사용하는 것이므로 당연히 그 안전성이 확보되어야 한다. 이 화장품의 안전성을 원료면에서 확보할 목적으로 화장품 원료기준이 제정되고 품질의 규격화가 행해지고 있다. 화장품 원료기준은 통칙, 각 조, 일반시험법으로 구성된다. 화장품에 사용되는 원료는 모두 이 기준에 적합하지 않으면 안 된다. 수재품목은 유지, 왁스, 탄화수소, 지방산, 알코올, 에스테르, 다가 알코올, 향료, 안료, 고분자 화합물, 계면활성제, 살균제, 방부제 등 다양하다.

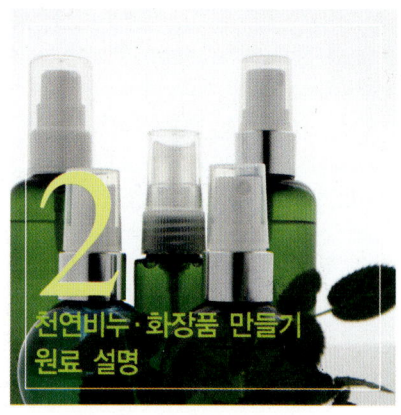

2 천연비누·화장품 만들기 원료 설명

감초추출물(licorice extract)
뿌리와 줄기에서 글리치리산을 추출한다. 티로시나이제의 작용을 억제하는 기능이 있어 멜라닌 합성을 방해하는 효과(미백)을 가졌다. 색소제거제로서는 코직산이나 비타민C보다 매우 큰 효능이 있음이 밝혀졌다. 또한 항염작용이 뛰어나 상처를 치료하는데도 우수하며 항알레르기 작용이 있어 알레르기 피부 등 특이피부에도 사용한다.

고삼(苦蔘)추출물
알칼로이드와 플라보노이드 호합물이 다량 함유되어 항균·항염 작용과 피부염이나 알러지에 대해 피부보호 작용, 여성용 세정 성분으로 활용한다.

고투콜라추출물(gotu kola extract)
인도·스리랑카·남아프리카 등에서 자라는 고투콜라 나무의 잎과 뿌리에서 추출하며 순환을 촉진하고 Anti-cellulite 기능과 항균·피부염증 및 상처 치유에 효과적이다. 주성분은 Hydrocotyl 또는 Gotu kola. 국내 마데카솔 연고의 주요 원료다.

그린 클레이(green clay)
그린 클레이는 클레이 중 가장 흡수력이 좋고, 피부의 노폐물과 독소 배출에 효과적이다. 여드름, 피부 독소제거, 지성 피부를 개선하기 위한 페이스 마스크용이나 셀룰라이트 바디 마스크용으로 사용한다.

글리세린(glycerin)
피부를 촉촉하게 유지시켜주는 보습 성분으로 로션, 크림 등의 기초 제품과 메이크업 제품, 비누 등에 사용된다.

네롤리 워터(neroil water)
네롤리오일과 함께 얻어진 플로럴 워터(floral waters)로, 피부 진정 효과가 있고, 지성·민감성 피부 타입에 적합하다.

녹차 추출물
녹차에 다량 함유되어 있는 폴리페놀 카테킨은 노화 관리에 탁월한 효과가 있다.

당귀추출물(angelica extract)
보습·항아토피·혈행촉진작용 등의 효과가 있다. 주성분은 쿠마린(Cumarine)이다.

라놀린(lanolin)
양의 피지로 만든 기름으로 피지 성분과 비슷한 조성을 가지고 있어 로션, 크림 등에 많이 사용된다. 유화제로서 피부의 수분 손실을 방지해주기 때문에 건성 피부에 효과적이지만 일부 사람들에게 알레르기를 유발하기도 한다.

라벤더 워터(lavender water)
라벤더오일을 증류시 얻어진 플로럴 워터(Floral Waters)로, 진정 효과가 있고, 손상되고 민감한 피부를 신선하게 해주는 데 아주 좋다.

레드 클레이(red clay·황토)
레드 클레이는 건성, 민감성, 정맥류 피부에 효과적이다. 모든 피부 타입에 사용할 수 있지만 특히, 건성과 민감성 피부에 좋다.

레몬 추출물(lemon extract)
식물적 성질은 항세균, 방부, 수렴, 미백 작용이 있다. 햇빛에 의한 홍반, 여드름 문제·지성 피부 관리에 사용된다.

레시틴(lecithin)
난황이나 콩 등에 다량 존재한다. 어원은 그리스어의 난황(lecithos)에서 유래하였다. 여러 가지 영양물질을 안정하게 담아둘 수 있을 뿐만 아니라, 영양물질을 피부 속으로 운반시킬 수 있는 아주 특별한 기능이 있다. 레시틴은 세포막과 구조가 거의 유사하여 손상된 세포막을 다시 건강하게 만들기도 한다.

레티놀(retinol)
생선이나 달걀, 버터와 같은 동물성지방이나 당근, 시금치 등 녹황색 야채에 들어있는 비타민A 성분을 칭한다. 피부를 구성하는 각질 형성세포에 작용하여 세포의 분화를 촉진해 피부를 젊고 생기 있게 가꿔주며 잔주름의 형성을 막고, 피부노화에 따른 피부 건조와 거칠어짐을 개선하는 효과를 가지고 있다.

로즈 워터(rose water)
로즈오일을 얻어내는 과정에서 같이 얻어지는 플로럴 워터(floral waters)로, 스킨 토너로서 가장 많이 사용되며 모든 피부에 적용가능하지만 특히 건성·민감성 피부에 적합하다.

리파아제
모공 속 피지·블랙헤드·화장품의 유분성분까지 깨끗이 씻어 주는 천연 지질분해 효소다.

리포좀(liposome)
인지질로 이루어진 입자로 세포막에 가까운 구조를 가지고 있어 내부에 수분이나 영양분을 포함하여 피부에 운반하는 역할을 하게 된다.

마치현추출물
항균 작용이 우수하여 각종 피부염으로부터 피부를 보호하며 항산화 작용 및 수렴 작용도 있다. 또한 피지조절 작용과 항알레르기 작용이 우수하다.

머드(mud)
진흙에 포함되어 있는 중요한 미네랄은 실리카, 철, 알루미나, 미그네슘, 소듐, 칼슘, 티타늄, 황화물, 인산염, 가성화물 등이며 이러한 머드는 피부 세포의 수분 공급의 중요한 친화력을 갖고 있으며 모공 깊숙이 영양 물질을 공급하여 피부의 노화를 방지한다.

베타인(betaine)
대단히 우수한 보습력을 지녔다. 피부세포에 빠르게 침투하여 피부에 윤기와 촉촉함 부여하는데 특히 사탕무에서 추출한 내추럴 베타인이 천연보습 재료로 각광을 받고 있다.

벤조인 팅춰(benzoin tincture)
벤조인은 수지에서 추출한 성분을 식물성 알코올(tincture)에 용해시킨 물질이다. 크림 종류나 연고, 룸 스프레이 등에 산화방지제 및 방부제로 사용되며, 상처 치유나 갈라진 피부에 효능이 있다. 사용량은 전체 비율의 약 1~25%.

비타민C(vitamin C · 아스코르빈산)
비타민C는 노화, 탄력저하, 주름예방 및 미백 등 다양한 효능을 가지고 있는 최고의 화장원료다.

비타민E(vitamin E · 토코페롤)
노화방지(항산화) 물질은 크게 수용성과 지용성으로 나눌 수 있다. 수용성 노화방지제는 폴리페놀, 비타민C, SOD 등 여러 가지가 있으나 세포막과 같은 지질 지역에서 항산화 작용을 하는 지용성 노화방지제는 비타민E, CoQ10, Carotenoid 정도만 알려져 있다.

산화아연(zinc oxide · 아연화)
백색의 분말로서 이산화티탄 다음으로 은폐력이 있으며 피부에 대해 우수한 진정효과를 발휘한다.

쌀겨추출물(감마오리자놀)
쌀겨에서 추출한 것으로 혈액순환, 대사촉진, 미백 작용, 자외선차단 작용을 한다.

살리실릭산(salicylic acid)
BHA라 칭하며 항염증, 항균 작용이 뛰어나 여드름 치유에 효과적이며, 케라틴 단백질을 용해한다.

상백피추출물
뽕나무껍질에서 추출한 것으로 항균력이 좋아 여드름 치유에 도움을 준다. 또 미백 작용, 모발 성장촉진 등의 효과를 기대할 수 있다.

서시옥용산추출물
여드름 · 뾰루지 등 각종 피부질환을 해결하고, 피부에 윤기를 더해주고 미백 기능도 있어 세안제 · 패팅제 · 팩제 등으로 두루 활용된다. 서시옥용산은 매우 점성이 높고, 약성이 강하므로 팩으로 사용시 15~20분을 넘기지 않도록 한다.

쐐기풀추출물(nettle extract)
식물적 성질은 항염증, 수렴, 살균, 치료의 가벼운 탈취, 촉진기능을 들 수 있다. 습진과 선번 관리에도 효과적이다. 많은 바타민을 함유하고 있어서 항산화제로도 좋다.

솔루빌라이저(solubiliser)
피마자 기름(castor oil)에서 추출한 성분으로 천연 스킨이나 룸 스프레이를 만들 때 물에 에센셜오일을 용해하기 위한 가용화제이다. 사용량은 에센셜오일 양의 2배 정도를 사용한다.

솝워트추출물(soapwort extract)
비누풀 추출물. 사포나리아 속의 총칭으로 유럽이 원산이다. 뿌리와 잎에 사포닌 또는 사포나린을 함유하고 있어서 물에 담그면 그 즙액이 비누처럼 거품이 나와 거품장구채라는 이름이 붙여졌다.

세라마이드(ceramide)
피부 표피 각질의 보습을 책임지는 물질. 물분자와 수소 결합망을 만듦으로써 수분을 일정하게 유지하는 기능(지용성) 동물의 신경조직, 뇌에서 얻은 인지질 성분으로 피부 각질층에 작용하여 건조를 막는 작용을 하여 피부를 유연하게 만들어 준다.

식물성 콜라겐(phyto collagen)
식물성 다당류(Natto Gum)를 변형(효소발효를 이용)시켜 콜라겐과 유사하게 만든 것으로서 우수한 수화 능력, 많은 물을 보유하고 결합하는 능력이 있어 피부 관리 제품에 많이 사용된다.

심층해양수(심해수)
심층해양수란 햇빛이 도달하지 않는 수심 200m 이상의 깊은 바닷속의 바닷물을 말한다. 심층해양에는 햇빛이 들지 않아 병균균이 없을 뿐만 아니라, 태초부터 바다가 주었던 생명(세포)에 필요한 여러 가지 영양성분들이 그대로 남아 있다. 그래서 심층해양수의 특성은 태아의 양수와 매우 흡사하다.

세어버터(shea butter)
메그니폴리아넛 나무에서 제조, 지방산과 트리글리세라이드를 많이 함유하며 보습, 진정, 풍부한 영양 공급을 특징으로 한다. 바람, 추위, 태양 또는 저급 비누와 같은 외적 요인으로 파괴된 수분 지질막(hydrolipidic film)을 재생시킨다. 립밤, 연고, 바디버터 등을 만들 때 좋은 보습의 역할로 이용된다.

아젤리익산 & 트리콜릭산
(1) Azelaic acid – 밀, 보리 등에서 나오는 성분으로 여드름 등의 치유에 유효하며 하이드로퀴논이나 트레티노이드에 의한 미백에 문제가 있을 경우 대체 미백효과가 있다고 알려져 있다.
(2) Triclosan – 여드름균에 유효한 항균제이다.

아하추출물(AHA · alpha hydroxy acid)
각질제거 및 유연 성질을 가진 활성 물질, 특정한 조건하에서 AHA는 보습기능이 있다. 부위별로 바를 때 각질층, 표피, 진피, 모낭에 특별한 효과를 나타낸다. AHA의 각질 감소 기능은 여드름 제품, 광각화 감소를 위한 제품, 노화피부의 개선에 최고의 성분으로 꼽힌다.

알란토인(allantoin)
밀의 배아, 담배의 종자, 오줌 등에서 추출되는 알란토인은 지성과 여드름피부의 각질층을 감소시켜 거친 피부를 매끈하게 한다. 소염, 진정, 항염증, 항알레르기, 자극감소 작용, 소염효과를 가지고 있어 갈라진 피부의 상처를 치유하기도 한다.

알로에베라젤(aloe vera)
알로에베라에서 추출한 천연 젤 원액을 직접 사용하거나, 혼합하여 사용한다. 크림 로션 원료나 아이젤, 애프터 썬케어 용품 등에 사용한다. 특히 지성 피부와 여드름 피부에 효능이 있다. 피부 흡수력이 아주 뛰어나며, 천연 클렌저, 세포 재생과 상처 치료 효능이 있다.

알로에추출물
보습, 자외선차단, 화상, 상처치유, 항알러지 작용, 노화피부재생 등의 효능이 있다

알부틴(arbutin)
일본 시세이도에서 개발하여 사용하기 시작한 후 전 세계적으로 가장 많이 사용하는 미백제 중 하나로 한국 식양청에서도 승인한 미백제. 알부틴을 비타민 C와 함께 사용하면 미백 효과가 더욱 좋아진다.

알코올(alcohol)
알코올류는 일반식 R-OH로 나타내는 화합물이다. OH기의 수에 따라 그 수가 1개, 2개, 3개의 알코올을 1가 알코올, 2가 알코올, 3가 알코올이라 한다. 또 방향족 탄화수소의 곁사슬(side chain)에 OH기를 치환한 것을 방향족 알코올이라고 한다.

어성초추출물(houttuynia cordata)
약모밀, 어성초라고도 한다. 열매는 삭과이고, 종자는 연한 갈색이다. 꽃이 피기 전의 식물체를 이뇨제와 구충제로 사용하고, 잎을 짓찧어 종기와 독충에 물렸을 때 바른다.

엘라스틴(elastin)
피부의 진피층을 구성하는 성분으로 탄력성이 좋은 단백질의 일종으로서 피부의 탄력을 유지하는 기능을 하여 부족하면 주름과 늘어짐의 원인이 된다.

옐로우 클레이(yellow clay)
옐로우 클레이는 피부에 활력을 주고 약해진 피부를 개선시키는 효과가 있다. 모든 피부 타입에 적용 가능하다.

올리브 리퀴드(olive liquid)
올리브에서 추출한 성분으로 천연스킨이나 향수, 방향제를 만들 때 물에 에센셜 오일을 용해시키기 위한 가용화제로 사용한다.

윗치해이즐추출물(witch hazel extract)
전통적으로 홍반, 선번, 피부 자극, 타박상, 곤충에 물린 데 사용하며 수렴작용, 항염증, 상처치료 성질이 평가된다. 유해산소에 대한 효과가 발견되어 썬스크린 제품에 사용되기도 한다.

인삼추출물
(ginseng extract · 파낙스 종)
대사촉진, 혈행촉진, 혈관확장, 탈모방지, 피로회복 작용 등 많은 치료효과가 있다. 민간의학에서는 종기, 타박상, 쓰린 데, 부은 데 사용되었다.

이디티에이(EDTA)
금속이온봉쇄제. 킬레이팅(chealating agent)라고도 하며, 에틸렌디아민테트라세트산이라고도 한다. 거의 모든 금속이온과 안정한 수용성 킬레이트를 만든다.

에멀시파잉 왁스(emulsifying wax)
코코넛이나 팜 등의 식물성에서 추출하는 왁스와 석유화계통에서 추출되는 왁스로 구분되며, 화장품의 에멀션을 제조할 때 주로 이용된다. 크림, 로션, 에센스에 사용시 5~10% 정도 첨가한다.

이소플라본(isoflavon)
이소플라본이란 콩, 칡, 당귀, 붉은 토끼풀(red clover) 등에서 추출되는 가장 대표적인 천연 식물성 여성호르몬(피토 에스트로겐). 여성의 아름다움은 여성호르몬(에스트로겐)에 의해 만들어진다. 합

성 여성호르몬과 달리 부작용이 없다.

자몽씨추출물
(grapefruit seed extract · *Citrus paradis*)
자몽씨에서 추출하여 방부 작용이 있으며, 지성피부에 효과가 있다. 신선한 즙은 비타민C를 함유하여 매우 산성으로서 피부에 고농도를 사용하면 강한 자극을 일으킬 수 있다.

자수정(amethyst)
지구상 가장 안정된 구조를 가진 약성 광물인 자수정은 생리활성 에너지와 원적외선 효과 등 그 가치를 새롭게 인정받고 있다. 인체의 가장 기본적인 세포에 영향을 미쳐 혈액 순환을 촉진시켜 인체세포 내 유해물질인 노폐물을 자연스럽게 배출하는 효과가 있다.

정제수
비누나 화장품을 만들 때의 주요재료로 물과 동일한 단어. 일반적인 수돗물에는 염소나 칼슘 등이 섞여 있는데 이러한 성분들을 거르고 순수한 물로 정제한 것을 정제수라 한다. 증류수와 비슷하다.

잰탄검(xanthan gum)
사탕수수에서 추출한 파우더 성분으로 젤을 만들 때 사용하는 천연 젤 베이스 원료이다. 사용량은 전체 물 비율의 약 1~5%.

진주분말(pearl powder)
진주에는 탄산칼륨 · 유기물 · 수분 및 알루미늄 · 마그네슘 · 구리 · 철 · 망간 · 나트륨 · 아연 · 규소 · 티타늄 등의 미량원소가 함유되어 있다. 진주에 함유된 아미노산은 인체에 매우 필요한 영양분으로서 피부세포의 재생을 촉진하고 피부를 부드럽게 하고 희게 하며, 노화를 방지하여 젊음을 유지시킨다.

카나우바 왁스(carnauba Wax)
브라질 북동부 지방에서 자생하는 Carnauba 야자나무의 잎에서 추출되는 왁스로서 고경도, 고융점, 고광택을 지닌 왁스다. 식물성 천연왁스로는 가장 생산량이 많다.

카오린(kaolin)
바위나 돌이 물 · 탄산 등의 화학작용에 의해 분해되어 생긴 진흙. 여러 가지 알루미늄 실리케이트의 혼합물로 파우더와 마스크에 사용된다. 이 흰색의 부드러운 분말은 수분과 유분을 모두 흡수하며 커버하는 능력이 좋으므로, 피부에서 분비되는 땀과 오일의 흡수제로 적당하다.

칸데릴라 왁스(candelilla wax)
멕시코 동부의 건조지대에서 자라는 초본류 식물 칸데릴라에서 얻어지는 왁스. 카나우바 왁스보다는 경도 및 융점이 낮은 천연 왁스로, 화장품 · 의약품의 원료로 많이 이용된다.

캐비어추출물
캐비어란 철갑상어를 말하지만 화장품 원료로서의 캐비어추출물은 철갑상어 알에서 추출된 것을 말한다. 철갑상어의 알은 단백질과 비타민이 많이 함유되어 있어 최고급 화장품의 원료로 사용되고 있다. 피부재생과 주름 · 탄력 개선, 노화방지, 수분공급, 영양공급의 효과가 있다.

코엔자임Q10 조효소
코엔자임Q10이란 조효소 또는 보조효소 중의 하나다. 세포내에서 활성산소(유해산소)를 제거하여 세포의 노화방지 및 피부탄력을 증가시키며, 멜라닌 색소의 생성을 억제하여 미백효과에 도움이 된다.

코치닐(cochineal · 카민)
선인장과의 식물에 기생하는 연지벌레의 암컷을 건조시켜 얻는 염료다. 무독성이므로 식품류, 화장품, 생체조직의 염색에 사용된다.

코코아 버터(cocoa butter)
지방에 용해되며 초콜릿 원료로 쓰이는 코코아 버터는 피부에 보습 효과가 뛰어나고 건성 피부에 효능이 있다. 단독 사용 또는 크림과 섞어서 수분 공급을 해 주고 피부를 보호해 준다. 사용량은 전체 비율의 약 5~10%.

콜라겐(collagen)
피부의 진피층을 구성하는 단백질성분. 수분과 결합해 피부의 촉촉함과 탄력을 유지하는 기능을 한다. 가용성 콜라겐과 불용성 콜라겐으로 분류하며, 가용성 콜라겐은 생체조직내에 흡수되어 피부보습, 탄력을 주게 된다.

클로로필
식물 잎에서 추출되는 엽록소로 탈취효과, 산소공급 효과가 있으며 지성피부에 좋다.

탈크(滑石, talc)
활석. 천연 마그네슘이 주성분이다. 알코올에 녹지 않는다. 백분, 파운데이션, 연백분 등에 사용된다. 또 텔컴 파우더의 주요 원료로 쓰인다.

트리펩타이드 콜라겐(tripeptide collagen)
트리펩타이드 콜라겐이란 아미노산이 3개가 연결되어 있는 작은 콜라겐을 말하며, 피부를 쉽게 투과할 수 있다. 아미노산이 4개 이상 연결되어 있으면 분자구조가 너무 커서 피부를 투과하지 못하게 된다.

포도씨추출물
포도씨추출물 역시 녹차처럼 폴리페놀계 레스베라트롤에 의하여 노화관리 효과가 있다.

폴리페놀(polyphenol)
녹차에 들어 있는 카테킨류(catechins), 커피에 포함되어 있는 클로로겐산, 딸기나 사과, 포도, 검은콩, 팥 따위 붉은 색이나 자색의 안토시아닌계 색소 등은 모두 폴리페놀화합물이다.

페퍼민트추출물
청량하고 산뜻한 느낌으로, 피로회복에 탁월하며 모세혈관을 확장시킨다.

펙틴(pectin)
고등식물의 세포 사이의 결합물질로서 주로 세포벽의 중층(中層)을 형성하는 다당류의 한 무리. 에멀션화성(乳化性)을 이용하여 식품의 유화제나 건조과자의 피막제를 비롯하여 화장품·치마분(齒磨粉)·호료(糊料)·의약품(정장제) 등에 널리 사용된다.

핑크 클레이(pink clay)
핑크 클레이는 피부를 정화하고 조화롭게 하며, 모든 피부 타입에 사용해도 좋다.

해조추출물(algae extract)
피부의 수분보유력을 정상화시키고, 표피에 윤기를 제공하는 활성 성분이다. 여러 종류의 해조가 있으며, 항산화 성질을 포함하여 보습·피지분비억제 작용 등의 여러 효능으로 나눌 수 있다.

헤나추출물(henna extract)
제품에 붉은 갈색을 주는 색소. 또한 컨디셔너이기도 하다. 방부제, 수렴제 성질이 있다. 중요한 성분으로 뮤신(mucin), 피토스테롤(phytosterol), 냅토키논(naptho quinone)이 포함된다.

화이트 클레이(white clay)
화이트 클레이는 피부를 진정시키고 부드럽게 하는 흙이다. 민감하고 섬세한 피부에 좋다.

황금(黃芩)추출물
꿀풀과 식물인 황금의 뿌리에서 추출하며, 항균·항염·항알레르기성 작용 및 알레르기성 천식을 완화한다. 아토피 등의 염증성 피부염과 알레르기성 피부염을 치료하며, 포함된 안식향산은 각질세포가 서로 달라붙는 것을 방지하여 여드름이 형성되지 않도록 하여 피부를 매끄럽게 관리해준다.

히알루론산(hyaluronic acid)
미생물 발효공법을 통해 만들어지는 뛰어난 보습효과를 가지고 있는 물질이다. 모이스춰라이징 제품에 빠지지 않고 들어가는 보습성분이다.

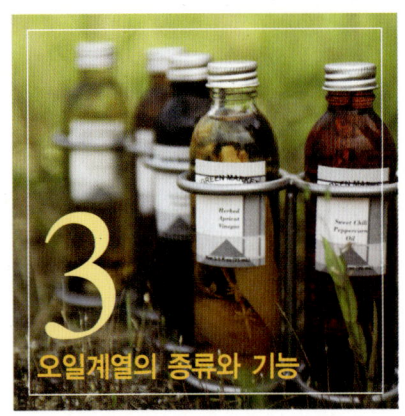

3 오일계열의 종류와 기능

지방산 유지는 비누의 특징을 결정하는 가장 중요한 요소다. 유지에는 여러 종류가 있는데, 보통 식물성 오일은 상온에서 액체 상태이므로 오일(oil, 油)이라 부르며, 동물성은 고체 상태이므로 지방(fat, 脂)이라고 부른다. 따라서 기름과 지방을 더해서 유지(油脂)라고 부른다. 손으로 만드는 비누에 가장 자주 사용되는 오일은 올리브오일, 코코넛오일, 팜오일, 라드(돼지기름), 소기름 등이지만, 그 밖에도 비누 만들기에 사용할 수 있는 오일은 많이 있으며, 저마다의 특성 또한 다양하다.

식물성오일
(vegetable oil, base oil, carrier oil)

녹차씨오일(green tea seed oil)

반 야생상태로 자란 녹차에서 얻어낸 녹차씨오일은 불포화지방산이 주종이다. 올리브오일은 불포화지방산중 올레인산이 주종인 반면, 녹차씨오일은 불포화도가 더 높은 C18:2, C18:3인 리놀레인산을 함유하고 있다. 녹차에서 얻어지는 가장 유용한 성분인 카테킨이 녹차씨오일에는 약 3배가량 더 포함되어 있으며, 사포닌·탄닌·비타민 등도 포함되어 있다. 녹차씨오일은 피부에 겉돌거나 번들거리지 않고 피부에 잘 스며들며, 물에도 잘 씻기는 깔끔한 오일이므로, 크림이나 로션 등의 화장품에서도 유분기가 적으면서도 보습과 촉촉함을 충분히 유지시킬 수 있는 좋은 특징을 발휘한다.

달맞이꽃 종자오일(evening primrose oil)

달맞이꽃의 씨앗에서 채취하는 것으로 고가의 오일이다. 감마리놀렌산(GLA)이 풍부해 가려움을 진정시키거나 피부의 상처와 건조를 치유하는 데 도움을 준다. 특히, 아토피성 피부염의 진정 효과가 뛰어나다고 한다. 가볍고 부드러운 사용감으로 과잉 유지로 만들어 비누에 첨가하거나 화장품의 크림에 5% 정도 섞는다.

로즈힙오일(rosehip oil)

뛰어난 피부 재생 효과를 가진 오일로 남미 의사들의 실험에 의하면 화상, 얼굴 주름, 수술 후 생긴 상처자국 치료에 큰 효과가 있다고 한다. 비타민E가 풍부, 팔미틴 산(palmitoleic acid)이 함유되어 있어 피지에 활력을 주며 노화 피부를 예방(anti ageing)한다. 전체 재료양 중에서 20% 이내로 사용한다.

마카다미아 너트오일(macadamia nut oil)

마카다미아 너트에서 추출한 오일로 사람의 피지와 흡사하며 세포막의 파손과 노화를 예방해준다. 팔미톨레익산과 비타민은 불포화지방의 농도가 다른 오일에 비해 높아서 매우 부드럽고 세포 사이사이에 충분한 수분 보유능력을 제공하여 표면 장력을 높여 임신 전후 튼살, 거칠어지기 쉬운 피부 등에 매우 효과적인 오일이다. 건성, 노화 피부용 크림에 주로 사용된다.

메도우폼씨드오일
(meadowfoam seed oil, *Lamnanthes alba*)

풍부하고 유연작용이 뛰어난 오일. 순하고 안정된 오일은 항산화효과가 있으며, 피부에 대한 빠른 침투력 때문에 화장품이나 마사지오일로 새롭게 조명을 받고 있다.

보리지유(borage oil, 지치풀 오일)

보라고 오피키나리스(borage officinalis)라고 불리며, 국소적으로 사용하면 항염증 작용이 있다. 민감한 피부와 알레르기 반응에 효과가 있다. 칼륨, 칼슘이 미네랄산과 결합되어 함유되어 있다. 딱딱한 일년생 식물로 보통 잎이 사용되지만 가끔은 꽃도 사용된다.

면실오일(cotton seed oil)
쇼트닝 오일로 사용되기도 한다. 땅콩오일과 성질이 비슷하다.

미강유/쌀겨유(rice bran oil)
비타민과 미네랄을 풍부하게 포함하고 있다. 비교적 구하기 쉬운데다가 가격도 싼 편이다. 보습 효과가 있으며, 트레이스가 빨리 나오기 때문에 비누 만들기의 메인 오일로 사용할 수 있다.

살구씨오일(apricot kernel oil)
살구씨에서 채취할 수 있는 오일. 피부에 닿는 느낌이 가볍고 흡수성도 좋다. 보습 효과가 있으며, 스윗아몬드오일과 아주 비슷하다. 미백을 고려하거나 피부미용을 위한 화장품에 많이 사용된다.

쇼트닝(vegetable shortening)
대두유과 식물성 기름, 면실유 등을 섞어서 수소화한 다음 상온에서 굳힌 것. 제조사에 따라서 오일의 내용이 다를 수 있다. 대부분 식용유급이므로 천연 비누에 많이 섞지는 않는다.

스윗아몬드오일(sweet almond oil)
보습 효과와 피부에 닿는 느낌을 부드럽게 하는 효과가 있는 베이스오일. 비누와 크림, 바디오일을 만드는 데 폭넓게 이용되고 있다.

아보카도오일(avocado oil)
아보카도 껍질에서 채취하는 녹색의 오일로 가격이 비싸다. 비타민A와 E, 레시틴을 비롯해 그 밖의 많은 영양분을 함유하고 있다. 피부를 부드럽게 하는 보습 효과와 필링 효과가 있다. 건성 피부용 스킨케어 오일로써 크림과 바디오일 등에 자주 사용된다. 점성이 강하고 짙은 녹색이며, 건성·탈수·주름살

피부에 적용한다.

윗점오일(wheatgerm oil)
맥아유, 또는 밀배아유로 불리며 천연 항산화제인 비타민E를 아주 많이 포함한 오일이다. 피부노화 방지와 과잉유지의 산화방지 목적으로 비누와 크림, 마사지오일 등에 넣는 물질이다. 점도가 높고 독특한 향이 있기 때문에 전체 배합량의 5~10% 정도로 양을 조절하는 것이 좋다. 화장품에서는 영양이나 노화, 건성의 레시피에 주로 선택된다.

옥수수오일(corn oil)
옥수수의 씨눈에서 채취하는 것으로 비타민를 다량 함유하고 있다. 가격이 싸고 구하기 쉬우므로 메인 오일로 사용할 수 있다.

올리브오일(olive oil)
올리브 열매에서 채취하는 오일. 올레인산이 많이 들어 있어 보습 효과가 뛰어나기 때문에 손으로 직접 만드는 비누의 고급지방산 오일로 오래 전부터 사용되고 있다. 100% 올리브오일만 사용해서 만든 비누를 '카스틸 비누'라고 부른다. 비누특성과는 다르게 화장품에서는 피부에 직접 발려지는 느낌이 번들거림과 피부흡습성이 나쁘기 때문에 클린징크림 등에 제한적으로 사용이 된다.

참깨오일(sesame oil)
올리브오일과 성질이 비슷하다. 비타민를 포함해 산화하기 어려운 오일이다. 자연 화장품에서는 마사지 오일과 '썬 블록'으로 사용되는 경우도 있다. 냄새가 없는 쪽이 사용하기 쉽다.

카렌둘라오일(calendula oil)
식물성 오일에 금잔화(폿 메리골드)꽃으로부터 용해(Maceration)시킨 오일. 비타민A, B, D, E 미네랄 함유, 항감염, 항경련, 담즙 상승 작용, 외상 치료효과. 욕창, 진물 상처, 타박상, 만성 궤양, 손상피부, 건성 습진 등 효능이 상당히 광범위하다.

카멜리아오일(camellia oil, 동백오일)
동백나무의 열매에서 채취하는 오일. 피부를 진정시키는 효과가 좋으며, 검은 머리에 생기와 광택을 준다는 점 때문에 샴푸 등에 이용된다. 보습 효과가 높은 오레인산을 많이 함유하고 있다.

카놀라오일(canola oil)
특색이 없는 가벼운 오일로 슈퍼 같은 곳에서 손쉽게 구할 수 있다. 트레이스가 나오기 어렵기 때문에 코코넛이나 라드와 같은 고형 유지와 배합하는 것이 좋다.

캐롯오일(carrot oil)
오렌지색을 띄며 베타카로틴(beta-carotene)과 비타민 A, B, C, D, E 그리고 지방산을 함유해 활력 작용과 노화 방지 작용을 한다. 10% 이내로 혼합하여 다른 캐리어 오일과 사용한다.

코코넛오일(coconut oil)
코코야자에서 채취하는 오일. 코코넛오일은 25℃ 이상에서는 액체상태로 유지되지만, 그 이하 온도에서는 백색의 고체상태다. 비누에 배합하는 목적은 비누 거품이 풍부하게 잘 나도록 하는 것이 1차목적이다. 비누를 딱딱하게 하는 역할도 있지만 물에 녹기 쉬운 성질도 가지고 있다. 코코넛오일은 세정력이 강해 팜오일과 함께 비누에 가장 많이 사용되고 있다.

콩기름(soybean oil)
비타민E를 많이 함유하고 있으며, 가격이 싸고 구하기 쉽다. 쇼트닝의 주요 오일로 사용되는 경우가 많다. 대부분 구할 수 있는 콩기름이 식용유급이므로 천연비누를 만들 때, 많은 비율로 섞지 않는다.

쿠쿠이넛오일(kukuinut oil)
하와이산 쿠쿠이넛에서 채취한다. 매우 뛰어난 보습 효과가 있는 오일이지만 비싸고 구하기가 어렵다.

팜오일(palm oil)
팜오일의 가장 큰 특징은 비누가 단단해지도록 해주며, 조밀한 거품을 일으킨다는 것이다. 또, 오레인산도 포함하고 있어 보습에도 도움을 준다. 팜오일은 라드나 소기름 같은 동물성 유지와 특성이 비슷하다. 지방산 오일 가운데서도 가격이 저렴한 편이며, 비누화가 빨리 진행되기 때문에 비누에 많이 사용되는 대표적인 오일이다. 실온에서 대부분 고체 상태로 유지된다.

팜커넬오일(palm kernel oil)
코코넛오일과 성질이 비슷하다. 거품을 잘 나게 하며, 비누를 단단하게 해준다.

포도씨오일(grapeseed oil)
매우 가벼운 오일로 끈적임 없이 피부에 잘 스며든다. 비타민, 미네랄, 철분이 풍부하며 항산화 작용을 하므로 비누가 오래 보존되도록 하는데 도움을 준다. 가볍고 산뜻한 오일로 아로마마사지의 베이스 오일이나 화장품 등에 다양한 용도로 선택이 된다.

피마자오일(castor oil)
아주까리 열매에서 채취하는 오일. 레티놀산을 아주 많이 함유해 비누 만들기에 사용하는 오일 가운데서 가장 독특한 재료로 손꼽힌다. 점착성과 투명감이 있으며, 거품이 잘 나고 촉촉한 느낌을 주는 비누를 만들 수 있다. 투명 비누를 만들 때 피마자 오일을 넣으면 비누의 투명도를 높여주며, 피부에도 좋은 효과가 있는 편이지만 독특한 향 때문에 많이 쓰이지 않는다.

하이퍼리쿰오일(hypericum oil)
하이퍼리쿰오일은 세인트존스 워트(St. Johns Wort) 꽃에서 용해(Maceration)시킨 오일로 비타민A, B, D, E 미네랄 함유하고 있다. 항감염, 특히 신경계 감염에 탁월한 효능이 있다. 신경통성(Neuralgia) 좌골신경통(Sciatica), 섬유 조직염(Fivrositis)뿐만 아니라 화상, 타박상, 벤 데 효과가 있다. 직접 캐리어 오일에 혼합한 후, 에센스오일을 섞어서 사용한다. 하이퍼리쿰오일과 칼렌둘라오일을 서로 섞어서 많이 사용된다.

해바라기씨오일(sunflower oil)
해바라기씨에서 채취하는 오일. 비타민A와 E를 많이 함유하고 있으며, 보습 효과가 좋다.

해즐넛오일(hazelnut oil)
오레인산이 풍부하고 피부에 촉촉하게 잘 스며들며, 가볍고 산뜻하며 보습 효과가 뛰어나다. 화장품에서 선택이 되거나 비누에서는 20% 이내 또는 과잉유지로 이용한다.

햄프씨드오일(hemp seed oil)
대마의 열매에서 추출하는 녹색의 오일이다. 뛰어난 보습력을 지니고 있어 건성피부에 아주 좋으며, 부드럽고 산뜻한 오일이므로 마사지오일이나 고급화장품에 점차 사용이 확대되고 있는 추세이다. 가격이 고가이며, 전체 오일 중 20% 정도 이내로 사용한다.

호두오일(walnut oil)
향기로운 호두 냄새가 나는 오일로 식용으로 폭넓게 이용되고 있다. 리놀렌산을 많이 함유하고 있으며, 건조해진 피부를 진정시키고 보호하는 효과가 있다.

호호바오일(jojoba oil)
피부의 피지와 유사한 성분을 가진 오일이다. 부드럽고 피부에 잘 흡수되므로 아로마테라피 희석용 오일로 가장 많이 애용되며, 주로 비누와 바디크림, 바디 로션 등을 만드는 데 쓰인다. 산화방지 성분이 있어 오랫동안 보존할 수 있는 것이 장점이다. 정제되어 있는 것은 무색투명하며, 정제되지 않은 것은 노란색을 띤다. 비누에 첨가할 때는 전체 비누 용량의 20% 이하로 넣는 것이 좋다. 오일 점성이 가장 낮은 오일이라 모든 피부 타입뿐 아니라 두피 마사지용으로도 사용 가능하다.

홍화씨오일(safflower oil)
홍화씨에서 추출하는 오일로 보습 효과가 있고, 뼈를 튼튼하게 하는 효과가 있어 골절을 치료하는 데도 도움을 준다고 알려져 있다.

동물성 지방유(fat)

소기름(tallow)
소의 지방으로 비누 만들기에 오래 전부터 사용돼 온 유지. 비누의 질감은 딱딱하지만 사용하기에 부드럽고, 수명이 긴 비누가 된다. 비누를 만들 때는 정제한 뒤에 사용한다.

라드(lard)
돼지기름. 값이 싸고 구하기 쉽다. 보습, 거품 유지, 굳기 등 균형 잡힌 오일로 코코넛 오일과 섞으면 거품이 잘 나고 단단한 비누가 만들어진다. 라드 100%인 비누는 잘 녹지 않아 오래 사용할 수 있기 때문에 주방용이나 세탁비누로 쓰면 좋다.

라놀린(lanolin)
양털에서 채취할 수 있는 왁스로 강력한 보습 작용을 한다. 기저귀 발진이나 건조해서 살이 튼 것에 효과가 있다. 울 섬유에 알레르기가 있는 사람은 사용할 수 없으며, 독특한 냄새를 풍긴다.

에뮤오일(emu oil)
오스트리아 새인 에뮤의 오일은 염증을 억제하는 효과가 있다고 한다. 그대로 피부에 발라도 좋으며, 크림의 원료로 사용된다. 산화가 빠르다.

밍크오일(mink oil)
밍크의 복부 피하지방에서 추출되는 오일을 말한다. 밍크는 지구에서 유일하게 피부병이 없으며, 상처로 피부의 1/3 이상이 손상되어도 자체 치유되어 모피까지 복원되는 재생능력이 뛰어난 동물이다. 밍크의 우수한 재생 능력과 윤기 흐르는 고급 모피는 피하지방층에 저장된 자양분과 밀접한 관련이 있는 것으로 알려져 있다. 밍크 오일은 인간의 피하지방에 가장 가까운 14~18%의 팔미틱산이 함유되어 피부에 잘 스며들며 피부 보호막의 균형을 유지해준다.

타조오일(ostrich oil)
타조오일은 피부에 잘 스며들고 보습효과가 뛰어나

며, 염증과 통증을 완화시키는 특성이 있어 오래 전부터 사용되어 왔다. 여드름이 많이 나거나 건조한 피부에 마사지 오일로 이용되기도 한다.

왁스와 식물성 버터류

망고버터(mango butter)
세어버터와 성질이 비슷해 그 대용품으로 쓸 수 있으며 고가의 제품이다.

밀랍(bees wax)
꿀벌의 집에서 채취할 수 있다. 스킨케어 효능은 없지만, 비누가 굳도록 하는 효과가 있다. 지방산 오일 전체량의 1~2% 정도만 사용한다. 너무 많이 넣거나 낮은 온도에서 섞으면 비누 원료가 충분히 비누화되지 않은 상태에서 굳어버리므로 주의해야 한다.

세어버터(shea butter)
아프리카의 카리테나무에서 채취하는 하얗고 끈적끈적한 오일. 보습 효과가 뛰어나기 때문에 그대로 건조한 피부에 발라도 좋다. 비싸지만 적은 양으로도 뛰어난 보습 효과를 얻을 수 있기 때문에 과잉유지에 또는 바디버터를 만들 때 사용하면 좋다. 부드럽고 풍부한 거품을 만든다.

코코아버터/카카오버터(cocoa butter)
카카오 씨앗에서 채취하는 오일로 상온에서 고체 상태를 유지한다. 초콜릿의 달콤한 향이 나며, 비누에 넣으면 은은한 향을 내는 효과가 있다. 보습 효과가 매우 뛰어나기 때문에 비누와 크림 등에 자주 사용된다. 레시피에 10~20% 정도 섞으면 아주 촉촉하고 딱딱한 비누가 만들어진다.

알로에버터(aloe butter)
알로에에서 추출한 버터로 부드럽고 보습력이 매우 뛰어나며, 상온에서 딱딱하게 굳어 있다.

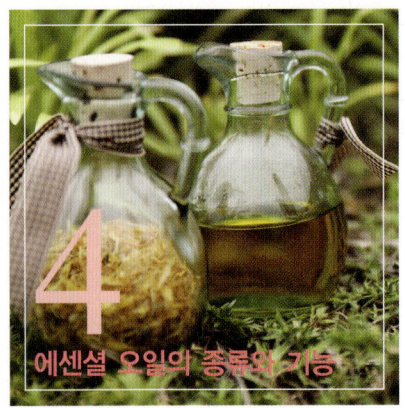

4 에센셜 오일의 종류와 기능

그레이프프룻(grapefruit, *Citrus paradisi*)
성격 신선하고 달콤한 감귤류의 향
효능 우울증, 신경쇠약, 스트레스에 좋다. 임파선을 자극해 마사지나 비만, 셀룰라이트에도 좋다. 소화기관에도 효과가 있다.
피부 여드름, 지성 피부
주의 과민성 피부, 감광성

네롤리(neroli, *Citrus aurantium*)
효능 불면증이나 우울증 치료 또는 심장병 환자 치료나 발마사지용으로 쓰인다. 가슴이 두근거릴 때도 좋다.
피부 모든 피부에 좋으며, 민감성 피부를 치료하거나 피부노화를 막는데 효과가 있다. 모세혈관 팽창 피부에 효과가 있다.

라벤더(lavender, *Lavandula angustifolia*)
성격 꽃향, 약초 향, 달콤한 발삼향
효능 가정 상비 오일. 불면증, 두통, 가슴 두근거림에 효과가 있으며, 살균, 출산시 고통경감, 생리통 해소, 생리 촉진, 혈액순환 촉진 효과 등이 있다.
피부 화상과 염증 치료 및 살균 효과가 좋다. 상처 회복을 빠르게 하고, 흉터 제거에도 효과가 있다. 문제성 피부나 햇볕에 그을린 피부에 사용해도 효과를 얻을 수 있다.

로즈마리(rosemary, *Rosemarinus officinalis*)
성격 강하고 깨끗하며 상쾌한 약초 향
효능 자극 효과가 있으며, 머리를 맑게 하고, 기억력을 높여준다. 피로와 두통을 없애주고, 콜레스테롤 수치를 낮춰주기도 한다.
피부 두피 개선, 모발성장 촉진
주의 임신중 사용 금지

레몬(lemon, *Citrus lemon*)
성격 신선하고 날카로우며 달콤한 감귤류의 향
효능 집중력을 높여주며, 강력한 살균효과가 있다. 백혈구를 자극해 면역력을 강화시키며, 정맥류 치료나 고혈압에도 좋다. 셀룰라이트성 비만 치료와 콜레스테롤 수치를 낮추는 효과가 있으며, 관절염과 근육통, 특히 관절염증 제거 효과가 있다. 몸에 산성이 쌓이는 것을 막아준다.
피부 기름진 피부, 상처 난 피부

마조람(marjoram, *Origanum majorana*)
성격 진정, 안락, 따스함
효능 임신선, 튼살(라벤더+네놀리), 불면증, 고혈압, 두통, 편두통, 소화기관 강장, 변비, 헛배부름, 생리통 등에 효과가 있다.
주의 운전시 사용금지(졸음을 유발함)

버가못(bergamot, *Citrus bergamia*)
성격 가볍고 섬세하고 상쾌함, 약한 꽃향
효능 기분을 편안하게 유도해주며, 불쾌한 냄새를 없애준다. 지성 피부나 손상된 피부에 좋고, 여드름이나 피지, 입가의 발진을 치료하는 효과도 있다.
주의 과민성 피부

사이프러스(cypress, *Cupressus sempervirens*)
성격 약간 자극적인 향이 나며, 맑고 상쾌함
효능 치질이나 정맥류 치료 효과. 지혈 작용을 하며, 땀이 많은 사람이나 셀룰라이트성 비만인 사람에게 유용하고 생리통이나 기침, 기관지염, 천식에도 좋다.
피부 수렴작용을 해줌으로써 지성 피부, 손상된 피부, 지나치게 수분이 부족한 피부에 좋으며, 멍이 든 자리에도 효과가 있다.
주의 임신중 사용금지

스윗오렌지(sweet orange, *Citrus cinesis*)
성격 감귤류 향. 상쾌하고 열정적임
효능 만성 변비나 설사, 대민성 과장, 불면증을 해소해주며, 부은 조직이나 림프순환계가 정체된 것을 풀어준다.
피부 건성, 염증, 여드름 피부

유칼립투스(eucalyptus, *Eucalyptus globulus*)
성격 캠퍼향, 달콤한 나무향
효능 알레르기성 비염이나 기관지, 호흡기 질환에 효과가 있고 면역기능 강화시키고 열을 내리는 효과도 있다.
주의 과민성 피부

일랑일랑(ylang ylang, *Cananga odorata*)
성격 달콤함, 꽃향, 무거운 느낌
효능 성적 불감증, 스트레스, 신경성 긴장 등에 좋다. 특히 생리전 증후군이나 고혈압, 불면증에 효과가 크다.
피부 모든 피부에 적당하며, 특별히 지성피부에 좋다. 건강한 모발을 유지시켜준다.

장미(rose, *Rosa damascena*)
성격 장미꽃 향
효능 부인과 의학에 좋음. 혈액순환 촉진, 정신 강장, 여성 뒷물용.
피부 모든 타입의 피부에 좋은데 특히 건성, 노화, 실핏줄 피부에 좋은 효과가 있다. 민감성 피부나 피부 염증에도 좋다.
주의 임신중 사용금지

재스민(jasmin, *Jasminum grandflorum*)
성격 달콤한 꽃 향
효능 긴장 완화 효과가 있는 완벽한 미용제. 우울증을 덜어주며 행복한 느낌을 갖게 만든다. 자궁 경련, 생리통, 출산 고통을 줄여준다.

피부 건성 및 악화된 피부에 좋고, 피부염과 습진에도 효과가 있다.
주의 임신초반 사용금지

제라늄(geranium, *Pelagonium graveolens*)
성격 달콤함. 중후하고 은은한 민트향을 가진 장미 향
효능 마음과 육체의 평형을 가져다 준다. 우울증, 생리전 증후군, 셀루라이트성 비만, 변비에 효과가 있다.
피부 여드름, 피부염, 화상, 습진, 지성 및 노화된 피부 치료 및 피지선 균형 효과. 특히 검게 그을린 피부에 좋다.

쥬니퍼(juniper berry, *Juniperus communis*)
성격 상쾌하며 약간의 나무향
효능 배뇨 촉진으로 셀루라이트성 비만에 효과. 피의 응혈, 분비액 이상정체, 살균, 비뇨 생식기 치료용으로 쓰인다.
피부 지성, 건성, 염증 피부에 좋으며, 여드름과 습진에 효과가 있다.
주의 임신중 사용금지

팔마로사(palmarosa, *Cymbopogon martinii*)
성격 장미 향, 약간 건조한 꽃 향
효능 장미와 유사한 화학 성분. 장미 오일과 섞어 쓰며, 소화 기관 문제나 신경성 식욕부진에 좋다.
피부 라벤더 및 네롤리와 섞어 쓰면 세포재생을 촉진시키며, 건성 피부에도 좋다.

패초우리(patchouli, *Pogostemon patchouli*)
성격 강한 흙냄새, 이국적인 냄새
효능 우울증 치료 효과가 있으며, 상처를 치료하는 효과도 있다.
피부 수렴작용으로 여드름, 피부염, 알레르기 피부, 피부 재성장(깊은 주름), 셀루라이트 마사지에 좋다.

페퍼민트(perppermint, *Mentha piperita*)
성격 상큼하고 달콤한 시원한 느낌, 멘톨
효능 정신적 피로, 인후부염증, 편두통, 두통, 부비강염, 어린이 경기에 효과가 있으며, 해열작용, 집중력 강화, 소화기관 마사지용으로도 쓰인다. 림프 이상정체에 효과적이며, 근육통이나 멍든 자리에도 좋다.
피부 가려움 및 피부염증 제거 효과가 있으며, 피부 토닉용으로도 쓰인다. 연골 수축 때 효과적이고 습진을 잠재운다.

프랭킨센스(frankincense, *Boswellia carteri*)
성격 따뜻함. 나무의 향, 달콤한 발삼향, 약간의 레몬향
효능 감정을 차분하게 해 명상을 하는데 도움을 준다. 거담제 역할을 하며, 천식이나 배뇨관 강장에 효과가 있다.
피부 노화된 피부, 주름진 얼굴, 지성 피부, 상처 난 피부를 빠르게 치료함

캐모마일(chamomile, *Chamaemelum nobile*)
성격 약한 노란색을 띠며 따뜻한 느낌, 과일 및 약초 향
효능 마음의 안정을 주며 불면증에 효과가 있다. 헛배부름, 치통, 부인병에 탁월한 효능이 있다. 천식에도 좋다.
피부 알러지 체질에 효과적이며, 피부 항염증 작용이 있어 상처를 빨리 치료한다.

클라리세이지(clary sage, *Salvia sclarea*)
성격 꽃 향, 과일 향, 약초 향, 흙의 느낌
효능 긴장 완화, 우울증 및 스트레스 해소 효과가 있다. 행복감을 주며, 생리통 완화, 호흡기 질환 치료에 좋다. 창의적인 업무에도 도움을 준다.
피부 모발 관리용, 특히 비듬이나 기름기 많은 모발에 좋다.
주의 에스트로겐 분비를 촉진시키므로 임신중 사용금지

파인(pine, *Pinus sylvesris*)
성격 건조한 발삼, 송진 향
효능 원기 회복에 좋으며, 부신피질을 자극하고 담낭 분비나 혈액순환을 촉진시킨다. 호흡기관에 이상이 있을 때도 효과가 있다.
주의 민감성 피부 사용금지

천연비누·화장품
인터넷에서 정보 찾기

1. 천연비누·화장품 재료 인터넷 쇼핑몰

굿솝 www.goodsoap.co.kr
천연비누·화장품 도구와 재료 판매, 천연비누전문가 교육과정 진행.

누야하우스 www.nuyahouse.co.kr
아토피·여드름용 천연비누 전문 쇼핑몰, 비누베이스 및 기타 재료 판매.

로얄네이쳐 www.royal-nature.com
천연비누 제조, 제조사 자격증 진행 및 비누재료·아로마오일·천연화장품 판매.

스킨메이트 www.skin-mate.co.kr
천연비누 쇼핑몰, 비누재료·아로마오일·허브·천연분말·용기·맞춤비누 등 판매.

하우연 www.hauyon.net
천연비누·화장품 쇼핑몰, 천연염색·화장품 재료 판매 및 정보 제공.

케이크솝 www.cakesoap.co.kr
천연비누·화장품 쇼핑몰, 제작도구·재료 등 도매, 창업 및 프렌차이즈 가맹 안내.

허바솝 www.herbasoap.com
천연비누 전문 쇼핑몰, 천연화장품·아로마오일·라벤더·곡물가루 등 판매.

퓨어메이드 www.puremade.net

천연화장품 · 비누 · 천연팩 · 화장품 재료 · 천연염색 재료 판매 및 DIY 화장품 교육.

페파민트 www.pepamint.co.kr
천연비누 강습 및 창업강좌 진행, 천연비누 · 화장품 재료 판매.

마리 www.malee.co.kr
천연비누 재료 전문 쇼핑몰, 천연비누 · 화장품 만들기 강습 및 창업강좌 제공.

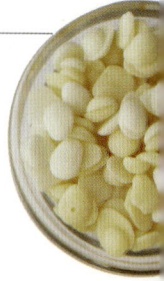

2. 정보공유를 위한 인터넷 동호회 & 커뮤니티

비누 만들기 cafe.daum.net/herbsoap
초보자들을 위한 천연화장품만들기 cafe.daum.net/hayancosmetics
피부가 좋아하는 천연비누만들기 cafe.daum.net/lovebinu
체리향기 천연비누/화장품만들기 cafe.daum.net/cherryacherrya

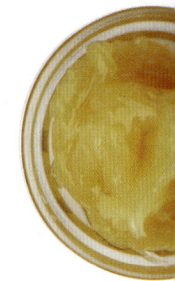

3. 아로마테라피 관련 협회

한국아로마테라피협회 www.worldaroma.co.kr
아로마테라피 설명 및 아로마 사용법, 허브요리 교육 및 세미나 안내.

한국아로마테라피인증학회 www.aromaacademy.com
아로마테라피 전문학회, 아로마테라피스트 자격증 시험일정 및 과목 안내, 교육기관 소개.

대한향기협회 www.aroma.or.kr
아로마테라피 전문협회, 자격증 발급 · 아로마 정보 온라인상담.

국제허브아로마협회 www.inherbaroma.or.kr
아로마테라피 교육 및 자격증 발급, 전문지도자 파견, 생활 속 활용 가능한 아로마 교육.

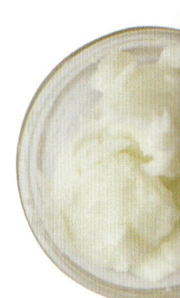

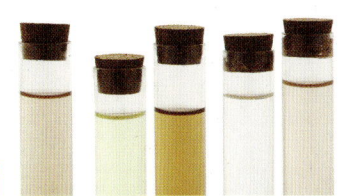

참고도서

김귀정·유경수, 『화장품성분사전』, 도서출판청담, 2002.
김영희, 『천연향장품 제조실험서』, 아카데미서적, 2003.
배덕환, 『화장품기술용어집』, 한국학술정보(주), 2004.
식품의약품안전청, 『화장품원료기준』, 동원문화사, 2000.
이민화·구영순, 『향장품과학입문』, 신광출판사, 2000.
주영승, 『미용동의보감』, 성보사, 2004.
최성우 외, 『화장품 A to Z』, 지성사, 2001.
하병조, 『화장품학』, 수문사, 2002.
하병조 외, 『화장품화학』, 수문사, 2002.
홍남수, 『재미있는 피부이야기』, 두레미디어, 2000.
폴라비가운, 『나 없이 화장품 사러 가지마라』, 최지윤 역, 소담, 2004.
光井武夫, 『신화장품학』, 김주덕 외 역, 동화기술, 2004.
Catherine Failor, 『Making Natural Liquid Soaps』, Storey Books, 2002.
Carolyn Stubbbin, 『Diy Pure Plant Skin Care』, ICHA, 2002.
Donna Maria, 『Making Aromatherapy Creams & Lotions』, Storey Books, 2000.
Milady, 『Skin Care & Cosmetic Ingredients Dictionary』 2nd Edition, Natalia Michalun, 2001.
Valerie Ann Worwood, 『The Complete Book Of Essential Oils & Aromatherapy』, New World Library, 1991.

우리아이를 위한 천연비누 화장품 만들기

| 펴낸날 | 초판 1쇄 | 2006년 9월 15일 |
| | 초판 6쇄 | 2015년 3월 25일 |

지은이   조영길
펴낸이   심만수
펴낸곳   (주)살림출판사
출판등록   1989년 11월 1일 제9-210호

주소   경기도 파주시 광인사길 30
전화   031-955-1350   팩스 031-624-1356
홈페이지 http://www.sallimbooks.com
이메일   book@sallimbooks.com

ISBN   978-89-522-0554-5   13590

※ 값은 뒤표지에 있습니다.
※ 잘못 만들어진 책은 구입하신 서점에서 바꾸어 드립니다.